卫生职业院校医药卫生类教材
配套学习辅导系列

解剖组胚学学习指导

（第三版）

主　　编　王之一　王俊帜
副主编　刘海荣　牛志敏　王　琦　祁永涛
编　　者　（按姓氏汉语拼音排序）

才宝华(赤峰学院医学院)	丁新玲(赤峰学院医学院)
郝培昌(临汾职业技术学院)	侯国华(大同市卫生学校)
黄声明(临汾职业技术学院)	李建国(临汾职业技术学院)
刘海荣(临汾职业技术学院)	牛玉英(长治卫生学校)
牛志敏(长治卫生学校)	庞海珍(长治卫生学校)
祁永涛(大同市卫生学校)	秦余粮(临汾职业技术学院)
史俊青(运城市卫生学校)	王　琦(运城市卫生学校)
王俊帜(运城市卫生学校)	王之一(吕梁市卫生学校)
吴成涛(临汾职业技术学院)	尹培兰(长治卫生学校)
张　金(大同市卫生学校)	张合心(临汾职业技术学院)
张红旗(长治卫生学校)	张维烨(青岛卫生学校)
张小燕(长治卫生学校)	赵小平(吕梁市卫生学校)

绘　　图　王之一

科学出版社
北京

内 容 简 介

本书是卫生职业院校医药卫生类教材的配套教材,全书共分五部分。版式设计与众不同,人体探奇趣味横生,系解图析别具一格,解剖概要重点突出,歌诀韵律优美动听,案例分析形象逼真,模拟题高效仿真,将知识性、趣味性、科学性、实用性和系统性融为一体。能满足不同层次医学生的需求,是学习解剖组胚学高效、便捷、实用的辅助性读物。

本书主要供各高、中等医学院校本、专科和中职学生学习解剖组胚学时参考,也适用于对口升学考试时复习应考使用,同时也可供各医学院校考试命题参考。

图书在版编目(CIP)数据

解剖组胚学学习指导 / 王之一,王俊帜主编. —3 版. —北京:科学出版社,2013.8

卫生职业院校医药卫生类教材配套学习辅导系列

ISBN 978-7-03-038390-7

Ⅰ.①解… Ⅱ.①王… ②王… Ⅲ.①人体解剖学-中等专业学校-教学参考资料②人体组织学-中等专业学校-教学参考资料③人体胚胎学-中等专业学校-教学参考资料 Ⅳ.①R32

中国版本图书馆 CIP 数据核字(2013)第 192484 号

责任编辑:张 茵 袁 琦 / 责任校对:彭 涛
责任印制:李 彤 / 封面设计:范璧合

科学出版社出版
北京东黄城根北街 16 号
邮政编码:100717
http://www.sciencep.com

北京凌奇印刷有限责任公司 印刷
科学出版社发行 各地新华书店经销

*

1999 年 9 月第 一 版 开本:787×1092 1/16
2013 年 8 月第 三 版 印张:13
2022 年 8 月第十一次印刷 字数:304 000

定价:49.80 元
(如有印装质量问题,我社负责调换)

序

　　解剖组胚学是研究正常人体形态、结构及其发生、发育规律的科学,属于生命科学中的形态学范畴,是学习医学必不可少的基础学科。但医学生们普遍认为,解剖组胚学学习起来似感枯燥无味,繁多的名词、复杂的结构,往往使初学者望而生畏。如何尽可能地为医学生提供恰到好处的帮助,一直是有志于攀登科学高峰的解剖组胚学工作者孜孜以求,并力图解决的难题。

　　本书题材形式多样,内容鲜活深刻,写法新颖别致,将知识性、趣味性、科学性、实用性和系统性融为一体,确实是一本不同于一般的、蕴涵着创新理念的、饱含师生情怀的个性化参考书。所写内容不是单纯汇编国内的有关文献,而是作者们多年来教学研究的结晶。既有新的思考,又有独到的见解;既有广度,又有深度。读者学起来可事半功倍,非常有助于解剖组胚学的教学工作。

　　参加本书撰写的作者均在医学院校从事解剖组胚教学工作数十年,具有丰富的教学和写作经验,有的作者还从事过专业相关的科研工作,可以说是一批风华正茂的后起之秀。本书主编曾长期从事与临床应用有关的解剖学基础理论研究,成果丰硕,文献信息掌握较多,能充分洞悉读者需求,了解学科发展动态,从而使全书编排更具特色。

　　本书的出版,无疑将为解剖组胚学这块百花竞放的学术园地中增添一株鲜艳夺目的奇葩,将为解剖组胚学教育事业的发展做出应有的贡献,是值得推荐的一本参考书,故乐以为序。同时,对乐于"雪中送炭"的、有胆识的出版部门深致谢意!

吉林大学白求恩医学部　王根本

2013 年 6 月

第三版前言

本教材第二版自 2008 年问世以来，受到了全国各地高、中等医学院校广大师生的一致好评，为有效提高教学质量和学习成绩发挥了积极的作用。随着近几年来卫生职业教育的蓬勃发展以及生源的变化和学科知识的更新，为了使教材的章节体例更合理统一，图文搭配更加协调，概念阐述更科学严谨，内容结构更重点突出，编写形式更新颖活泼，联系临床更密切广泛，考点题型更贴近各种执业考试，科学出版社于 2012 年 9 月正式启动了对本教材第二版的修订工作。

在修订过程中，我们坚持从学生的实际出发，在基本保持原有整体框架的基础上，力求体现简明、科学、实用和系统等特点，着力提高教材的创新性和可读性，力图从全新的角度为广大医学生提供一本独特的解剖组胚学参考书。第三版教材的修订和编写具有如下特点：①总结和汲取了第二版教材的编写经验，对部分章节的内容进行了调整、修改和优化，更新了部分内容，体现科学性；②编写形式新颖活泼，版式设计与众不同，人体探奇趣味横生，系解图析别具一格，解剖概要重点突出，歌诀韵律优美动听，将人体“解剖”得“体无完肤”，“剖析”得“淋漓尽致”，具有创新性；③案例分析形象逼真，突出与临床课程的“零距离”接触，弥补传统教学之缺憾，以启迪学生的创新思维，具有前瞻性；④结合国家护士、助理执业医师资格考试新大纲，全面覆盖考点，精心编制仿真模拟题进行综合能力训练，实现学、考互动，力求实现“学历证书”与“资格证书”的对接融通，拓宽学生的自学空间，增加该书的参考功能，突出实用性；⑤人性化的设计与奇妙的构思具有与众不同的功能，处处体现“三个贴近”（贴近学生、贴近社会、贴近岗位），环环紧扣教学大纲，时时为学生着想，使本书更具有与广大医学生的亲和力，从而增加了教材的可读性。

本教材的各位编者都是长期奋战在教学第一线的骨干教师，具有丰富的教学和写作经验。在编写过程中参考并汲取了国内多种教材（参考文献列于书后）的成果，并采用了其中的一些插图。在此，谨向各位原著者表示诚挚的歉意和衷心的感谢。本教材的编写得到了各参编学校的大力支持，并得到了恩师吉林大学白求恩医学部王根本教授热诚、具体的指导与帮助。在此一并对他们的工作表示深深的谢意！由于种种原因，第二版教材中的部分编者未能参编第三版，对于他（她）们为本书所作出的贡献，在此亦表示诚挚的谢意！

本教材主要供各高、中等医学院校本、专科和中职学生学习解剖组胚学时参考，也适用于对口升学考试时复习应考使用，同时也可供各医学院校考试命题参考。

由于编者水平有限，纰误和疏漏在所难免，恳请广大教师和学生随时指正并提出修改意见，以便再版时修订和改进。

王之一　王俊帜

2013 年 6 月

第二版前言

解剖组胚学是一门既古老、经典而又具有现代特色的基础学科。但医学生们普遍认为，解剖组胚学学习起来似感枯燥乏味，丰富的内容，繁多的名词，复杂的结构，古板的模式，往往使初学者望而生畏。为了改变沿袭多年的传统乏味的学习方法，给枯燥而令人生畏的解剖组胚学增加一些轻松、明快的元素，以提高学生学习的兴趣和活跃学习气氛，本书尝试采用新的表现方法，引进一些新的元素（如人体探奇、概要、歌诀、图析等），力图给学生一点新的感受和启迪，以缓解和减轻因死记硬背所造成的身心疲惫。期望未来的解剖组胚学不再是表现方法单一、古板的沉闷模式，而是更具现代气息和人文色彩的学科。它不仅能为学生提供准确、真实的解剖组胚学知识，而且还能带领学生品味美丽人体的奥秘，让学生们从众多的解剖组胚学知识细节中感受到生命的美好、崇高和伟大。

与常规教材相比，本书具有以下特点：版式设计与众不同，人体探奇趣味横生，解剖概要重点突出，歌诀韵律优美动听，系解图析别具一格；测试题高效仿真（注：A1、A2、A3 型题为单项选择题，每题只能选择一个最佳答案；X 型题为多项选择题，每题可选出两个或两个以上的正确答案），力求实现"学历证书"与"资格证书"的对接融通；病例分析形象逼真，便于学生及早接触临床医学知识，弥补传统教学之缺憾；编写形式新颖活泼，编排顺序与现行解剖学教材一致。人性化的设计与奇妙的构思使本书更加贴近学生，处处体现"三个贴近"（贴近学生、贴近社会、贴近岗位），环环紧扣教学大纲，时时为学生着想，使本书更具有与广大医学生的亲和性，从而增加了该书的可读性，力图从全新的角度为广大医学生提供一本独特的解剖组胚学参考书。

本教材的编写参考了国内多种教材和专著的相关内容（参考文献列于书后），并采用了其中的一些插图，在此，谨向各位原著者对本书所做出的贡献表示衷心的感谢。本教材的编写得到了恩师吉林大学白求恩医学部王根本教授热诚、具体的指导与帮助，在此向所有关心、支持本教材出版的同志致以深深的谢意！

本书主要供各高、中等医学院校本、专科和中职学生学习解剖组胚学时参考，更适用于对口升学考试时复习应考使用，同时也可供各医学院校考试命题参考。

由于编者水平有限，加之时间仓促，书中难免存在疏漏甚至错误之处，衷心欢迎使用本教材的老师和学生提出批评与改进意见，为今后再版修订工作提供依据和参考。

编　者

2008 年 6 月

目　　录

第1部分 人体探奇

一、人体之歌

人体是一本无字的书，
记录了人类年轮辗转的轨迹。
人体是一幅多彩的画，
是品味美丽人体高尚、典雅的视觉盛宴。
人体是一部立体的解剖学"教科书"，
永不停息地解读着其中的奥秘。

"十月怀胎，一朝分娩"，
见证了人体发生所走过的历史足迹。
骨肉相连是对运动系统的真实写照，
挺拔秀丽的身躯，
蕴含着大自然的奥秘。
昂首挺胸的姿态，
展示出人体的生机和活力。
坚硬的骨骼隐藏着轰轰烈烈的拆除与重建
活动，
灵巧的关节进行着复杂而神奇的运动。
健美的肌肉担负着运动的历史重任，
不屈的脊梁承载着神圣的使命。
倔强的头颅是坚不可摧的"钢铁长城"，
整装待发的黄骨髓随时听从造血系统的召唤。

"牧童遥指杏花村"是对示指的最好褒奖，
小宝宝在饥饿的时候总是喜欢吸吮它(示指)。
新郎新娘的戒指则"定位"在左手无名指上，
被索马里人称为"祖父"的拇指占据手功能的
一半。
完美神奇的手演奏着华彩的乐章，
神奇的"三脚架"(足弓)支撑着血肉之躯。

展翅飞翔的蝴蝶(蝶骨)带来生命的希望，
"华山论剑"(胸骨)讲述着胸骨角的故事。
古罗马的"棒状钥匙"(锁骨)架起了躯干与上

肢的桥梁，
神奇的"吹奏肌"(颊肌)演奏着动人的乐章。
"落枕"的斜方肌诉说着损伤后的痛苦，
隆起的"小腿肚"(小腿三头肌)是人类直立行
走的最好见证。

"唇齿相依"说明了两者的友好睦邻关系，
牙齿数目的减少是对"用进废退"规律的最好
证明。
"三寸不烂之舌"是对"话"字的最好诠释
("话"字是"言"加上个"舌"字)，
腭扁桃体的申诉倾诉着淋巴器官的"心声"。
"宰相肚里能撑船"是对胃容量的夸张，
牵肠挂肚(胃)描述了十二指肠的毗邻。
勤勤恳恳的胰腺随时听从血糖的召唤，
奔腾不息的"黄河"(胆汁)稍有不慎就会泛滥
成灾，
人体的"治黄"工程艰巨而伟大。

阑尾在讲述着一段耐人寻味的故事，
"牙好，胃口就好"是对祖国医学整体理论的
传承。
细嚼慢咽品味着越嚼越香的神奇，
"肝胆相照"是对两者局部解剖关系的真实
写照。
肝内的四套管道证明了"化工厂"的繁忙和
重要，
破门而出的五谷杂粮之气(屁)解读着"千金难
买一屁"的真谛。

腹腔内的"警察"(大网膜)默默无闻地执行着
艰巨的任务，
风雨兼程的鼻毛担负着"防沙林"的重任。
"常青绿洲"(肺)讲述着春天的故事，
妖媚动人的酒窝是人类巧夺天工的杰作。

高耸隆起的乳房是女性最具吸引力的标志，
美丽动人的肚脐彰显着当代女性的风采。

"亚当的苹果"（喉结）讲述着一段流传很久的神话故事，
男、女性的导演（睾丸、卵巢）为人类的生存和繁衍谱写了一曲动人的"乐章"。
特殊的空调（阴囊）影响着子孙后代的繁衍，
温馨雅致的子宫是孕育胎儿的最好宫殿。
助人为乐的输卵管肩负着历史的重任，
神奇的红土地（子宫内膜）孕育了无数华夏儿女。

"周游列国"的血细胞像无畏的战士，
神奇的大力士（心）在永不停歇地运输着生命的载体。
"心"字是人类历史上最早记录心脏内部结构的"图谱"，
冠状动脉的起始验证了人类自私的本性。
奇妙的"阀门"（心瓣膜）倘若"罢工"，
灭顶之灾随时都会发生。

"不能多心儿"诉说着刻骨铭心的故事，
"男儿有泪不轻弹"是对人体健康的误解。
神奇的"照相机"（眼睛）留下了无数讴歌光明的辉煌篇章，
痛哭流涕帮助您解读着泪道的奥秘。
五官之间的"热线联系"破解了五官并非是"独立王国"，
"耳清目秀"是对耳有"全身穴位缩影地图"之美称的有力回应。
神奇的眼睛可以容纳一个美丽的世界，
灵巧的嘴巴则能描绘一个更加精彩的世界。

残存的"尾巴"（尾骨）诉说着人类进化的艰辛，
神话中的"阿特拉斯"（寰椎）托起了旋转的地球（头）。
"副职"（鼻旁窦等）的存在说明了它的重要，
和睦相处是中华民族的传统美德。

"没有解剖学，就没有医学"是恩格斯对解剖学的精辟论述，
维萨利的开山之作——《人体结构》解读着其中的秘密。
"试管婴儿之父"——张民觉院士首次提出了精子获能是受精的先决条件，
鞠躬院士（中国科学院院士）把脑垂体的研究引向深入。

爱因斯坦的大脑之谜诉说着神经胶质细胞的神奇，
陶行知先生的《手脑相长歌》解读着"十指连心"的道理。
成语中的"以眼还眼，以牙还牙"说明了眼睛的珍贵和牙齿的坚硬，
领袖名人的胡须证明了成功的关键在能力，
女性成功的事例验证了一个不辩的真理——"头发不在长短"，
岳飞的"精忠报国"找到了"怒发冲冠"的解剖学依据，
神奇的0.618解读着距离产生美的秘密。
人之所以成为"万物之主宰"，
是因为人有一颗高度发达、神奇而又聪明的大脑。

人体的形态结构复杂而神奇，
充满着无穷的奥秘。
人体的进化漫长而艰辛，
留下了许多美丽而传奇的故事。
我们为人体的美妙而感动，
我们为人体的艰辛而呐喊，
我们为人体的精彩而自豪，
我们为人体的神奇而高歌。

二、人体之美

人体是复杂的，人体是进化的，人体更是美丽的，人体结构的组成和配布总体而言是科学的。人类经过许多世代更迭的磨难，历经沧桑岁月的洗礼，才一步步沿着天择的方向，在付出了高昂的演化代价、落得周身疾病的过程中才换来如今的敏捷身手和聪明才智。千姿百态的细胞（210多种）、异彩纷呈的组织（4种基本组织）、赏心悦目的器官、功能各异的系统（九大系统，即骨肉相连的运动系

统、功勋卓著的消化系统、精美绝伦的呼吸系统、精诚团结的泌尿系统、趣味横生的生殖系统、永不停歇的脉管系统、捕风捉影的感觉器官、"和谐发展"的内分泌系统、运筹帷幄的神经系统)、挺拔秀丽的身躯、昂首挺胸的姿态、娇美艳丽的容貌、细腻润泽的皮肤……使古往今来的各种动物,乃至人类的近亲也只能望美兴叹。

健康的人体是一种美,疾病是对美的破坏,医疗是对美的修复,护理是对美的呵护,检验是对美的了解,核磁是对美的剖析,造影是对美的负责,解剖是对美的追求。认识人体的美是热爱生命及尊重生命的基础。让我们从众多的解剖学知识细节中去感受生命的美好、生命的崇高和生命的伟大。

三、近代解剖学创始人——维萨利

维萨利(Andreas Vesalius,1514—1564年)是16世纪比利时的著名医生,他被世人称之为"解剖学之父",并作为医学革新家而载入史册。

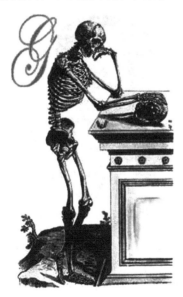

维萨利《人体结构》中的插图

维萨利是近代人体解剖学的创始人,是当时最伟大的人体解剖学家。他从青年时代起便致力于解剖学研究,冒着受宗教迫害的危险,亲自从事人体解剖,获得了珍贵的第一手解剖学资料。著有《人体结构》(1543年)这一伟大的人体解剖学巨著。全书共七卷,系统、完善地描述了人体各器官

系统的形态结构,纠正了盖伦和前人的许多错误。《人体结构》是第一次以研究和经验为基础的系统化的人体解剖学。维萨利革新了整个解剖学概念,建立起了新的、真正的人体解剖科学,为医学的发展开辟了一个新时代。他那种勇敢探索、锐意进取、与时俱进、大胆创新、不畏权威的精神鼓舞了一代又一代医学界热血青年。

四、解剖学家的故事

英国当代著名解剖学家约翰·麦克劳德(1876—1935年)读小学的时候,特别淘气。有一天,他突发奇想,想亲眼看一看狗的内脏到底是什么样的,便偷偷地将校长的宠物——一只可爱的小哈巴狗给杀了,然后把内脏一件件剥离,仔细观察。校长知道后气得七窍生烟,他决定"惩罚"这个"无法无天"的学生。怎么罚?经过反复考虑,权衡利弊得失,校长采取了一种十分巧妙的处罚方法,他既没有批评这名学生,也没有开除他,而是罚他画一幅狗的骨骼和血液循环图。这两幅图至今还珍藏在英国亚皮丹名人博物馆中。

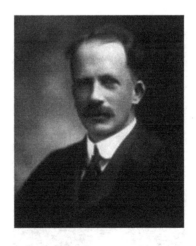

约翰·麦克劳德

约翰·麦克劳德被校长的宽容所打动,从此以后,发愤钻研解剖学(1898年毕业于玛丽歇尔医学院),与医学家班廷一起,研究发现了以前人们认为不可医治的糖尿病的胰岛素治疗方法,两人于1923年荣获诺贝尔生理学医学奖,终于成为举世闻名的医学科学巨匠。试想,假如当年这位校长采取简单粗暴而严厉的批评方式或者开除这名学生的学籍,就有可能把约翰·麦克劳德身上闪

光的探索欲、好奇心一同砍伐殆尽,那么这位天才的解剖学家也许会夭折。

在感叹这位校长高明的教育方法的同时,我们也该反思自己在日常生活中的所作所为。

五、爱因斯坦的大脑之谜

爱因斯坦是天才的科学家,他的大脑始终是医学家感兴趣的研究课题。1955年4月爱因斯坦逝世后,由3位科学家保存了他的大脑。1985年,美国加州大学的神经解剖科学家通过研究发现,他的大脑神经胶质细胞异常多,每个神经元周围神经胶质细胞的数量比普通人多73%以上。由此推测,神经元执行的功能越复杂,越需要神经胶质细胞的支持。人们发现神经元离开了神经胶质细胞,犹如鱼儿离开水。另有科学家研究指出,他的大脑顶叶异常发达,在形态上也有特异之处。脑重仅有1230g,低于男性的平均值(1400g)。但是,在他的大脑皮质中,神经元的密度较高,使大脑皮质有甚佳的传感效率,因而可以解释爱因斯坦的卓越天才。

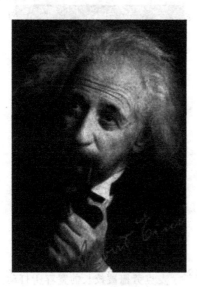

爱因斯坦

六、"试管婴儿之父"——张民觉

张民觉博士(1908—1991年)系山西省吕梁市岚县人氏,1933年毕业于清华大学后留校任教,

1938年赴英国爱丁堡大学和剑桥大学从事动物育种的研究。1945年定居美国,从事哺乳类动物体外受精的研究。1951年张民觉经实验研究发现了精子的获能现象,在世界上首次提出了精子获能是受精的先决条件,同年,奥地利学者奥斯汀博士(Austin)也发现了精子获能现象。"精子获能"后来被国际生理学界命名为"张-奥斯汀原理",即"获能原理"。1959年,张民觉用体外获能的兔精子进行体外受精,在世界上第一次完成了令人信服的体外受精试验,然后将早期胚胎植入子宫,获得了世界上首例"试管动物"——试管兔,为日后实现人的体外受精和试管婴儿的问世奠定了坚实的基础。1978年7月25日,世界上第一例"试管婴儿"路易斯·布朗(Louise Brown)在英国诞生,成为1978年世界十大新闻之一,这是继心脏移植成功之后的又一大医学奇迹。为了纪念张民觉博士在体外受精和卵子移植技术方面的开创性功绩,人们称路易斯·布朗为"张民觉的女儿"。

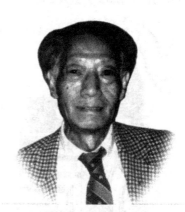

"试管婴儿之父"——张民觉

张民觉博士是世界著名的生殖生理学家,获得了国际上众多的奖励和巨大的荣誉,被誉为"试管婴儿之父"和"口服避孕药之父"。1989年当选为第三世界科学院院士,1990年当选为美国科学院院士,曾数度被提名为诺贝尔生理学或医学奖候选人。在他50多年的研究生涯中,发表研究论文350余篇,多项研究成果著称于世,惠及全人类,博得无数人的爱戴和崇拜,是我们永远的学习榜样。

七、与神话故事有关的解剖名称

喉结乃甲状软骨向颈前部突出之物,系男性的第二性征之一。关于"喉结"之名,西方称它为"亚当的苹果"(Adam's apple),据说亚当、夏娃在伊甸园偷食禁果(苹果),夏娃吃下后,亚当也开始吃,刚刚吞下禁果在喉结时,上帝骤至,亚当不敢下吞,于是卡在喉部,遂形成喉结。因此,女性(夏娃们)喉结不显,男性(亚当们)则喉结明显突出。这只是神话故事而已,与神话故事有关的解剖名称还有第1颈椎。第1颈椎又称寰椎,"寰"同"环",含有旋转的意思,表示由于寰椎的支持,头部可以左右旋转。但外文名词却称它为阿特拉斯(Atlas),阿特拉斯是希腊神话中的巨神之一,他能用手扛起地球,因此,把托起头颅的第1颈椎称为阿特拉斯。欧洲人常以这位巨神的画像装饰地图封面,至今把地图也称作"Atlas"。

八、奇妙而有趣的人体结构

有人别出心裁地将人体模拟为一座大工厂,管道纵横,机器飞转,形象地描绘了人体主要组织、器官的基本结构和功能。当然,人体之精巧,结构之复杂,远非任何现代化工厂所能比拟。

下面就将这座"工厂"一些重要部门的职能以及生产流程作一简要介绍。

1. 人体内辛勤的"运输兵"——红细胞 红细胞从故乡红骨髓出发后进入血液,随血液循环"周游列国",每天的循环次数达3700次,永不停息地去运输人体生命活动所必需的物质——O_2和CO_2,直至生命结束。在120天的存活期内,大约要长途跋涉160多千米,经受500多万次的心脏高压血流的冲击,像无畏的战士一样,每次运行到心脏,便经受一次考验。

2. "人体内的忠诚卫士"——中性粒细胞 白细胞是一个不小的家族,个个身怀绝技,勇敢善战,功勋卓著。当机体某一部位受到细菌侵犯时,细菌本身及局部组织即会发出化学信号。此时,中性粒细胞就会循着化学信号所指引的方向(趋化性),通过变形运动,穿过毛细血管壁,聚集到"出事地点"——细菌侵犯部位。不断包围、靠拢、吞噬外来细菌,同时释放出大批高分子生物武器——水解酶、氧化酶、溶菌酶等,打击敌人,"歼灭"细菌,最后自己也壮烈牺牲,而成为脓细胞。

3. 擅堵伤口的"工程兵"——血小板 血小板是骨髓中巨核细胞脱落下来的胞质小块。它很小,直径只有$2 \sim 4\mu m$,然而它的作用却很大,具有参与止血和凝血以及保护血管内皮和修复内皮等功能。它们像一群擅堵伤口的"工程兵",当皮肤划伤、微血管破裂出血时,它们立即被激活,并迅速汇聚"出事地点",伸出"伪足"黏附于伤口上,形成血栓。堵"决口",止流血,这是它的神圣职责。

4. 窥测疾病的"窗口"——前囟 正常的前囟是平坦的,扣之柔软,其下有空虚感,犹如骨的缺损区。新生儿出生时,若前囟异常大(正常大小约2.5cm×3cm),并伴有颅骨分离,应想到患有先天性脑积水的可能;倘若前囟异常小,则应考虑脑小畸形;前囟饱满,摸上去紧绷绷的,好像摸在装满水的橡皮热水袋上,则提示颅内压增高,应引起注意;前囟凹陷,常见于脱水、重度营养不良和极度消瘦的婴儿;前囟关闭过早,可能是脑发育不良的表现。总之,一旦发现前囟异常,应及时去医院检查和治疗。

5. 人类残存的"尾巴"——尾骨 人类本由古猿进化而来,经过久远而艰辛的历程,终于站起来直立行走,身体的重心由骨盆支持和传递,尾部因不再有用而逐渐退化。人类虽然没有了尾巴,但尾骨仍然存在。它位于脊柱末端,肛门后方的皮下,不像其他椎骨那样坚挺,是名副其实的"弱者",是构成骨盆的一部分。尾骨悬空,并不承重,是帮助盆腔内脏保持在正常位置的盆底肌的附着点。

人类偶尔有长尾巴的新生儿出生,但不必为此大惊小怪,是一种返祖现象,可以很方便地进行手术切除,对人体的健康没有多大的影响。

6. "和睦相处的一家子"——口腔 口腔是消化管的起始部,构造独特、奇妙而复杂。它以上、下颌骨及牙齿为支架,以面颊、口唇的皮肤、肌肉、黏膜为屏障。它的成员名目繁多,功能各异,牙齿可谓中流砥柱,也可以说是口腔的核心,"唇齿相依"说明了两者的友好睦邻关系。它们精诚团结,相互配合,为了一个共同的目标——延续人类的生命而不知劳苦地工作着,难怪有识之士称它们是"和睦相处的一家子"。

7. 舌的"保护神"——舌系带 舌系带是位于舌下面的一条纵行黏膜皱襞,只要张口向上卷舌,便一目了然。它对舌起安全制动保护作用,保证舌在活动时不超过它的正常范围,从而避免了舌的损伤。可千万不能小看这条舌系带,先天性舌系带过短的人,不但舌的运动受影响,进食时常发生困难,而且严重者妨碍说话(俗称"大舌头")。据说《红楼梦》中的史湘云就是因为舌系带过短,把"二哥哥"喊成"爱哥哥",被林黛玉打趣开玩笑。

8. 构语的功臣——舌 人类说话与舌关系非常密切,这方面的道理,我们的祖先早就懂得。您看,在汉语中说话的"话"字,不就是"言"加上个"舌"字吗?在英语中,"舌"(tongue)这个词干脆可以作"语言"去讲。医学家认为,舌在语言的形成中,主要起构语作用。舌部发生疾病、受到损伤或出现运动障碍时,舌运动不灵活,构语就会受到影响。难怪有识之士将舌称之为"构语功臣"。

9. 食物的储藏室——胃 胃在人的一生中要收纳水和食物几百吨,冷、热、粗、精、酸、甜、苦、辣、咸,十分繁杂。古书《素问·五脏别论》记载:"胃者水谷之海。"海,自喻容量之大,有海量之意。俗话"宰相肚里能撑船",也许与此有关吧!

10. 腹腔内的"警察"——大网膜 大网膜呈围裙状遮蔽在小肠、结肠等结构的前方,具有重要的吸收和防御等功能。它可包围炎性病灶,防止炎症扩散蔓延,故有"腹腔内的警察"之美称。因此,腹部手术时,常可根据大网膜的移位情况,来寻找病变的所在部位。

11. 人体内的"化工厂"——肝 肝是人体内的一个极其复杂而重要的器官,它参与体内消化、分泌、排泄、解毒以及代谢等过程,其中以代谢功能最为重要。据估计,肝内发生的化学反应约有500多种,至少承担着5000种以上的生理功能,被喻为人体内的"化工厂"。

12. 人体内的"引黄系统"——输胆管道 在人体内有一套设备齐全、结构合理、配合密切的引黄系统——输胆管道(包括胆小管、小叶间胆管、肝左右管、肝总管、胆囊、胆总管),它们能源源不断地将人体内奔腾不息的"黄河"(胆汁)安全地运输到"黄河"的"入海口"——十二指肠大乳头,然后流入十二指肠内,参与食物的消化。

13. 功勋卓著的软骨 日常生活中,"软骨"是一个不屑一顾的贬义词,而在人体中,软骨却起着举足轻重的作用。它们构成了胚胎早期暂时的骨架以及成体的肋软骨、关节软骨、呼吸道内的软骨、耳郭、椎间盘、关节唇、关节盘和耻骨联合等,对保持呼吸道通畅、参与关节的构成和运动、增加关节的稳固性以及吸收震荡和缓冲外力等方面都建立了不可磨灭的功勋,理应受到人们的称赞。

14. 人体内的"常青绿洲"——肺 人们常把城市里不可多得的公园绿地称为"都市的绿肺",可见肺在人们心目中的地位是何等重要。粗略看去,位于胸腔内的肺,就像一个柄上(气管)悬挂的两颗"金瓜"(左右肺)。尽管它没有葱葱的树木、茵茵的草地,但它的功能却类似自然界的植被一样,默默地为生命进行气体交换、吐故纳新,维持机体的生态平衡。肺泡是肺进行气体交换的部位,它有着无私忘我的个性以及丝尽方休的精神。但是,您若不注意保护它、爱惜它,它也容易患许多疾病。有这样一句古老的格言:"一旦你感到自己有肺,那就已经出问题了。"因此,可以毫不夸张地说,爱护肺这片神奇的绿洲,也就是珍爱自己的生命。

15. 人体内的废水"蓄放池" 在人体内,有一座天然的废水蓄放池,形状颇似一枚倒置的桃子,坐落在"风景秀丽"的骨盆深处,环境幽雅,交通便利。它依托承上导下的地利,汇集两条深埋的输入管道——输尿管,昼夜不停地接纳肾脏排出的"废水"——尿液,下连一条排污管道——尿道,专门负责"废水"的出口业务,避免浊水横流,以确保体内的清洁卫生。这个废水"蓄放池"就是众所周知的膀胱。

16. 人体内的"清洁工"——肾小球 朋友,您可曾知道?扫描电镜下观察到的肾小球,娇若山中灵芝,美如出水芙蓉,形似深海水母。别看它在电镜下那么庞大,实际上每个肾小球的直径只有约 $200\mu m$。肾小球是人体内的清洁工,其主要功能是清除和过滤体内新陈代谢后的废物和毒物。别小看这些微小的肾小球,每天可过滤约1500L血液,形成原尿180L(每分钟125ml),全身的血液每天要在这里"清洗"60次左右。由此可见,如果肾小球出了问题,那么有害物质就不能及时清除,机体就会中毒。因此,为了您的健康长寿,请保护好您的肾。

17. 男性的"导演"——睾丸 它为了人类的生存和繁衍无声无息地谱写了一曲动人的乐章。它既可以源源不断地奉献传宗接代的生命使者——精子(每天两个睾丸能产生7000万至1.5亿个精子),又可以昼夜不停地分泌维持男性阳刚之气的重要物质——雄激素。

18. 特殊的"空调"——阴囊 睾丸非常娇嫩，温度对它的生殖功能有很大影响，而阴囊却为它提供了一个舒适的"安乐窝"。阴囊皮肤对外界的温度变化很敏感，具有"空调"作用，肩负着繁衍后代的历史重任。当外界温度升高时，阴囊皮肤则自行松弛，增大散热面积，同时通过汗液带走热量。若局部不透气，阴囊就会显得很潮湿。当它处于寒冷环境中时，阴囊就会紧缩，形成密密的皱褶，减少散热，有助于保温。您可别小瞧阴囊的这种本领，它对于人类繁衍子孙后代实在是太重要了。一般来说，阴囊内温度比体温（37℃）低 0.5～1℃，这种温度是生精作用的最适宜温度，有利于精子的生成和存活，温度过高或过低均会影响精子的生成。

19. "助人为乐"的管道——输卵管 精子与卵子结合成为受精卵的过程是在神奇的输卵管壶腹部进行的，它结构复杂，功能巧妙，担负着历史的重任，是延续人类种族的具有纪念意义的场所。它一旦发生病变，将会影响到生殖功能。

20. "生命之泵"——心脏 心脏如同一个倒置的圆锥体，斜挂在胸腔的偏左侧。论大小，略大于本人的拳头；论重量，不过284g左右；论容积，也仅有750ml。然而，正是这样一个小小的心脏，在人尚未出生之前，就已经开始跳动。心率按70次/分钟计算，每天就要跳动10万次以上，泵出血液约7500kg。天天如此，年年如故。这样算来，一个寿命70岁的人，一生中心脏跳动就在22亿次以上，泵出血液数亿斤。可见心脏的工作是何等的艰辛而繁重，故有人称它劳苦功高，是一位不知疲倦的大力士。

21. 人体内的"健康卫士"——淋巴细胞 淋巴细胞是一个"多民族大家庭"，至少有三大谱系：从胸腺发育而来的T淋巴细胞，从骨髓发育而来的B淋巴细胞，还有一些是被称为"天然杀手"的NK细胞。这些淋巴细胞发育成熟后就会"离开家庭、走向社会"，迁徙到全身的淋巴结、脾、扁桃体和其他淋巴组织等处。吞豆状的淋巴结成群地分布在淋巴管汇集的部位，筑起了保护人体健康的"防御性长城"。淋巴细胞的天性就是永无休止地战斗，几乎遍布全身的淋巴结和淋巴组织就是它们的战场。它们可以抵抗外来细菌、病毒等的入侵，清除体内衰老坏死的细胞，维护机体内环境的"整洁有序"。因此，从我们呱呱坠地至生命结束，这两大主

战场上就充斥着激烈的厮杀。

22. 人体内的"军事学院"——胸腺 胸腺既是人体内成熟最早，又是退化最快的器官，属于人体内"寿命"较短的器官，但它却对人体的健康起着至关重要的作用。1962年密勒通过切除新生期动物胸腺的试验证明了胸腺的功能。默默无闻的隐士，原来是一个运筹于帷幄之中的将军。它是人体内的中枢淋巴器官，素有"人体内的军事学院"之称，是产生和培养T淋巴细胞的重要器官。胸腺分泌的胸腺素，能影响T淋巴细胞的分化、成熟和增殖，使无免疫功能的T淋巴细胞变成有免疫功能的T淋巴细胞。成熟的T淋巴细胞很快担负起健康卫士的职能，它们告别胸腺，然后通过血液运输奔赴保卫人体的各个战场——淋巴结、脾和扁桃体等，发挥从"军事学院"学来的"十八般武艺"，在细胞免疫反应中具有神通广大的本领，能够直接杀伤进入人体内的病原微生物、肿瘤细胞和来自体内外的异物，成为人体忠诚的保卫者，并担负起抵御外来之敌的光荣使命。

23. 人体内的"照相机"——眼睛 千百年来，人类的眼睛赋予诗人多少美妙的灵感，留下无数讴歌光明的篇章。大自然赋予了人类的一双最灵巧、最完美的高度自动化的"数码照相机"。眼睛与老式照相机的光学结构惊人地相似，眼看东西就像照相机拍照一样。角膜相当于照相机上的镜头，巩膜犹如照相机的外壳，血管膜构成了照相机的暗房，虹膜如同照相机上的光圈，晶状体则相当于凸透镜，眼底部的视网膜就像装在照相机内的胶卷，具有感光细胞。然而人类眼睛的调节和适应各种光照条件的能力，即使是最精巧的数码照相机也相形见绌，它能分辨17 000种不同的色调。

24. 眼睛的"忠诚卫士"——眉 作为容貌美的部分，眉突出于皮肤表面，富有立体感。从生理功能来讲，眉是眼睛的"忠诚卫士"，它呈凸度向上的弧形，是眼睛上方的"檐"，对眼睛形成了一道天然屏障。您看，两叶弯眉多像遮在眼睛上方的"雨帘"。雨来时，雨水在眉和隆起的眉弓上停留，使眼睛免遭雨淋；风来时，眉能阻挡一些尘埃、细菌等进入眼睑。此外，眉和皱眉动作又可遮蔽部分向眼射来的强光，从而起到保护眼睛的作用。

25. 是非之地——鼓室 鼓室虽小是非多，因为它位置"险要"，一旦罹患疾病，就会扰得四邻不

安,可导致鼓膜穿孔,累及乳突窦和乳突小房感染,甚至危及生命,故有人称它为"是非之地"。

26. 五官之间的"热线"联系 头面部生长着的眼、耳、鼻、咽、口(简称五官),看起来每个器官都各自为政,实际上它们之间均有看不见的"热线"联系着。如鼻泪管是联系鼻腔与眼睛之间的热线。咽鼓管是连接咽与中耳鼓室之间的细长管道。咽是联系鼻腔、口腔、喉腔和食管的通道。日常生活中,常会发生这样的现象,当口腔内含有食物,又突然打喷嚏时,口腔内的食物就会从鼻孔中飞出去;当鼻腔内出血时,血液即会从口腔里流出来。上述现象便是最好的证明。由此可见,五官并非是"独立王国"。

27. 爱管"闲事"的皮肤 消化系统主消化与吸收,皮肤却不甘寂寞,也乐此不疲;肺主呼吸,皮肤愿尽微薄之力,竟不遗余力地进行气体交换;制造免疫细胞似乎与它无关,它也跃跃欲试,产生免疫细胞——朗格汉斯细胞,为免疫系统添砖加瓦。亿万皮肤细胞究竟还能管多少"闲事",人们还在深入研究着。

28. 奇妙的脑内"小溪"——脑脊液循环 脑脊液循环系统是脑内部的一个毫不惹人注目的小溪,它周而复始、永不停歇地流动着,担负着复杂而神奇的功能。但如果循环途径中发生阻塞,则可导致脑积水和颅内压升高,进而使脑组织受压移位,甚至形成脑疝。在临床上,通过腰椎穿刺抽取少量脑脊液进行实验室检查,可作为诊断某些疾病的重要依据。当大脑有病、服药难以奏效时,还可以通过插管至脑室内直接注药,也可收到良好的治疗效果。

29. 人体的最高"司令部"——大脑 大脑是人体的最高司令部,有人把它比作是一个神秘的王国。它统帅和控制着人体各器官、系统的一切活动,使其密切合作,协调一致,以维持人体正常的生理功能。

30. 大脑的"警卫员" 大脑是人体的最高"司令部",它的"警卫员"众多,个个身怀绝技。浓密的头发是"冲锋在先的战斗员",能抵抗暴力的袭击,起阻挡作用。坚韧的头皮是大脑的"防弹衣",如果破损则会引起大出血。由 8 块颅骨围成的颅腔是大脑坚不可摧的"钢铁长城"。脑的 3 层被膜是称职的"保育员"。蛛网膜下隙和脑室内的脑脊液是

安全的液体"缓冲垫",具有缓冲外力、吸收震荡的作用。此外,临床上还可通过对脑脊液进行检测,诊断某些疾病,故脑脊液又是值得信赖的"资料员"。

九、206

206,任何医学生或稍有医学常识的人都知道这是人体内骨头的数目,就像人体有一个鼻子,两只耳朵,三瓣肺叶(右肺),四个肢体,五个手指一样浅显,一样简单,因为历来各种医学书籍都是这样记载的。

然而事情并不如此简单,本来 206 这个骨头常数就是舶来品,一直在现代的各种医学书籍上沿用。但在我国 700 多年前(1247 年)的宋代就有学者宋慈提出观点与这个常数不符,且民族之间也有差异。20 世纪 60 年代以来,国内解剖学者万玉碧等大胆地向传统观念提出挑战,对这个舶来品加以审视,对古代学者的论述加以验证,作了大量的体质抽样调查和尸体解剖。结果发现,绝大多数(72.36%)人的骨头总数并非 206 块,而是 204 块。

据有关文献报道,有人认为第 5 趾出现两块趾骨是由于穿鞋受压的结果,是一种病理现象。王之一等(1992 年)通过对 106 例新生儿趾骨数目的观察,结果发现新生儿第 5 趾两块趾骨的出现率为 72.64%,与国内成人资料相接近,58.33% 的人属于双侧对称性,则一侧少一块。上述结果表明:趾骨数目的多少是由先天性因素决定的,而与年龄大小、后天性因素的影响关系不大。

据文献报道,中国人与日本人的骨头总数多数为 204 块,而欧美人是 204 块的仍为少数,多数为 206 块。因此,王之一等人建议今后在编写医学书籍描述国人的骨头数目时,若能写成国人骨头数目多数为 204 块,少数为 206 块,将更符合中国人的体质特点。

十、人体内的"钢筋混凝土"——骨

骨是人体的主体框架,撑起了人体的血肉之躯,其抵抗外界冲击能力的大小与骨质密度的高低成正比,它在人体内的作用就好比是高楼大厦的钢筋混凝土。

在它如钢铁般坚硬的外表下面,隐藏着轰轰烈

烈的拆除与重建活动。骨组织中的破骨细胞和成骨细胞，主管着骨骼的新陈代谢，先是破骨细胞将陈旧的骨质"挖掉"，随之成骨细胞生长成新的骨质取而代之。而这些活动的根本动力来源于人体内的性激素(雄激素和雌激素)。青春期以前，骨质的建设远大于破坏，于是在个子不断长高的同时，骨质密度也不断增加。性成熟时，激素水平达到一生中的最高峰，骨质密度也达到一生中的最顶点。此时，人体内的"钢筋混凝土"处于最坚固的时期。以后，随着年龄的增长，雄激素和雌激素水平开始逐步下降，成骨细胞活力降低，而破骨细胞活力则相对增强，骨质的破坏大于建设，于是骨质密度逐渐降低，骨质流失加速，久而久之，人体的"钢筋混凝土"就变得疏松易碎，骨折发生的危险性也将会大大增加，这些其实就是骨质疏松的典型表现。

十一、有趣的人体"造血厂"

一百多年前，寻找人体造血厂的探索者，把新鲜尸体的红骨髓放在显微镜下观察，方知貌不惊人的红骨髓是人体内的造血厂。红骨髓能够造血，是因为它具有得天独厚的条件，拥有造血的主要材料——造血组织和血窦。红骨髓内有取之不尽、用之不竭的造血干细胞，因此它能终生为人体造血。

在人体内有一家监督血细胞"服役"年龄的机关——脾脏。每天，脾脏把那些在体内服役了120天的红细胞，7～14天的血小板和数天的白细胞召集到它的办公室，给它们办理"退伍"手续——被巨噬细胞吞噬清除掉。红骨髓根据脾脏报来的红细胞、血小板"退伍"的数量来决定生产速度，"退伍"数量大，它就加班加点地工作，以提高产量，满足数量。

在人的一生中，肝脏、脾脏也曾有过光荣的造血历史。肝脏还是体内造血业的先驱，大约在胚胎第6周就开始造血，直到第3个月和第5个月，脾脏、红骨髓才相继投入造血生产。胚胎第3～6个月，肝脏拥有的造血干细胞最丰富，是产血量最高的造血厂家。出生之后，肝脏因工作需要而改建成"化工厂"，脾脏成为血细胞的"退伍"处理机关，而红骨髓则继续担负着神圣的造血使命。

十二、神奇的手

手是人类进化的产物，也是创造世界文明的特殊劳动工具。人的双手在胎儿3个月时就已形成，到呱呱落地，两只小手就会抓来扯，力气还挺大。从此"十指连心"，与脑合作，为人效劳，手对每个人来说真是太重要了。

科学家、艺术家、外科医生和所有靠双手谋生的人，都有一双灵巧的手。尽管这双手的手指各有所长，但工作的分工却造就其高超的技能，可见手的功能是多么神奇而无穷。人类的手经过几万年的进化，从平行的平面转到对掌的灵活运用，这就是人之所以成为高级动物、万物之灵的原因。那么，人类的手为什么如此灵活呢？这主要是靠手的19块肌肉(鱼际肌4块、小鱼际肌4块、蚓状肌4块、骨间掌侧肌3块、骨间背侧肌4块)，它们各司其职，进化得精美绝伦，除了大自然本身，世界上没有任何一件东西能够与手相媲美！奇妙的手、精美的手、完美协调的手，紧密地连接着复杂、精致而神奇的大脑。

人体解剖生理学家告诉我们，手脑相长，智慧大开，它的精神是永恒的，也是有科学依据的。手既是脑之母，又是脑之子。人类大脑之所以今天这么发达，是由于前肢的解放，促进了大脑的进化。大鼠和人类的基因95%相似，只有5%的差异，而连接手(或者爪)的神经纤维大鼠少于3万条，人类则大于100万条，这是动物与人最显著的差异。人手因此具备了最复杂、最特殊的功能，即手和脑联系在一起互动。大脑与手的联系密切是在几万年的进化过程中形成的，手的不断进化也促进了大脑的发达，在这种意义上可以说，手巧心才能够灵。

前苏联教育家苏霍姆林斯基有句广为流传的名言："孩子的智慧长在手指上。"勤动手，能促进智力发展。1931年，伟大的人民教育家陶行知先生写的《手脑相长歌》："人生两件宝，双手与大脑；大脑会思考，双手去创造；用脑不用手，快要被打倒；用手不用脑，饭也吃不饱；手脑都会用，才算是开天辟地的大好佬……"教育孩子们要做手脑并用、自食其力的人。著名手外科专家顾玉东院士认为：手是人类文明与进步的基础，人类所有的创造，都是人手与人脑智慧结合的产物。瑞典研究人员最近发现：手指活动和脑血流量的关系密切，手指做简单的活动时，比不活动时脑血流量增加10%。但是手指做复杂精巧的动作时，脑血流量就会增加35%。小提琴演奏家在演奏时，人手的运动是如此的精巧、灵活与迅速,以至于分不清是手在演奏,还是大脑在指挥演奏。脑血流量迅速增加,从而促进了思维的敏捷。因此,手的高度灵活是与大脑紧密地联系在一起的。

由此可见,人的双手真可谓是万能的。我们既可以用它来表达感情,又可以用它来开发智力,还可以用它来创造财富,更可以用它来创造未来。要创造万能的手,就要多使用手。

十三、手指名称趣释

人手五指,长短不一,粗细有别,名称不同,功能各异,分别称为拇指、食指、中指、无名指和小指。

"拇指"在手指中排列老大,最粗苜,也最有力,古称巨指。用"母"字作为标记,有别于与其他四指同辈。印第安人称拇指为"手指之母",索马里人称拇指为"祖父",比母亲还高了一辈。拇指和其他四个手指不是并列而生,而是相对独立,分开操作。因此,可以和任何一个手指合作,故拇指是用得最多,功能也最重要的手指,是五指之领军人物。若拇指跷起,其他四指合拢,那就是无须说出口的"好"之赞美之意。手外科学者认为,两手的功能占全身功能的一半,而拇指的功能又占手功能的一半,拇指的重要性便可想而知了。

"食指",这一称谓是因为婴幼儿常将第二指放在嘴里含吮舔"食",故此得名。食指在我国人的心目中,还代表着口福。所谓"食指动"、"食指大动",就意味着将有一顿好吃喝。近代一些医学书籍中将食指称为"示指",这虽然不是我国的"正宗"名称,但西方人就叫示指,是用第二指来"指示"某一事物的,因而得名。毛泽东诗词中的"指点江山"乃至杜牧"清明"诗中的"牧童遥指杏花村"都是用食指来指点的。食指和中指同时竖起,作"V"字状,意味着"胜利"或"成功"。因此,食指是五指之中的中坚分子,是活动频率最高,最活跃,具有强烈主张性的手指。

"中指"居五指之中,最长,也最抢眼,古称将指。同时也是手的功能轴,其他手指向中指靠拢为内收,远离中指为外展。手部的内、外侧群肌都是围绕中指为轴心的功能轴分布的。由于中指指骨是整个手骨中最强健,也是最长的,所以中指处于最有利于最大限度发挥手的力量的位置。中指在五指中总是最先接触目标物,故具有一定的先锋导

向意义。

"小指"是手指中的小弟弟,是最细的一个,也最难练成大器。单独伸出小指,意味着胆小、小气。古人云:宁可断其一指,不可伤其十指,这一指定是小指无疑。小指虽派不上大用场,但却能干一些诸如挖鼻孔或掏耳朵之类的体贴活儿,因而备受人们的宠爱。小指虽排在五指之末,但它却具有非凡的表现魅力。对讲究风度的女性而言,纤纤玉手的"纤",在很大程度上是通过小指的娇小才表现出来的。

"无名指",是我国古代沿袭下来的称谓。古人云:"无名指,手指第四指也,盖以其余指皆有名,无名指,非手用指也。"认为它是"非手用指",在五个手指中"最没有出息",徒手操作时,派不上用场,就将其打入另册,成了"无名之辈",故称它为"无名指"。其实,在国外,无名指是有名的,西方人称它为环指,为戴戒指的手指。它非常注重实惠,故无名指是爱和财富的象征。西方早期医学认为,左手无名指在双手十指中与心脏的距离最近,最适合发表神圣的誓言,故新郎新娘交换戒指即"定位"套在左手无名指上,进而体现出婚姻的神圣地位,并流传至今。日本人称它为"药指",乃昔时日本人服药时,常以无名指插入药杯以搅拌调匀药液再行饮服。由此可见,一些解剖学名称,中外是有些差异的。

十四、"无名指"哲学

尽管无名指排行老四,它既不像拇指那样尊贵,又不像示指那样忙碌,也不像中指那样要求名分,更不像小指那样秀气。但它能够忍受寂寞,踏踏实实地工作,默默无闻地奉献。当您体检做某些血液项目检查时,通常都是从左手无名指尖内侧采集血液样本的。无名指用自己一滴鲜红色的血液,书写出了与自己血肉相连的医学"文字"。

没有无名指,手是不完美的。没有无名指,拇指未必见其粗苜,示指未必显其繁忙,中指未必显得最长,小指未必显得小气。由此可见,人手五指,各有所长。长,未必总长;短,不一定总短。因此,休管手指长和短,只问各指何特长。取其之长,避其之短,方能各显神功。

十五、腭扁桃体的申诉

提起我的名字，人们不一定都知道。我的全名——腭扁桃体，这是因为我生长在口腔的软腭部，模样像个扁扁的小桃子。人们常常称我扁桃体，漏掉了我的"姓"，这倒无所谓。糟糕的是在人们的心目中，我的名声似乎不太好，主要是怨我容易发炎，给人们增添了不少痛苦。那些经常患扁桃体炎的人，对我更是咬牙切齿，耿耿于怀，他们逢人便把我数落得一无是处。有些人甚至说我有百害而无一利，简直成了害人精，干脆主张在我急性炎症治愈后3~4周，就大刀阔斧，毫不留情地把我从口咽部的扁桃体窝中揪出来，手起刀落，"咔嚓"一声，永远开除我的"人籍"。

朋友们，您可曾知道，我虽然个头矮小，对食物的消化吸收也起不了什么作用，但在与您健康长寿息息相关的免疫系统中，我可是个十分重要的角色，我同饮誉免疫界，与素有"人体内的军事学院"之称的胸腺属同一系统。胸腺属中枢淋巴器官，我和脾脏以及遍布身体各部位的淋巴结属周围淋巴器官，这只不过是"级别"不同而已。胸腺能产生参与细胞免疫的主角——T淋巴细胞，而我则是T淋巴细胞的训练场。

我很容易发炎，这是我最苦恼的事，大概也是人们恨我的唯一原因吧，但这可不能全怪我。事实上，我身处咽喉要道，那是一个"是非之地"，经鼻腔吸入的空气和经口腔摄入的食物总是带有数量不等的细菌和病毒，这些病原体常常明目张胆地向我挑衅，我当然要奋起反击，保卫主人的安全。在战斗中通常我总能稳操胜券，因为我有强大的后盾——人体整个防卫体系的支持。可是当我的主人因受凉、过度劳累等诱因而致机体抵抗力下降时，病原体就会乘危而入，大举进犯，此时，我的身体便成了残酷的战场，双方不断增兵，拼死厮杀，结果我的身体因充血而肿胀，我的主人就会出现咽痛、发热、畏寒、头痛、全身酸痛、疲乏无力、吞咽困难等一系列症状，这便是众所周知的扁桃体炎发作。此时，我和我的主人极需外部的支援，通过医生的诊治，借助药物的帮助，杀退病菌，恢复健康。

我默默无闻地为人类的健康服务，这是我的神圣职责。为此，我别无他求，只希望人们不要再骂我、恨我，希望人们能像爱护别的器官一样爱护我，让我发挥全力为人民服务。一旦我变得羸弱不堪，我的身体成了病原体的大本营，经常发炎给身体带来麻烦和危害时，那么，我宁可与可恶的病原体同归于尽，也不愿苟且偷生，这时你们尽管请医生开刀将我摘除，我绝无怨言！

十六、阑尾的故事

目前，阑尾炎已被外科医生们视为一种常见的腹部疾病。然而，在过去漫长的年代里，由于谁也不知道阑尾炎这种疾病，更没有人知道只要简单地把阑尾切除就能治愈，曾经夺去了无数人的生命。于是，在人们认识阑尾炎并探求其治疗方法的漫长历程中，也引出了许多鲜为人知、耐人寻味的故事。

故事一 达·芬奇的解剖图——最早有关阑尾的记载

据传说，早在公元5世纪，在古埃及人存放木乃伊内脏的坛子上面，就有关于阑尾的记载。但确切的文字记载直到15世纪末才出现。1492年，多才多艺的达·芬奇在解剖图的右下角，作出了阑尾是盲肠的一部分的描述。这一幅解剖图一直被认为是最早提及阑尾的记载。

1561年，意大利解剖学家法罗尔奥第1次把阑尾比作一条蠕虫，并给它取名为"盲肠"。"盲"即一端封闭之意，这从生理解剖学角度而言具有一定意义。到了1710年，又有人称之为"蠕虫状阑尾"，后来才简称为"阑尾"。

故事二 最早提出"阑尾炎"这一术语的医生——菲兹

美国医生菲兹1886年在波士顿的一本医学杂志上发表文章，根据他对几百例腹部疾病患者的研究，发现大部分病人都有一个发病的阑尾，而不少病症是由病态的阑尾引起的。他最早提出"阑尾炎"这一名称来代替与阑尾有关的多种不恰当的疾病名称，并总结提出了阑尾炎的治疗原则，直到一百多年后的今天对我们来说仍是适用的。

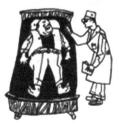

故事三　世界上第 1 例成功的阑尾切除手术

1887 年,美国费城的外科医生毛顿做了世界上第 1 例真正成功的阑尾切除手术。患者 26 岁,多年来右下腹经常疼痛,在手术前几天体温升高,脉搏加快,恶心、呕吐,疼痛加剧。当时毛顿的诊断是阑尾炎或肠套叠,并决定立刻给他做手术。手术后,患者逐渐康复,原有的一切症状都消失了。

故事四　麦氏点的发现者——麦克伯

麦克伯是一位精力充沛、技术精湛的外科医生。1889 年,他根据自己多年的临床经验,确定了阑尾炎的压痛点——脐与右髂前上棘连线的中、外 1/3 交界处,即麦氏(Mc Burney)点。

故事五　阑尾的申诉

说起我的名字——阑尾,人们是很熟悉的。在人们的心目中,我的名声似乎不太好,主要是怨我容易发炎,给人们增添了不少痛苦。特别是那些曾经罹患阑尾炎的人,对我更是耿耿于怀,视我为人体内的一种累赘,或"成事不足,败事有余"的器官,使我蒙受不白之冤。有些人干脆主张在新生儿诞生的第 1 天,就大刀阔斧,开膛破肚,毫不留情地把我从人体右下腹部的安乐窝中揪出,"咔嚓"一声,手起刀落,将我永远开除人籍。更有甚者,主人有时在接受某些腹腔手术时,外科医生总忘不了把我捎带上,往来一个所谓的"顺手牵羊",将我一并切除,说是斩草除根,免除后患云云。

其实,这是一桩天大的冤案,君知否?怪只怪许多人对我的功劳尚不了解。我家住在腹腔的右下方,同盲肠大哥日夜相伴,是长期、永久的邻居,而且两家还是相通的。它家好比主室,而我家则是与主室相通的一条长 6～8cm 的狭窄的"死胡同"(盲管)。虽然我属于人体消化管的一部分,但是在生物进化的历史长河中,我已经失去消化功能。难怪长期以来,人们将我看作是人类在进化过程中退化的残余器官,对食物的消化吸收也起不了什么作用,但是在与您健康长寿息息相关的免疫系统中,我可是个十分重要的角色。我是培养 B 淋巴细胞的重要场所之一,与淋巴结、脾和扁桃体具有同等重要的地位,主要参与人体的体液免疫。目前的研究表明,在人类的发育早期,我作为一种淋巴器官,有助于淋巴细胞的成熟。美国的劳伦·马丁等有关专家研究指出,阑尾在胎儿和青少年时期对机体免疫起着重要作用。

除此之外,我还有一个鲜为人知的特殊用途,可以作为一种自体移植的原材料,值得在此一提,以解除我的"心头之根"。如今外科医生将我作为修补或制作尿道、输尿管或胆道的理想材料,让我为人类再立新功,再创佳绩。由此可见,我并不是人们所想象的多余的废物,我的新用途正等待着医学家们去发现。

我很容易发炎,这是我最苦恼的事,大概也是人们恨我的唯一原因吧!不过,这也不能全怪我,事实上,我家住在盲肠末端,正常情况下,常常有大便、细菌和寄生虫卵"光顾",而且畅通无阻。只有在我的开口被堵塞后,细菌才会在我的细小管腔内(0.5～1cm)繁殖积聚,老奸巨猾的细菌便乘机侵入我那虚弱不堪的身体,导致阑尾炎的发作。此时,我的主人便会发热、右下腹疼痛、恶心、呕吐,血液中的白细胞和中性粒细胞明显增多。即使在强大的细菌部队侵占我的领土后,我体内的淋巴细胞仍然竭尽全力,拼死抵抗,直至壮烈牺牲。这时,你们尽管请医生动手术将我切除掉,我绝无怨言!

我的一生任劳任怨,鞠躬尽瘁,别无他求,只希望人们能够像爱护别的器官一样爱护我,让我全心全意为人类服务。同时也希望有更多的有识之士来研究、探索我的奥秘!今后,我将充分发挥自身优势,恪尽职守,与时俱进,决不给您添乱,为人类的健康与幸福作出更多、更大的贡献。谢谢各位!

十七、人体内的"黄河"

黄河是祖国的母亲河,她孕育了华夏文明,同时也给中华民族带来无数灾难。然而在人体内也有一条奔腾不息的"黄河",即胆道系统内流动的一种金黄色的液体——胆汁,稍有不慎,也常会泛滥成灾。

人体"黄河"的源头在肝脏。肝脏是人体内一座繁忙的"化工厂",胆汁就是它的重要产品之一。肝细胞每天分泌的 600～1200ml 胆汁将源源不断地流入肝脏内的"小溪"——胆小管内,胆小管再汇集成一条条的"小河"——小叶间胆管,最后汇合成肝左、右管两大"支流",出肝门后即合并成一条"干流"——肝总管。

胆囊好像"黄河"边上的一座"小水库",它以细长的胆囊管与肝总管汇合成胆总管向下汇入"黄河"的"入海口"——十二指肠大乳头(距中切牙约

75cm）。胆囊与胆总管的关系犹如河边的蓄水库与河道的关系，在"河道"的最下游，有道"闸门"——肝胰壶腹括约肌。通常这道"闸门"是关闭的，肝脏生产的胆汁顺流而下，在"闸门"处受阻，再返回胆囊内储存起来。别看这个"小水库"的"蓄水量"只有区区40～60ml，却具有一般水库所不具备的浓缩功能，即不断地吸收胆汁中的水分，让胆汁浓缩5～10倍，使之形成味极苦、深绿色的黏稠液体。当人们进食时，食物进入胃和十二指肠后，可以反射性地引起"闸门"开放，同时胆囊收缩，将高浓度的胆汁排入十二指肠，参与食物的消化。

管理好人体内的"黄河"，防止其泛滥成灾，首先应该注意预防胆石症等疾病的发生，以保证"河道"的畅通，一旦发生灾害，就应抓紧"治理"。由此可见，人体内的"治黄工程"是一项长期而又艰巨的任务，来不得半点马虎。

十八、勤勤恳恳的胰腺

胰腺住在一个大伙看不到也摸不着的偏僻角落，看起来似乎是个懒汉，它整天总是横躺着，拿十二指肠的降部作为枕头，拿胃来作屏障，将"脚"跷在脾门上，真可谓四方八方皆兄弟。但它并非在睡大觉，在这个既安全又安静的工作生活环境中，从不出头露面地忘我工作。

胰腺"养在深闺人未识"，它的"政绩"，既不像"肝大哥"那样显赫，也不像"肾小弟"那样"引人注目"，更不像"肺小姐"那样"受人重视"。然而，它的重要性却毫不逊色于胃、肝或胆囊。

它隐居在胃的后面，勤勤恳恳，任劳任怨，主要分泌胰液和胰高血糖素、胰岛素等多种激素。它们的量虽然少得微不足道，却有着神奇的本领，能翻手为云，覆手为雨，在参与食物消化和维持血糖稳定方面起着举足轻重的作用。

它像一头默默无语、埋头苦干的老黄牛，从不抱怨，有病自己扛，有事自己担。由于它的位置较深，前方有胃、横结肠和大网膜等遮盖，有什么危险周围的"兄弟们"先担待着，常常得不到大家的关注。在胰腺癌早期，即使出现了腹痛，有时也难以与"胃病"等区分，从而使胰腺癌更易蒙混过关。难怪有识之士称胰腺癌是人体内出射暗箭的隐形"杀手"。胰腺癌一旦确诊，多为中晚期，使人沮丧不已！因此，我们要格外注意保护好自己的胰腺，喝

酒要有度，吃肉要节制，胆病需早治。

十九、"屁"的奇闻趣事

古往今来，不论男女老少，尊卑贤愚，从无不放屁之人。常言道："屁乃人生之气，在肚里翻来覆去，一不小心放了出去，放屁者洋洋得意，闻屁者垂头丧气"。正因为如此，在言语中、在文字里，屁总是跟贬义甚至恶意联系在一起。"你懂个屁"，说实在的，说这话的人也未必懂屁。真正懂屁、真正深知"屁理"的人，也只有为数不多的、对屁有专门研究的生理学家和胃肠病学专家。

1. 屁的来源 说到"屁"，人人无不掩口而笑。您曾听过这样一首古老的歌谣吗？"屁乃肚中气，出来游天地，谁叫您贪心，把它吸进去。"根据肠内细菌分类学的创始人日本东京大学光冈知足教授的研究，在大肠内定居的细菌不少于100种，其数量约在100万亿个左右。这些细菌在食物的分解过程中，会产生某些气体。肠道内的气体随着肠道本身的蠕动通过肛门排出体外，俗称为放屁，医学上称之为"排气"。它可以伴有也可以不伴有"音响"，但是它却必定具有一股特殊的、谁都能识别的味儿。屁就像是个小小的、无形的、难闻的"雪花"，在这个世界上没有完全相同的两个屁。

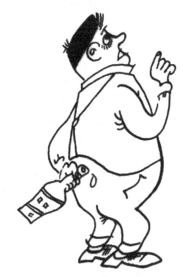

2. 屁的成分 经科学研究发现，屁里面含有400多种成分。其主要成分是氮（59%）、氢（21%）、二氧化碳（9%）、甲烷（7%）、氧（4%）等无臭气体，以及微量的氨、硫化氢、吲哚、粪臭素、挥发

性胺、挥发性脂肪酸等不足1%的形成恶臭原因的气体。

3. 屁的产量　屁有60%～70%来自随吞咽动作不声不响地溜进消化道的外界空气，30%～40%则来自由细菌发酵及消化过程中产生的各种刺激性额外气体。正常成人每天放屁量500～800ml，每天放屁大约14次。放屁与个人的饮食结构、胃肠道功能、运动量大小等有很大关系。因此，即使同一个人，也有时放屁多，往往响声如雷但却比较"清淡"；有时放屁少，不声不响但却"味道要命"。女性放屁和男性一样多。一般而言，吃得越香（如肉类、各种油炸食物），放出的屁则越臭。

4. 屁的温度和速度　屁在排放时的温度为37℃。屁一旦获得了释放，马上就会从"爆炸点"撒腿狂跑，其速度高达3.05米/秒。

5. 放屁为何会响？　肛门外括约肌的主要功能是控制排便。当在排便时肛门外括约肌会全力张开，但在放屁时仅放松一点，而在用力放屁时，由于气流冲击，会使肛门皮肤振动而发出较大的响声。屁声的大小取决于放屁的速度以及屁容量的多少。老年人之所以放屁较多，主要是由于其肛门外括约肌因老化而变得较为松弛所致。

6. 屁的三种状态　①多屁，当肛门排气量大大地超过平时，即为多屁。多屁可见各种原因所致的消化不良疾病，多屁也可能是摄入过多的"产屁食物"（如蚕豆、黄豆、豌豆、红薯、萝卜、洋葱、菜花、花生、瓜子等），或进食时狼吞虎咽，以及习惯性吞咽动作过多而摄入较多的空气所造成的。②臭屁，一般情况下，屁不会特别臭。如果屁奇臭难闻，往往是消化不良、进食过多肉食和含有刺激性气味的食物（大蒜、洋葱和韭菜等）引起的。此外，肠道恶性肿瘤晚期，因癌肿组织糜烂，蛋白质腐败，加上细菌的作用，也可出现腐肉样奇臭。③无屁，是屁的病理中最严重的一种情况，是肠梗阻的临床表现之一，需及时去医院诊治。

7. 屁的临床意义　放屁是一种正常的生理现象，它对人体的健康大有裨益。在临床医学中，屁常被作为衡量胃肠道功能好坏的一种"测量气球"。如果频频放屁，常常是大便的前奏曲，故有"屁是屎头"这一说法。如果新生儿不放屁，要检查是否为无肛症或肛门发育不全。如果有的人腹痛如绞，涕泪交流，便怀疑自己身染急症。谁知放了一阵屁之后，腹痛顿时缓解，往往是屁在作怪。倘若婴儿吵闹不安或出现阵阵腹痛，且始终不放屁、不拉屎，则往往是肠梗阻之先兆，应尽早到医院诊治。如果有的人屁声连连作响，惊天动地，臭气熏人，则可能与消化不良或过多贪食肉类有关。如果有的人屁声如雷，却不太臭，则大多数是因为贪食含淀粉过多的食物（如薯类等）所致。假若在临床上，腹胀合并放屁并伴有腹泻，甚至体重减轻，就要考虑是否存在潜在性消化吸收不良的病症或肠道肿瘤的发生。因此，在问诊时，询问病人的放屁情况有助于了解其消化功能的好坏。为此，有经验的临床医生总结了一首这样的歌诀："正常放屁不能少，无屁未必是好事，多屁可能是坏事，臭屁肯定要出事"。希望大家知晓这个歌诀，以便能更好地了解自己的健康状况。

8. "千金难买一屁"的由来　屁常被作为评估胃肠蠕动功能的重要参考依据之一。术后之屁，贵如黄金。在临床上，有时放屁是一种好预兆，人们常常可以听到外科大夫向腹部手术之后的病人问道："你放屁了吗？"如无合并症，腹部手术后的麻痹性肠梗阻是短暂的、可逆的，术后3天左右屁就来了。那位"主刀"的外科大夫知道以后，就会高兴地对病人说："你无屁，我揪心；你来屁，我放心"。这是因为他（她）明白，病人的胃肠功能已恢复正常，胃肠道畅通，手术大功告成，它提示病人可以开始进食了。这便是"千金难买一屁"的由来。

由此可见，无屁放不是好事，多放屁也并非"善举"，放臭屁还"污染"环境。从科学角度来看，放屁只是一种人体必不可少的生理现象，再不雅也比不能排气好，大家还是有屁就放的好。罗马皇帝克劳迪乌斯就是对"有屁就放"最有贡献的一位皇帝。他认为，放屁有利于人民的健康，因此他特地为"宴会上可以放屁"进行了立法。为了掩盖屁的味道，美国科罗拉多男子巴克·韦默发明了世界上第一件不透气"防屁内裤"。裤内设有一个可以更换用来消除臭味的过滤垫，它有过滤臭屁的功能，用户即使不停地放屁，旁边的人也不会闻到。其实，为了健康着想，在想放屁的时候就放出来吧，可千万别憋着，但应提倡"文明"放屁。

二十、鼻子的功能

鼻子突出于颜面之中央，是五官中最惹人注目的部分,素有"容颜之王"的美称。尤其对男士来讲,一个漂亮的鼻子常代表一个人友善、谦和、机智和开明,而且富有阳刚之气。鼻子的形态可谓千差万别,有的高长似舵,有的峰突如驼,有的尖长如矛。据研究发现,鼻子的形状和大小有着种族和地区的明显差异,故有"人种说明书"之称。

常言道:"眼怕瞎,耳怕聋,鼻子就怕气不通"。鼻子是呼吸系统的一个重要器官,是整个呼吸系统的"窗户"和"换气孔",是保卫"人体家园"的"前沿阵地",是抵御呼吸系统疾病的一道重要防线,对人体的健康起着非常重要的作用。

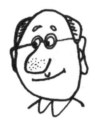

健康的鼻子,能为人们带来美好的感受,让我们领略花草的芬芳,享受饭菜的香味;能保护人的健康,为我们阻拦空气中的尘埃,助我们发现有害气体中的异味,保证吸入的空气接近体温,使干燥的空气变得湿润,使污染的空气通过鼻毛的滤过作用得以净化,有利于气体在肺部的交换;讲话发音时,鼻腔还能起到共鸣作用,使发音准确而清晰,使其成为人体重要的发音器官之一。

鼻子还是人体的一个表情器官和心理活动的"晴雨表",在表达内心感情方面具有独到之处。君不见,当您高兴大笑时,两侧鼻翼会上扬;当您紧张恐惧时,鼻翼便会膨胀;当您呼吸困难时,会出现鼻翼翕动;当您失意不悦时,鼻翼则会缩小;当您十分傲慢或表示轻蔑时,鼻尖和鼻翼都会蹺起来,真乃此处无声胜有声;当您感冒时,则会出现鼻塞、流涕、打喷嚏、嗅觉失灵等不适症状,故鼻子有人体内的"气象台"之称。让我们像关爱身体的其他器官那样,保护好自己的鼻子。

二十一、净化空气的过滤器

人们赖以生存的大气,看上去是那么透明、洁净,其实却是混浊不堪,肉眼看不到的尘埃、细菌、微粒等四处飘荡,无所不在。倘若吸入肺内,其后果是不堪设想的。那么,呼吸道是怎样发挥其除尘

作用的呢?原来,人体的呼吸道本身就是一套精巧无比、效率极高的天然除尘装置,你根本不用发愁灰尘会把两肺填满。

据科学家测定,凡吸入的空气到达鼻腔后半部时,几乎已无细菌存在。这主要是由于鼻腔的构造设有3道防线:第一道防线是依靠鼻毛的作用。鼻入口处(鼻前庭)有着粗而短的鼻毛,像一排排防沙林,能有效地拦截30%直径大于$10\mu m$的可见尘埃颗粒物质。当你大扫除后,用手帕擦一下鼻孔,就会擦出一团黑灰,这是鼻毛尽职的证据。有些人见鼻毛七长八短,经常用剪刀剪或拔鼻毛,这等于砍伐破坏了防沙林,使其丧失了过滤作用,对人体健康极为不利。第二道防线是警报系统。少数漏网分子和有害气体进入鼻腔,刺激鼻黏膜的感觉神经末梢,便将信息传给大脑,就会发生喷嚏反射或呼吸抑制反射。打喷嚏时,从气管、喉咽出来的气流如高压气枪,能迅速将有害物质驱逐出境,具有清洁和保护作用,有利于维持和保持呼吸道的畅通,故打喷嚏是一种保护性反射。第三道防线是3条狭长弯曲的鼻道。空气经过鼻道时,会产生涡流,不仅空气的温度、湿度得到了调节,而且突破了前两道防线的漏网分子也在这里纷纷落马而掉入"陷阱"——覆盖在黏膜表面的黏液毯黏住。随着黏膜分泌物的逐渐增多,由上皮表面的能摆动的纤毛(每秒钟10~15次)将其递送到鼻咽部,经鼻涕流出,随痰吐出或咽下被胃酸处理。此外,黏液中还有溶菌酶,能把黏住的一些细菌溶解,故有人把鼻腔称作为"净化空气的过滤器"。

二十二、有趣的卵巢

卵巢是女性的主性器官,位于子宫两侧、盆腔侧壁的卵巢窝内,比拇指稍大点,是卵子的"故乡",其作用神奇而伟大。

卵巢是生产雌激素的"工厂",也是造就女性形体美和魅力的动力源泉。阴阜、大阴唇、小阴唇、阴蒂等都是与卵巢相关的"外亲",而输卵管、子宫和阴道则是卵巢的"近亲"姐妹。乳房是卵巢的"远亲",它们两家相距较远,但却有着千丝万缕的联系。

卵巢,顾名思义,就是卵子的"家"。这个"家"里养育着许多卵子,出生时,两侧卵巢共有原始卵泡100万~200万个,此后原始卵泡陆续退化闭锁,

至青春期仅余 4 万个原始卵泡。按照卵子"家族"的祖制，从青春期开始，卵巢在垂体周期性分泌的促性腺激素作用下，每 28 天左右只允许其中的一位"闺女"调养待"嫁"——发育成熟、排卵，医学上称之为"首席卵泡"。

排到腹膜腔内的卵子体胖身圆，雍容华贵，"头"戴放射冠，身披透明带，却没有运动能力。好在有"助人为乐"的输卵管为之代步，当卵子一排出来就被输卵管伞端迎接，并安全地送入管腔之中，然后在输卵管壁平滑肌的收缩和纤毛有节律的摆动下"款款而行"，如果遇到前来"约会"的精子"大军"，经过优选即可与其中的一位"佼佼者"配成"连理"——形成受精卵，从此就意味着一个新的生命诞生了，而输卵管就成为精子与卵子的"鹊桥"。

二十三、温馨雅致的"小屋"

古往今来，我们每个人均无一例外地都曾经住过一间柔软舒适，温馨雅致的小屋。这间小屋，就是我们伟大母亲的子宫。说它是"小屋"，因为确实是世界上人类居住过的最小空间，其腔内容量仅有 5ml 左右，真可谓小巧玲珑。平时它的形状和大小恰似一只倒置的鸭梨，深居于盆腔的中央，依山傍水，格调高雅。它的建筑风格颇为独特，建筑材料没有一砖一瓦，而是由内膜、肌层和外膜"一气呵成"，巧夺天工。终年恒温，正是"人之初"的最佳居室。当受精卵移居"小屋"时，它会随着"小天使"的日夜长大而相应增大，并逐渐改变它的形状。内腔可由 5ml 增至 5000ml，重量可由 50g 增至足月妊娠时的 1000g 左右，真是"有空乃大"！当然，为了迎合"小天使"的需要，不仅子宫竭尽全力，它的远亲近邻阴道、卵巢、乳房亦在密切配合，相得益彰。

经受了种种严峻考验，顽强地生存下来的"小天使"，在"小屋"内艰难地度过了漫长的 266 天后，感觉到"小屋"这个天地太狭窄了，他（她）要冲出这个黑暗的世界。只等居住期限一到，"入住合同"终止，"小天使"——胎儿会按期离开温馨的"小屋"，他（她）不安地扭动着、翻滚着，叩开"小屋"出口的大门——子宫口，闯过最后一道关卡——阴道，终于诞生到这个广阔的、能够自由活动的、充满希望的光明世界，开始踏上新的、漫长而艰辛的人生旅途。

二十四、神奇的"红土地"

在女性体内有一块神奇的"红土地"——子宫内膜，它可以使生命的种子(受精卵)在它那里生根(植入)、发芽、开花(卵裂)、结果(发育成胎儿)。

如果把雌激素比作这块神奇土地的肥料，那么，孕激素就好像是耕田的犁耙。自青春期(13 ~ 14 岁)开始，雌激素和孕激素默契配合，雌激素促进子宫内膜增生，使土壤"肥沃"，为"小天使"的入住精心准备，其"筑巢待鸟"真可谓用心良苦。若"小天使"毫无音讯，孕激素则按月出现，"翻耕土地"，使子宫内膜剥脱出血，形成了令女性既感到自豪又觉得烦恼的月经。在 30 ~ 40 年的艰苦岁月中，岁岁如此，月月如故，周而复始，为人类的繁衍不辞劳苦，辛勤耕耘，直到"光荣下岗"(45 ~ 55 岁)。在这块神奇的"红土地"上孕育了许多英雄儿女。它的一生任劳任怨，真可谓是"鞠躬尽瘁，死而后已"。

二十五、女性乳房隆起之说

女性丰满、高耸隆起的乳房，宛若玉树临风，令人神往，被喻为"生命之源泉"的乳房是女性最具吸引力的标志。大千世界，唯有人类女性的乳房隆起，原因何在？人类学家认为，女性乳房的隆起是生物进化的结果。哺乳之说认为，女性乳房显著隆起，是为了满足婴儿吮吸母乳之需要。性吸引之说认为，只有隆起的乳房才具有性诱惑力，从而推动了女性乳房隆起的进化，进化的结果使女性乳房渐渐突出而丰满高耸起来，使女性想吸引男性的愿望得以实现。

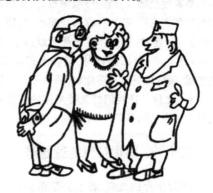

二十六、淋巴结的自述

对于我的名字——淋巴结，很多人是比较熟悉的，因为在体格检查时要求检查淋巴结。但对于我的功能以及与许多疾病的关系，恐怕知道的人就不是很多了。

科学家们研究发现，我与脾和扁桃体同属周围淋巴器官，具有产生淋巴细胞、滤过淋巴和参与免疫应答的功能。我的弟兄们数量众多，有400多个，大小不一，分为浅、深两种，被遍布全身的淋巴管把我们串联在一起。正常情况下，由于我的身体较软，一般不容易被摸到。如果发现我有肿大、疼痛时，往往提示我的主人遇到了麻烦，恐怕不是受到病原体感染，就是发生了肿瘤或其他疾病。

当人体的"天敌"——细菌、病毒或癌细胞进入我体内时，我是绝不会给它们留情面的，我会迅速调动自身体内的巨噬细胞、抗体等各种"歼敌能手"来阻截、清除它们，这时由于大量的免疫细胞增殖，再加上敌我双方的激烈战斗产生的炎症反应，所以我就会出现肿大、疼痛。如果这时我恰好位于人体的浅表部位，往往可被人们发现，这就是体检时医生要检查我的原因。

具体来说，如果我的肿大只属于局部性的，那么常提示我所收集淋巴的区域有病变，如人体的局部感染、恶性肿瘤转移等。如果我的数百个弟兄们都出现肿大时，则提示可能患有白血病、恶性淋巴瘤或某些病毒感染。当入侵之敌的势力太大时或我的主人免疫力低下时，尽管我作了最大的努力，也可能抵挡不住这些入侵之敌，那时它们就会浩浩荡荡地突破我的防线，沿着淋巴管继续前行，给我的主人造成更大的危害。

总之，作为人体重要的周围淋巴器官，我像边防哨所的战士一样，尽职尽责，默默无闻地为人类的健康站岗放哨，随时准备歼灭一切来犯之敌。所以提醒大家千万不要小瞧我。如果一旦发现我有异常情况，一定要请医生查个水落石出，以便及时进行治疗。否则，麻痹大意往往会给您带来许多痛苦，甚至危及您的生命。

二十七、话　　眉

有人说，眉的作用在于保护眼睛；有人说，眉是表达波澜起伏的感情的温度计。于是，高兴时，"眉飞色舞"；愉快时，"喜上眉梢"；胜利时，"扬眉吐气"；郁闷时，"紧锁眉头"；愤怒时，"横眉冷对"；忧伤时，"愁眉苦脸"；沉思时，"眉头一皱，计上心来"……有人说，在画家的眼里，眉是面部的画锦线；有人说，眉还能表现人物的性格："卧蚕眉"象征男子汉的英雄气概，"柳叶眉"则表现出苗条淑女的秀气，"吊梢眉"多是人们对奸狡者的形容；有人说，眉毛还是医生诊断疾病的一种特征，也是全身健康状态的反映。倘若无故发生眉毛稀疏或脱落，很可能就是席汉综合征、麻风病、肾上腺皮质功能低下，或是系统性红斑狼疮的蛛丝马迹。

二十八、男儿有泪亦须弹

有人说，女人的眼泪让人可怜和同情，因为它是"温柔"的象征；男人的眼泪让人轻蔑和憎恨，因为它是无能的表现。于是，"男儿有泪不轻弹"便成了男人们的口头禅。但从生理学角度讲，有泪不弹，百害无益。

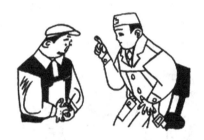

1921年，英国科学家弗莱明（1928年发现了神奇的青霉素）研究发现，泪液中含有一种对细菌杀伤力很强的物质叫"溶菌酶"，细菌碰到这种物质便会土崩瓦解。1981年，美国科学家斯蒂切尔在泪液中发现一种物质"乳铁蛋白"，它对细菌的杀伤力比溶菌酶高16～35倍，许多细菌一遇到它便会遭到灭顶之灾。

罗马诗人奥维德认为，"流泪是种安慰"。美国生物学家弗雷认为，因悲伤而流出的泪液中含有某种从人体内排出的有毒物质。法国科学家威廉福莱认为，泪液是一种分泌物，流泪和出汗一样，具有排出体内毒素的作用。"眼泪能把机体内应激反应时产生的危险毒素排出，忍住哭的人意味着自身慢性中毒"。因此，强加抑制，忍泪不哭，对健康极为不利。一方面，眼泪是人的内心情感的流露，淌掉悲伤的泪水可以减轻痛苦；另一方面，流泪又可将泪液中的毒素排出，减少对机体的损害。眼泪是一剂天赐的良药。所以，哭泣失去的只是忧伤的泪水、有害的物质，而获得的却是重负的解脱和益身的效果。然而在现实生活中，有不少人抱着"男儿有泪不轻弹"的信条，在悲哀时强行控制流泪，这种有损于健康的做法是不可取的。有人做过统计，长期不流泪的人，发病率较常人明显增高。据说女性的平均寿命比男性长，其中原因之一是女性爱哭。

在现实生活中，悲欢离合是人之常情，哭并不比笑差。哭是发泄伤感的一种积极方法，同笑一样是正常的情感抒发。哭有利于清除悲伤，有益于健康长寿。因而千万别"有泪不轻弹"！尤其是男子汉大丈夫。

二十九、耳 郭 趣 闻

众所周知，耳郭(俗称耳)之所以能荣登人体王国的"五大官员"之行列，不仅在于大家那副尊容上都有它的一席之地，更重要的是它像一名机智的"侦察员"，为了"国家"的安全，昼夜不停地辛勤工作，听风辨器，收集情报，同时它还与心、肝、脾、肾等诸位"大臣"休戚相关，交情颇深。

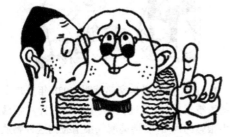

耳郭有人体缩影地图之美誉，其外貌恰似子宫内一个倒置的胎儿，头部向下，耳垂如胎头，臀部在上，背部在外，四肢屈曲怀抱于胸前。耳郭上星罗棋布地分布着全身各个器官的360多个对应穴位，可谓是"毫厘不差"。传说中戴耳环就是为了刺激眼睛的对应穴位以保护视力。因此，耳有"全身的穴位缩影地图"之美称。医学哲学家把它视为人体全息律的体现依据之一，中医学家则把它作为视诊和针灸治疗的常用部位。所以，耳郭的病理变化，可视为判断人体健康状况的一项重要指标，是窥探内脏器官变化的一个窗口，具有"一斑窥全豹"之妙用。在养生秘诀中，就有一句很有道理的话，即"耳宜常弹"。由于弹耳即是弹穴，故可达到疏通气血、舒筋活络之目的，自然可以强身健体，延年益寿。中医讲究的"耳清目秀"，也就不无道理了。

三十、有趣的"热线联系"——鼻泪管

鼻泪管是联系鼻腔与眼之间的热线。当眼睛点上氯霉素眼药水，不一会儿就会感到嘴里有股苦涩味便是证明。人在悲伤时，不但泪流满面，甚至会出现痛哭流涕、一把鼻涕一把泪，这是因为部分泪液经泪点、泪小管、泪囊和鼻泪管流入鼻腔后与鼻涕混合在一起流出来的缘故。

当您感冒时，由于鼻腔黏膜充血肿胀，可使鼻泪管开口处闭塞，导致泪液向鼻腔的引流不畅，故感冒时常有流泪的现象出现。

三十一、胡 须 趣 闻

解剖学家认为，胡须是人体皮肤的附属器，有同头发一样的功能，具有调节面部结构的功能，通过修饰后可以美化自己。美容学家认为，年轻人在上唇留一线胡须，给人以精力充沛和老练的感觉，而瘦人留着胡须，可增加美感；尖瘦人下颌不宜留须，如果留须会给人更加消瘦和刻薄的感觉；老年人留须，可以体现长者的风度。

古往今来，世界各民族对胡须都很珍惜。印度人认为，随便割掉自己胡须的人会随便割掉他的良心；日本人喜欢在上唇正中留一小撮胡须，认为是勇敢的象征；法国人把胡须看得更加神圣，他们有句民间谚语为"漂亮的胡须可使美人动心"，他们还专门设有美须的营业厅；土耳其人认为胡须越长，成事越多；我国有"嘴上没毛，办事不牢"之说，有人甚至把胡须看作是男子汉的标志。但世界各国领袖名人的胡须却证明了成功的关键在能力。

三十二、"怒发冲冠"的解剖学依据

人是万物之灵，在漫长久远的进化演变过程中，人类超凡脱俗，褪去了厚厚的体毛，露出了光洁细腻的皮肤，却保留下了浓密发达的毛发，其功能和形态已到了高度完美的结合和统一。浓密的头发使人显得年轻而有活力，展示男性豪放、潇洒的风度，体现女性无穷的魅力。

头发根部生长在皮肤内，周围有毛囊包着，并附有竖毛肌。竖毛肌很细小，受交感神经支配。当它收缩时，就像绳子拉起桅杆一样，可将毛发拉紧

竖立起来。这对动物来说，全身毛发竖起，可使身体外观变大，便于打斗时威胁对方，具有应激意义。人类由于进化成熟，全身毛发已基本退化消失，这种作用并不突出。但在寒冷或感情冲动时，竖毛肌收缩可引起"鸡皮疙瘩"，产生热量以维持体温。岳飞面对外敌入侵，朝廷内部投降派猖獗，想起来无比愤怒，以至竖毛肌收缩，满头的毛发竖起甚至将帽子顶起来。所以，"怒发冲冠"是科学基础上的艺术夸张。

三十三、人体内的"副职"知多少?

大凡职务，不论官大官小均有正副之分。一般来说，正职一个，副职一个或多个。有趣的是解剖学家经研究发现，人体的某些器官也有"副职"。当然，这些副职器官除了个别（如鼻旁窦）名副其实参与人体的组成外，绝大部分是徒有虚名，少数较为罕见，有些是属于胚胎发育异常。人体内的"副职"主要有：①鼻旁窦，正常人均有，共4对；②副睾，现在多用"附睾"这一名称；③副乳，以女性为多见，少数病例有遗传倾向，其位置多在正常乳房与脐之间，或在正常乳房上方近腋窝处，由于副乳已成为乳腺癌发生的"罪魁祸首"，故一般主张尽早手术切除；④副耳，即民间所说的"小耳朵"，多见于耳屏之前，亦可异位于别处；⑤副胰管、副肾、副肾动脉、副房室束、副肝动脉、副半奇静脉、副脾、眼副器、副泪腺、副膈神经、副交感神经、动眼神经副核等等。

三十四、酒窝一笑"醉"诸君

酒窝，是人们欢笑时在面颊部皮肤上出现的点状凹陷，可以是单侧的，也可以是双侧的。酒窝的确给女性增添了不少美感与风韵，只要微微一笑，就会显得更加妖媚动人，给人以一种甜美温馨之感。难怪有人说"酒窝虽无酒，一笑醉千君"呢。然而，酒窝并不光顾每一位女性，因为它是天生的，并非人人都有。据有关资料统计显示，天生有酒窝的人仅占2%左右，而两侧面颊都有酒窝的人更是寥寥无几。由此可见，酒窝的自然形成率是很低的，这对于大多数爱美的女性来说，真可谓是一种遗憾。不少女性渴望自己俊美靓丽的面庞上有一对自然柔和、迷人醉人的酒窝，这种愿望如今已经变成现实。因为现代医学美容技术巧夺天工，人造酒

窝完全能与自然形成的酒窝相媲美。愿每位青年女性均有一对自然柔和、妖媚动人、甜美温馨的酒窝。

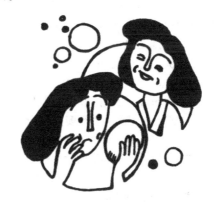

三十五、人体美的"缩写"——0.618

人体美是自然美最杰出的典范，也是自古以来人类最高层次的鉴赏和追求。如果说这种美有什么规律可循，那么，0.618这个数字就是表达人体美之规律精辟而简练的形式。

有人曾断言："宇宙万物，凡符合黄金分割规律的总是最美的形体。"事实证明，0.618在建筑、书法、绘画、音乐等领域都有充分体现。从事设计的人知道，书籍、画面的长、宽之比要符合黄金分割律；搞音乐的人知道，一首乐曲的高潮要放在全曲的黄金分割点上；精于世故的人清楚，人与人（不论是干群、上下级、父子、夫妻、朋友、同学等）之间的距离必须适当，不宜过近或过远，要大体符合黄金分割律；师生之间的距离，也要符合黄金分割律，过于亲近与过于疏远都是不应该的。医学与0.618更有着千丝万缕的联系，它可以解释人为什么在环境温度为22～24℃时感觉最舒适，因为人的正常体温37℃与0.618的乘积为22.8℃，而且在这一环境温度中，机体的新陈代谢和生理功能均处于最佳状态。医学研究表明，季节的0.618大约在7月底或8月初，此时血液中的淋巴细胞最多，人体的免疫力最强，故极少患病。

在人体的结构中，0.618更是无处不在，头顶至脐与脐与脚底之比、臀部与躯干长度之比、上肢长度与下肢长度之比、下肢长度与全身长度之比，均近似于0.618。此外，医学家们还先后发现，最美的上颌切牙（俗称门牙）牙形与倒立过来的人面型相一致，而切牙的宽与长之比正好接近于0.618。

三十六、奇妙的人体"阀门"

阀门是管道、泵或其他机器中调节和控制液体的流量、压力和流动方向的装置。人体内也有许多功能更为精细而复杂的"阀门"。这些特殊"阀门"对人体正常的生理功能起着举足轻重的作用。如果它们发生故障，人体将会发生疾病。

人体内的"阀门"主要有：①动力阀门——心瓣膜(包括二尖瓣、三尖瓣、肺动脉瓣、主动脉瓣)，它们能顺血流而开放，逆血流而关闭，以保证心腔内血液的定向流动；②血管和淋巴管阀门——瓣膜，部分静脉和淋巴管内有半月形的瓣膜，其作用是防止血液或淋巴的逆流；③消化道阀门——"压力阀门"(食管与胃贲门的连接处，有一段4~6cm长的"压力阀门"，可形成压力屏障，阻止胃内容物逆流到食管)、幽门瓣、回盲瓣、肛门外括约肌、肝胰壶腹括约肌、胆囊管螺旋襞；④泌尿道阀门——膀胱括约肌(平滑肌)、尿道括约肌(骨骼肌)。

每个阀门都各司其职，其中任何一个阀门"偷懒"或失灵，势必影响某一个系统的正常工作。因此，我们要想获得健康，就要爱惜自己的身体，包括身体中的每个看似不起眼的小小"阀门"。

三十七、神奇的内分泌系统

内分泌系统队伍庞大，分泌的激素种类繁多，作用广泛而复杂，涉及生命进程中的所有组织器官。垂体作为内分泌腺的"首领"，除通过释放促激素有的放矢地管理着甲状腺、肾上腺和性腺外，还分泌某些专门负责骨骼生长、影响乳腺发育、管理肾脏排尿、命令升高血压和催产的激素。甲状腺激素作用广泛，全面指挥和影响着人体的各项生理功能。肾上腺皮质分泌的盐、糖皮质激素分别调控着机体三大营养物质(糖、脂肪和蛋白质)及水、盐代谢，并在抗炎、抑制免疫反应等方面发挥重要作用。肾上腺髓质分泌的肾上腺素和去甲肾上腺素作为强心剂，在生命垂危之际维持血压和加强心肌的收缩。甲状旁腺激素和降钙素默契配合，共同调节血钙的浓度，从而维持骨坚硬挺实的性质。松果体分泌的褪黑激素能配合其他内分泌腺一起工作，协调体内的许多生命环节。

由此可见，内分泌系统是人体内一个奇异深邃的系统，具有多种奇特的功能。一旦某个内分泌腺功能异常，将会引起一些稀奇古怪的疾病。

三十八、大脑使人类成为"万物之灵"

在自然界，人与动物相比，很多方面均处于下风：猩猩的力气那么大、猫走路那么轻、豹跑得速度那么快、袋鼠跳得那么远、跳蚤跳得那么高、乌龟的寿命那么长、狗的嗅觉那么灵敏、鹰看得那么远、大象的身高那么高、鱼儿游得那么美、鸟儿飞得那么棒、昆虫的繁殖力那么旺盛。在它们面前，人类确实相形见绌。然而人却能够凌驾于一切动物之上。人，可上九天揽月，能下五洋捉鳖，成为"万物之主宰"。原因是什么呢？就是因为人有一颗高度发达、神奇而又聪明的大脑。

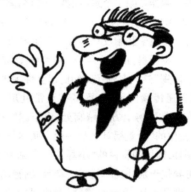

胚胎学家告诉我们 人脑是生物进化的顶峰。如果把动物的神经组织从低级向高级依次排列，再与十月怀胎中人脑的发育过程相比较，您会发现，它们之间有着惊人的相似之处。故有人把人脑的胚胎发育比作是进化的缩影。

解剖学家告诉我们 人脑由大脑(端脑)、间脑、小脑、中脑、脑桥和延髓6部分组成，人脑已经达到了高度分化，这可以用脊髓与脑的重量比加以具体说明。例如，兔子的这个比例为45%，猫为32%，类人猿为6%，而人则不到2%。

中国工程院院士、著名手外科专家顾玉东教授告诉我们 手既是脑之母，又是脑之子。人类大脑之所以这么发达，是由于前肢的解放，手作为特殊的生产工具，在生产活动中反复锻炼，从而促进了大脑的进化。人的大脑与手联系密切是在几万年的进化中形成的，手的不断进化也促进了大脑的发达。奇妙的手、精美的手，紧密地连接着精致的大脑、奇妙的大脑。手在大脑皮质上所拥有的运动和感觉代表区域都是最大的,达到 1/4～1/3。因此,手的高度灵活是与大脑紧密联系在一起的。

组织学家和生理学家告诉我们 大脑是人体中最复杂的部分,也是宇宙中已知的最为复杂的组织结构。大脑不足 1400g 重,却由 220 亿个神经元所组成,神经元之间的突触数目达 100 万亿～1000 万亿之多。神经突触的联系广泛而复杂,一个神经元可与几万甚至几十万个神经元建立突触联系。

因此,大脑功能的研究就成为现代科学所面临的最深奥的课题、最难攻克的科学堡垒。可以说,脑科学的研究已成为当今生命科学研究的前沿和制高点。

回顾历史,近 30 年来,已有 20 多位科学家因在脑科学的研究中作出重大贡献而荣获诺贝尔生理学或医学奖。这充分显示了脑科学的发展之快,成果之惊人,同时也显示了脑科学在生命科学领域中的重要地位。

第2部分 系统解剖学图析

第1章 运动系统

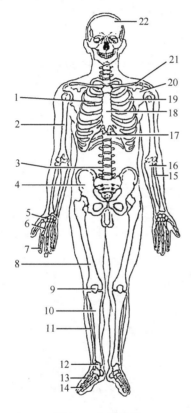

图 2-1 全身骨骼

辨认图 2-1 中的结构：

1. _____ 2. _____ 3. _____

4. _____ 5. _____ 6. _____

7. _____ 8. _____ 9. _____

10. _____ 11. _____ 12. _____

13. _____ 14. _____ 15. _____

16. _____ 17. _____ 18. _____

19. _____ 20. _____ 21. _____

22. _____。

歌诀　全身骨骼

颅骨躯干加四肢,全身骨骼二零六;
颅骨分为脑面颅,枕额蝶筛各一块,
成对顶颞两侧分;下颌犁舌为面颅,
上颌下甲听小骨,鼻腭颧骨和泪骨;
上肢肩锁肱桡尺,腕骨八块掌指骨,
舟月三角豌豆骨,大小多角头钩骨;
下肢髋股髌胫腓,跗骨七块跖趾骨,
距上跟下舟在前,舟前三楔跟前骰;
躯干分为椎胸肋,颈七腰五胸十二,
腰椎下接骶尾骨,胸椎连肋十二对。

23. 正常成人有 _____ 块骨,可分为 _____、_____ 和 _____ 3 部分,前二者统称为 _____。

24. 胸廓由 _____、_____、_____ 和它们之间的骨连接共同构成。

25. 骨盆由 _____、_____ 和 _____ 以及其间的骨连接构成。

26. 肱骨外科颈位于 _____ 与 _____ 交界处,较易发生骨折。

27. 胸骨自上而下分为 _____、_____ 和 _____ 3 部分

28. 人体内最大的籽骨是 _____,大转子位于 _____ 骨,内踝位于 _____ 骨,三角肌粗隆位于 _____ 骨。

29. 骨(　　)

　　A. 由骨组织构成

　　B. 又称骨骼

　　C. 构成人体的支架和外形

　　D. 成人共有 206 块

　　E. 分躯干骨和四肢骨两部分

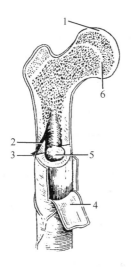

图 2-2A　长骨的构造

歌诀　**骨 的 构 造**

骨质骨膜和骨髓,神经血管均参与;
骨质密松两部分,骨内位置不相同,
表层致密内部松,密质坚硬海绵松;
骨髓红黄两类分,骨髓腔隙它填充,
红髓造血保终生,黄髓出现约五岁,
仅见骨干髓腔内,脂肪组织来取代,
黄髓造血有潜能,机体需要仍立功;
成人红髓何处寻? 牧童遥指松质村,
椎骨髂骨胸肋骨,肱股近端终生红;
骨膜内外两部分,致密结缔来构成,
外包表面内髓腔,生长修复有保障,
骨科手术应保留,以免造成骨不连。

20. 骨由_____、_____和_____构成,并有_____与_____分布。

21. 骨髓位于_____和_____的间隙内,可分为_____和_____两种,其中_____具有造血功能。

22. 膝关节由_____、_____和_____构成。

23. 膝关节前方有_____韧带加强,内侧有_____韧带加强,外侧有_____韧带加强,关节囊内有_____韧带加强。

24. 促进骨损伤后再修复的结构是(　　)
    A. 骨质　　　　　　B. 骨骺
    C. 骨膜　　　　　　D. 骨髓
    E. 关节软骨

25. 不含神经的结构是(　　)
    A. 关节囊的纤维层
    B. 关节囊的滑膜层
    C. 囊外韧带
    D. 囊内韧带
    E. 关节软骨

26. 使骨的长度增长的是(　　)
    A. 关节软骨　　　　B. 骨膜
    C. 骨质　　　　　　D. 骺软骨
    E. 骺线

27. 属于扁骨的是(　　)
    A. 月骨　　　　　　B. 胸骨
    C. 肱骨　　　　　　D. 跟骨
    E. 椎骨

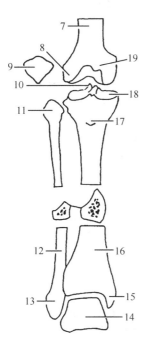

图 2-2B　胫腓骨的比较

辨认图 2-2A、图 2-2B 中的结构:

1. _____　2. _____　3. _____　4. _____

5. _____　6. _____　7. _____　8. _____

9. _____　10. _____　11. _____　12. _____

13. _____　14. _____　15. _____　16. _____

17. _____　18. _____　19. _____。

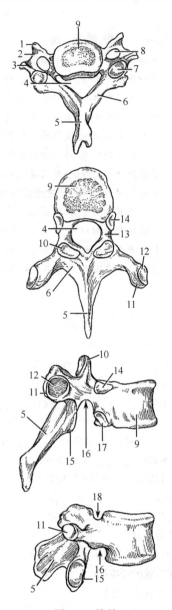

图 2-3 椎骨

椎骨共计二十六,颈胸腰骶尾骨齐;

椎骨差异较明显,各部均有其特点;

各部椎骨分开记,记住特点就容易;

颈椎体小椎孔大,横突有孔棘分叉;

一寰二枢七隆椎,名副其形好记忆;

寰椎无体棘突缺,前后两弓侧块连;

枢椎齿突向上伸,齿突根部狭窄处,

暴力作用易骨折,压迫脊髓很危险;

颈六横突前结节,前邻动脉可触压;

颈七棘突特别长,低头触摸在皮下,

计数椎骨标志处,针灸取穴有用途;

胸椎体侧上下凹,横突末端有肋凹,

棘突较长后下倾,彼此叠掩覆瓦状;

腰椎承重体最大,棘突宽扁水平伸,

棘突间隙较宽大,腰椎穿刺好进针。

辨认图 2-3 中的结构:

1. _____　2. _____　3. _____

4. _____　5. _____　6. _____

7. _____　8. _____　9. _____

10. _____　11. _____　12. _____

13. _____　14. _____　15. _____

16. _____　17. _____　18. _____。

19. 椎孔由_____和_____构成,有横突孔的椎骨是_____,有肋凹的椎骨是_____。

20. 计数椎骨序数的骨性标志是(　　)
 A. 齿突
 B. 隆椎棘突
 C. 胸椎棘突
 D. 腰椎棘突
 E. 骶椎棘突

21. 骶管麻醉时,确定骶管裂孔的标志是(　　)
 A. 骶岬　　B. 骶正中嵴
 C. 骶前孔　D. 骶后孔
 E. 骶角

22. 颈动脉结节位于(　　)
 A. 第4颈椎横突末端前方
 B. 第5颈椎横突末端前方
 C. 第6颈椎横突末端前方
 D. 第7颈椎横突末端前方
 E. 第1胸椎横突末端前方

23. 关于椎骨的描述,错误的是(　　)
 A. 第1颈椎无椎体
 B. 椎弓根上、下各有一切迹
 C. 椎体与椎弓间有椎间孔
 D. 椎骨分为椎体和椎弓两部分
 E. 第4颈椎棘突末端分叉

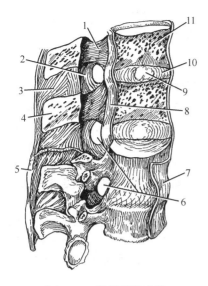

图 2-4A　椎骨间的连接

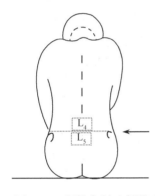

图 2-4B　腰椎穿刺示意图

歌诀

椎体间的连接

椎体之间纤维环,胶状髓核在中间,
纵行韧带分前后,防止脊柱过伸屈,
椎盘共有二十三,各部厚薄不相同,
环损核出脱后外,脊神经根受牵连。

椎弓间的连接

椎弓板间黄韧带,棘间韧带行棘间,
棘上韧带胸腰骶,颈椎棘突项韧连,
另有横突间韧带,相邻节突成关节,
腰椎穿刺棘上间,再透黄韧入椎管。

辨认图 2-4A 中的结构:

1. ＿＿＿＿＿　2. ＿＿＿＿＿　3. ＿＿＿＿＿

4. ＿＿＿＿＿　5. ＿＿＿＿＿　6. ＿＿＿＿＿

7. ＿＿＿＿＿　8. ＿＿＿＿＿　9. ＿＿＿＿＿

10. ＿＿＿＿＿　11. ＿＿＿＿＿。

12. 相邻椎体间借＿＿＿＿＿、＿＿＿＿＿和＿＿＿＿＿
连接;椎弓间的连接包括＿＿＿＿＿、＿＿＿＿＿、
＿＿＿＿＿、＿＿＿＿＿和＿＿＿＿＿。

13. 椎间盘将相邻两＿＿＿＿＿牢固相连,椎间盘由
中央的＿＿＿＿＿和周围的＿＿＿＿＿构成,属
＿＿＿＿＿连接,成人共有＿＿＿＿＿个。

14. 髂嵴的最高点平对第＿＿＿＿＿棘突,是
＿＿＿＿＿穿刺时确定穿刺部位的标志。

15. 腰椎穿刺时,穿刺针由浅入深依次经过
＿＿＿＿＿韧带、＿＿＿＿＿韧带和＿＿＿＿＿韧带
到达椎管。

16. 黄韧带为连接相邻＿＿＿＿＿间的韧带,由
＿＿＿＿＿构成,参与围成＿＿＿＿＿。

17. 防止脊柱过度后伸的韧带是＿＿＿＿＿;防止脊柱
过度前屈的韧带主要有＿＿＿＿＿、＿＿＿＿＿、
＿＿＿＿＿和＿＿＿＿＿。

18. 防止椎间盘向前脱出的韧带是(　　　)

A. 后纵韧带

B. 前纵韧带

C. 黄韧带

D. 棘间韧带

E. 棘上韧带

19. 硬膜外麻醉时,不需穿经的结构是(　　　)

A. 棘上韧带

B. 黄韧带

C. 棘间韧带

D. 后纵韧带

E. 椎管内骨膜

20. 不属于脊柱生理弯曲的是(　　　)

A. 颈曲

B. 胸曲

C. 腰曲

D. 骶曲

E. 会阴曲

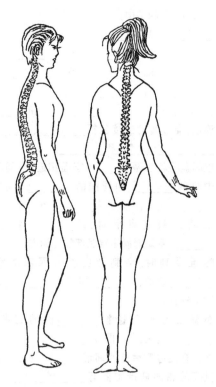

图 2-5A 脊柱的生理弯曲

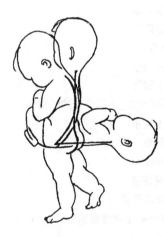

图 2-5B 脊柱生理弯曲的形成

1. 脊柱由_____、_____和_____借骨连接构成,构成人体的_____。

2. 侧方观察脊柱,可见_____和_____凸向前,_____和_____凸向后。

3. 脊柱的_____曲和_____曲在胚胎时已形成,颈曲的形成与_____有关,_____曲在出生后直立行走时形成。

歌诀　脊柱的外形

脊柱形似竹节鞭,二十四块椎骨连;
颈七腰五胸十二,骶尾各一下端连;
脊柱前观有特点,上细下粗尾部尖,
如此形态很科学,承受压力密相关;
翻过脊柱后面观,棘突连成一条线,
颈短胸斜腰后伸,腰隙最大易进针;
侧观生理四个弯,线条大方又美观,
胸骶两曲凸向后,颈曲腰曲向前凸;
抬头靠颈立求腰,胸骶后凸为先天。

4. 胚胎时已形成的脊柱弯曲是( )
   A. 唯有胸曲　　　　B. 唯有骶曲
   C. 颈曲　　　　　　D. 腰曲
   E. 胸曲和骶曲

5. 脊柱的构成中不包括( )
   A. 颈椎　　　　　　B. 胸椎
   C. 胸骨　　　　　　D. 腰椎
   E. 尾骨

6. 小儿能抬头后脊柱出现的弯曲是( )
   A. 颈曲　　　　　　B. 胸曲
   C. 腰曲　　　　　　D. 骶曲
   E. 会阴曲

7. 限制脊柱过度后伸的韧带是( )
   A. 项韧带　　　　　B. 棘上韧带
   C. 棘间韧带　　　　D. 前纵韧带
   E. 后纵韧带

8. 某患者在弯腰时提拎重物,过后感到左下肢麻木疼痛,提示何结构可能受到了损伤( )
   A. 前纵韧带　　　　B. 后纵韧带
   C. 棘上韧带　　　　D. 椎间盘
   E. 黄韧带

9. 关于黄韧带的描述,错误的是( )
   A. 连于相邻椎弓板之间
   B. 由弹性纤维构成
   C. 参与椎管后壁的构成
   D. 后方移行为棘上韧带
   E. 有限制脊柱过度前屈的作用

10. _____ 11. _____ 12. _____

13. _____ 14. _____ 15. _____

16. _____ 17. _____ 18. _____

19. _____ 20. _____ 21. _____

22. _____。

23. 使肩关节外展的肌是_____和_____。

24. 使五指并拢的肌是_____和_____,其神经支配是_____。

25. 参与前臂旋前的肌是_____和_____,参与前臂旋后的肌是_____和_____。

26. 肱二头肌止于_____,主要作用是_____和_____,该肌受_____神经支配;肱三头肌止于_____,主要作用是_____,该肌受_____神经支配。

27. 肩关节的囊内结构包括(   )
    A. 胸大肌肌腱   B. 肩胛下肌肌腱
    C. 冈上肌肌腱   D. 肱二头肌长头腱
    E. 肱二头肌短头腱

28. 既能屈腕,又能内收腕的肌是(   )
    A. 肱桡肌   B. 桡侧腕屈肌
    C. 掌长肌   D. 尺侧腕屈肌
    E. 拇长屈肌

29. 不具备协同屈肘作用的肌是(   )
    A. 肱桡肌   B. 肱二头肌
    C. 肱肌   D. 喙肱肌
    E. 旋前圆肌

30. 手的示指和中指不能夹住纸片,提示可能损伤了哪条神经(   )
    A. 肌皮神经   B. 桡神经
    C. 尺神经   D. 正中神经
    E. 腋神经

31. 既能屈肘,又可以使前臂旋后的肌是(   )
    A. 肱肌   B. 旋后肌
    C. 喙肱肌   D. 肱桡肌
    E. 肱二头肌

32. 小指位于拇指的(   )
    A. 内   B. 外   C. 内侧
    D. 外侧   E. 近侧

33. 与肩关节运动无关的是(   )
    A. 三角肌   B. 肱三头肌
    C. 肱二头肌   D. 肱肌
    E. 胸大肌

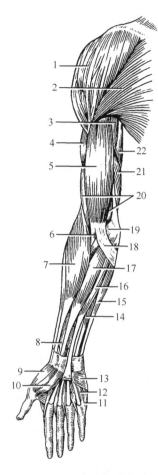

图 2-6 上肢肌前群浅层

歌诀 臂 肌

上臂屈肌肱二头,屈肘前臂能旋后,
还能协助屈上臂,肌肉健美不用愁;
喙肱上臂屈又收,肱肌仅仅能屈肘;
后群伸肌仅一块,名字叫做肱三头,
它伸上臂又伸肘,还使上臂向内收。

前臂肌前群

桡尺腕屈掌长肌,指浅指深拇屈肌,
旋前圆肌肱桡肌,旋前方肌九块齐。

辨认图 2-6 中的结构:

1. _____   2. _____   3. _____

4. _____   5. _____   6. _____

7. _____   8. _____   9. _____

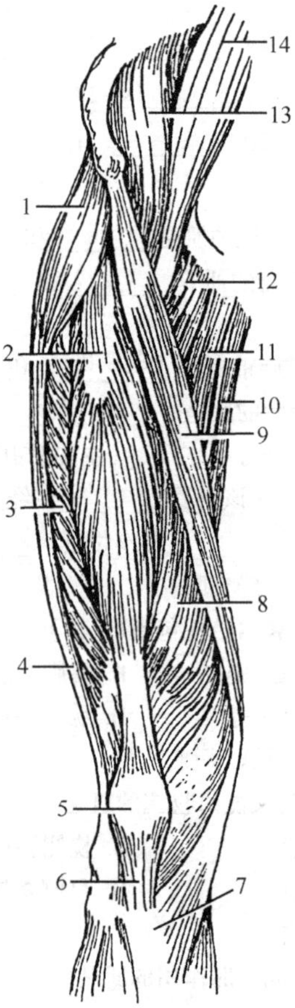

图 2-7　髋肌和大腿肌前群

歌诀　大腿肌

前群缝匠股四头,内群薄耻配三收;
大腿肌肉要牢记,后群腱膜有二头;
缝匠屈髋又屈膝,蹲在地上不能起;
四头屈髋不屈膝,一脚踢球进门里;
薄耻收髋都旋外,大腿内收站得齐;
二头屈膝来伸髋,脚跟却把后脑踢;
屈膝小腿能旋外,立正之后就稍息;
半腱半膜股二头,也能屈膝来伸髋;
还使小腿能旋内,时装模特不能离;
屈髋向前屈膝后,大腿作用永牢记。

辨认图 2-7 中的结构:

1. _____　2. _____　3. _____

4. _____　5. _____　6. _____

7. _____　8. _____　9. _____

10. _____　11. _____　12. _____

13. _____　14. _____。

15. 髂腰肌由 _____ 和 _____ 构成,经 _____ 深面止于 _____,其作用是 _____ 和 _____。

16. 股四头肌由 _____、_____、_____ 和 _____ 合成,向下延续为 _____,止于 _____,是膝关节强有力的 _____。

17. 在大腿肌中,既可屈膝关节,又能伸髋关节的肌是 _____、_____ 和 _____。

18. 大腿肌内侧群包括 _____、_____、_____、_____ 和 _____。

19. 臀大肌止于 _____,主要作用是使大腿 _____ 和 _____,该肌受 _____ 神经支配。

20. 止于跟骨结节的肌是(　　　)
    A. 胫骨后肌　　　　　B. 小腿三头肌
    C. 腓骨长肌　　　　　D. 腓骨短肌
    E. 趾长屈肌

21. 既能屈髋关节,又能屈膝关节的肌是(　　　)
    A. 股四头肌　　　　　B. 股二头肌
    C. 缝匠肌　　　　　　D. 半腱肌
    E. 股薄肌

22. 髋关节最主要的伸肌是(　　　)
    A. 股四头肌　　　　　B. 梨状肌
    C. 缝匠肌　　　　　　D. 髂腰肌
    E. 臀大肌

23. 股四头肌麻痹时,其主要功能障碍是不能(　　　)
    A. 伸大腿　　　　　　B. 伸小腿
    C. 屈小腿　　　　　　D. 内收大腿
    E. 使小腿旋内

24. 大腿后群肌(　　　)
    A. 位于大腿后面,共有 4 块
    B. 股二头肌位于股后的内侧
    C. 半腱肌、半膜肌位于股后的外侧
    D. 作用都屈膝关节,伸髋关节
    E. 受股神经支配

25. 形成"内翻足"畸形,与哪些肌肉麻痹有关(　　　)
    A. 腓骨长、短肌　　　B. 胫骨前肌
    C. 趾长伸肌　　　　　D. 小腿三头肌
    E. 胫骨后肌

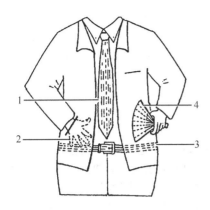

图 2-8A　腹前壁肌比喻图

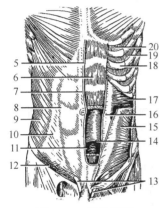

图 2-8B　腹前壁肌

歌诀　腹前壁肌

腹外斜肌插口袋,腹内斜肌扇子面,
横肌好似裤腰带,腹直肌系扎领带。

辨认图 2-8A、图 2-8B 中的结构:

1. _____　2. _____　3. _____
4. _____　5. _____　6. _____
7. _____　8. _____　9. _____
10. _____　11. _____　12. _____
13. _____　14. _____　15. _____
16. _____　17. _____　18. _____
19. _____　20. _____。

21. 腹肌前外侧群包括 _____、_____、_____和_____。

22. 腹部的阔肌由浅入深依次为 _____、_____和_____。

23. 腹股沟韧带由 _____形成,连于 _____与_____之间,构成腹股沟管的_____壁。

24. 腹直肌鞘由 _____、_____和 _____腱膜构成。鞘分_____层和_____层,在脐下_____以下,缺乏鞘的_____层。

25. 腹内斜肌和腹横肌的下部腱膜共同形成_____,两肌最下部的部分肌束共同构成_____。

26. 参与构成腹股沟管的肌有 _____、_____和_____。

27. 腹股沟管的前壁为 _____和_____,后壁为 _____和 _____,上壁为 _____和_____,下壁为 _____。管内男性有_____通过,女性有_____通过。

28. 腹外斜肌腱膜不参与构成(　　)
A. 腹股沟镰　　B. 腹股沟管皮下环
C. 腹直肌鞘前层　D. 腹股沟韧带
E. 精索的一部分

29. 腹内斜肌不参与构成的结构是(　　)
A. 腹直肌鞘前层　B. 提睾肌
C. 腹直肌鞘后层　D. 腹股沟韧带
E. 腹股沟镰

30. 由腹外斜肌腱膜单独形成的结构是(　　)
A. 腹直肌鞘　　B. 弓状线
C. 腹股沟镰　　D. 腹股沟韧带
E. 腹白线

31. 分隔胸腔和腹腔的结构是(　　)
A. 腹壁　　B. 腹直肌
C. 膈　　D. 胸骨
E. 胸肌

32. 构成腹股沟管下壁的结构是(　　)
A. 腹直肌　　B. 腹横肌
C. 腹内斜肌　D. 腹股沟韧带
E. 腹外斜肌

33. 膈的中心腱内有(　　)
A. 主动脉裂孔　B. 食管裂孔
C. 腔静脉孔　　D. 胸导管
E. 迷走神经

34. 由肌腱形成的韧带有(　　)
A. 股骨头韧带　B. 镰状韧带
C. 后交叉韧带　D. 腹股沟韧带
E. 前交叉韧带

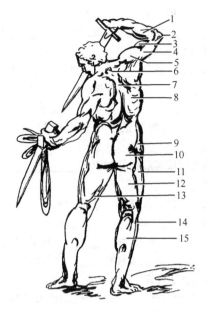

图 2-9 意大利著名画家米开朗琪罗之作

歌诀 **体表的肌性标志**

肌肉体表突出部,临床诊治有用途,
从头到足依次触,首先触摸头颈部,
胸锁乳突咬颞肌,斜方竖脊背阔肌,
胸大前锯腹直肌,三角肱桡掌长肌,
肱二三头臂肌,桡尺腕屈指伸肌,
股二四头大腿肌,半腱半膜臀大肌,
趾蹈长伸胫骨前,小腿三头跟腱连。

前 臂 肌

前臂屈肌不用怕,肱桡屈肘本事大;
旋前圆肌能旋前,屈肘本领别拉下;
桡侧腕屈屈肘腕,手腕外展成一霸;
屈腕还有掌长肌,尺侧腕屈别记差;
它使腕部屈又收,五个浅肌争天下;
中层肌,指浅屈,誓与指深争高低;
屈近侧,屈掌指,屈肘屈腕属第一;
深层肌,指深屈,不与指浅争高低;
屈远近,屈掌指,屈腕也能效点力;
拇长屈,笑嘻嘻,掌指指间都能屈;
最深层,旋前方,前臂旋前不要忘;
前臂屈肌九块整,作用牢牢记心中;
伸肌桡侧腕短长,指伸四指美名扬;
小指伸肌伸小指,尺侧腕伸里面藏;
伸肌全家十儿郎,旋后千万不能忘;
拇长展,拇短长,示指伸肌指前方。

辨认图 2-9 中的结构:

1. _____ 2. _____ 3. _____
4. _____ 5. _____ 6. _____
7. _____ 8. _____ 9. _____
10. _____ 11. _____ 12. _____
13. _____ 14. _____ 15. _____。
16. 斜角肌间隙由 _____、_____ 和 _____ 围成,有 _____ 和 _____ 通过。
17. 咀嚼肌中的 _____ 和 _____ 可在体表摸到,受 _____ 神经支配。
18. 能做引体向上动作的主要肌是 _____ 和 _____。
19. 能使头后仰的肌是 _____、_____ 和 _____。
20. 使肩关节内收的肌是 _____、_____、_____ 和 _____。
21. 临床上常被选作肌内注射的肌是 _____、_____、_____ 和 _____。
22. 参与平静呼吸运动的主要肌是 _____、_____ 和 _____。
23. 不能耸肩是由于哪块肌麻痹所致( )
    A. 三角肌　　　B. 冈下肌
    C. 冈上肌　　　D. 斜方肌
    E. 背阔肌
24. 翼状肩体征是由于哪块肌麻痹所致( )
    A. 三角肌　　　B. 前锯肌
    C. 斜方肌　　　D. 肩胛下肌
    E. 背阔肌
25. 方形肩体征是由于哪块肌麻痹所致( )
    A. 三角肌　　　B. 前锯肌
    C. 斜方肌　　　D. 冈上肌
    E. 冈下肌
26. 上肢不易摸到的肌性标志是( )
    A. 三角肌　　　B. 肱二头肌
    C. 肱三头肌　　D. 鱼际肌
    E. 旋前方肌
27. 下肢不易摸到的肌性标志是( )
    A. 股四头肌
    B. 臀大肌
    C. 跟腱
    D. 小腿三头肌
    E. 胫骨后肌

第 2 章　消 化 系 统

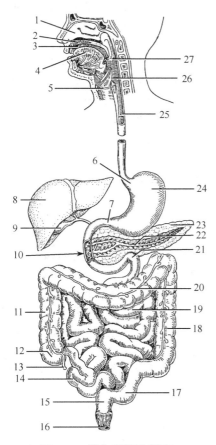

图 2-10　消化系统示意图

歌诀　消化管

消化管,长又长,粗细弯曲九米长,
起始口腔咽食管,胃呈囊状储食粮;
小肠分为三部分,十二指肠空回肠,
十二指肠分四部,上部降部水平升,
降部后内大乳头,胆汁胰液排此处,
消化吸收有帮助;左上空肠右下回;
大肠分为五部分,盲肠阑结直肛管,
围住小肠似门框,结肠带袋肠脂垂,
二袋一垂盲结肠,三大特点别小肠;
盲肠位居右髂窝,阑尾根部连盲肠,
麦兰两氏压痛点,诊断疾病参考处;
升横降乙直肠肛,肛门工作日夜忙,
许多疾病易患处;肛门内外括约肌,
手术当中要分清,以免造成肛失禁。

辨认图 2-10 中的结构:

1. _____ 2. _____ 3. _____
4. _____ 5. _____ 6. _____
7. _____ 8. _____ 9. _____
10. _____ 11. _____ 12. _____
13. _____ 14. _____ 15. _____
16. _____ 17. _____ 18. _____
19. _____ 20. _____ 21. _____
22. _____ 23. _____ 24. _____
25. _____ 26. _____ 27. _____。

28. 咽借_____、_____和_____分别与鼻腔、口腔和喉腔相交通。

29. 胃可分为 _____、_____、_____和_____ 4 部分。

30. 胰可分为 _____、_____、_____ 和_____ 4 部分,具有_____和_____功能。

31. 十二指肠大乳头位于十二指肠的_____部,距中切牙_____ cm,为_____的开口处。食管的第 2 个狭窄距中切牙的距离为_____ cm。

32. 盲肠和结肠的 3 个特征性结构是_____、_____和_____。

33. 大肠可分为 _____、_____、_____、_____和_____ 5 部分。

34. Calot 三角由_____、_____与_____围成,为胆囊手术中寻找_____的标志。

35. 小肠包括_____、_____和_____ 3 部分,其中后两段合称 _____,它起始于_____,临床上确认此处的标志是_____。

36. 十二指肠分为_____、_____、_____和_____ 4 部分,十二指肠有 _____、_____和_____ 3 个弯曲。

37. 上消化道包括(　　)
    A. 口腔、咽和食管
    B. 口腔、咽、食管和胃
    C. 口腔、咽、食管、胃和十二指肠
    D. 口腔、咽、食管、胃和小肠
    E. 上述全错

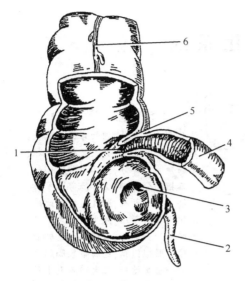

图 2-11A 盲肠和阑尾

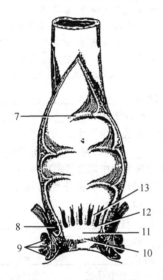

图 2-11B 直肠和肛管

辨认图 2-11A、图 2-11B 中的结构：

1. _____ 2. _____ 3. _____
4. _____ 5. _____ 6. _____
7. _____ 8. _____ 9. _____
10. _____ 11. _____ 12. _____
13. _____。

14. 阑尾为腹膜的_____位器官，其根部的体表投影在_____与_____连线的中、外 1/3 交界处；盲肠的_____汇集于阑尾根部；_____是寻找阑尾根部的标志。

15. 与盲肠相连通的管道有_____、_____和_____。

16. 肛管内由黏膜形成的结构是_____、_____、_____和_____。

17. 肛门内括约肌由_____形成，有_____作用；肛门外括约肌由_____形成，有_____作用，受_____神经支配。

18. 直肠在矢状切面上有两个弯曲，上部弯曲凸向_____，称_____；下部弯曲凸向_____，称_____。

19. 直肠与肛管的分界线是_____，肛管腔面皮肤与黏膜的分界线是_____，区分内、外痔的标志是_____，相当于肛门内、外括约肌分界处的结构是_____。

20. 当外科医生要切除感染的阑尾时，首先切开的浆膜是（ ）
   A. 脏腹膜   B. 脏胸膜
   C. 腹横筋膜   D. 壁腹膜
   E. 壁胸膜

21. 用肛门镜观察直肠时，看不到的结构是（ ）
   A. 齿状线   B. 会阴曲
   C. 肛柱   D. 肛瓣
   E. 直肠横襞

22. 可作为直肠镜检定位标志的结构是（ ）
   A. 齿状线
   B. 直肠横襞
   C. 肛柱
   D. 肛窦
   E. 白线

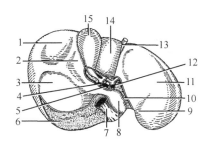

图 2-12　肝的脏面

歌诀　肝

肝居右季腹上区，右下肋弓相一致，
上界左起五六七，下界八九和十一，
剑突下方二横指，小儿要比成人低，
楔形红褐质软脆，上下两面前后缘，
前缘锐利后钝圆，上面隆凸与膈邻，
镰状韧带左右分，下面凹凸邻脏器，
脏面两纵一横沟，左右方尾四叶连，
横沟前方后尾叶，左纵沟左右叶，
横沟肝门中央见，肝管门脉肝固有，
右纵前部容胆囊，下腔静脉右后过，
左纵前部肝圆韧，静脉韧带左后连。

辨认图 2-12 中的结构：

1. ＿＿＿＿　2. ＿＿＿＿　3. ＿＿＿＿
4. ＿＿＿＿　5. ＿＿＿＿　6. ＿＿＿＿
7. ＿＿＿＿　8. ＿＿＿＿　9. ＿＿＿＿
10. ＿＿＿＿　11. ＿＿＿＿　12. ＿＿＿＿
13. ＿＿＿＿　14. ＿＿＿＿　15. ＿＿＿＿。

16. 肝大部分位于＿＿＿＿和＿＿＿＿，小部分位于＿＿＿＿。肝只有在＿＿＿＿之下直接与腹前壁接触。

17. 出入肝门的结构有＿＿＿＿、＿＿＿＿和＿＿＿＿以及神经和淋巴管等；肝的功能性血管是＿＿＿＿，营养性血管是＿＿＿＿。

18. 胆囊位于肝右叶下面的＿＿＿＿内，它可分为＿＿＿＿、＿＿＿＿和＿＿＿＿ 4 部分，具有＿＿＿＿和＿＿＿＿的功能，容量为＿＿＿＿ ml。

19. 胆囊底的体表投影在＿＿＿＿与＿＿＿＿交点附近。

20. 胆总管由＿＿＿＿和＿＿＿＿合成，在

21. 肝外胆道包括＿＿＿＿、＿＿＿＿、＿＿＿＿和＿＿＿＿。

22. 胆汁由＿＿＿＿分泌产生，经＿＿＿＿、＿＿＿＿、＿＿＿＿和＿＿＿＿储存于胆囊内。

23. 肝的脏面，左侧纵沟前部有＿＿＿＿通过，后部容纳＿＿＿＿；右侧纵沟前部容纳＿＿＿＿，后部有＿＿＿＿通过。肝的脏面借"H"形的沟分为＿＿＿＿、＿＿＿＿、＿＿＿＿和＿＿＿＿ 4 叶。

24. 肝外胆道不包括（　　）
A. 肝左管　B. 胆囊　C. 肝总管
D. 胰管　E. 胆总管

25. 不经肝门出入的结构是（　　）
A. 肝门静脉　B. 肝静脉　C. 神经
D. 肝左、右管　E. 肝固有动脉

26. 胆囊动脉来源于（　　）
A. 肝总动脉
B. 肝固有动脉的左支
C. 肝固有动脉的右支
D. 胃右动脉
E. 胃网膜右动脉

27. 位于肝脏面左侧纵沟前部的结构是（　　）
A. 肝门静脉　B. 胆囊　C. 肝圆韧带
D. 下腔静脉　E. 静脉韧带

28. 位于肝脏面右侧纵沟后部的结构是（　　）
A. 肝门静脉　B. 胆囊　C. 静脉韧带
D. 下腔静脉　E. 肝圆韧带

29. 不属于胆囊分部的是（　　）
A. 胆囊底　B. 胆囊体　C. 胆囊管
D. 胆囊颈　E. 胆囊尾

30. 某患者因输胆管道结石需作胆总管切开探查术，手术中寻找胆总管时应首先切开（　　）
A. 胃脾韧带
B. 肝十二指肠韧带
C. 十二指肠悬韧带
D. 肝胃韧带
E. 胃结肠韧带

31. 出入肝门的主要结构有（　　）
A. 肝静脉、肝左右管、肝固有动脉
B. 肝总动脉、肝门静脉、胆总管
C. 肝固有动脉、肝门静脉、胆总管
D. 肝固有动脉、肝左右管、肝门静脉
E. 肝固有动脉、胆总管、肝静脉

第3章 呼吸系统

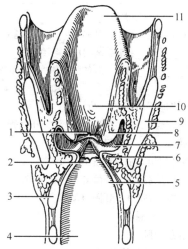

图 2-13A　喉腔冠状切面

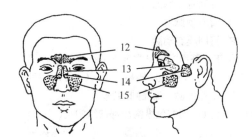

图 2-13B　鼻旁窦投影示意图

歌诀　喉腔

喉腔形态不规则,形如管状永不塌;
黏膜衬垫内表面,上经喉口通喉咽,
黏膜与咽相续连,下与气管相连连;
喉腔分为三部分,两腔一庭两裂分;
前庭向上通咽腔,喉口前庭裂之间,
上宽下窄漏斗状,喉中间腔位中央,
前庭声裂两裂间,喉室隐窝躲两边;
声门裂部最狭窄,声门下腔黏膜松,
上窄下宽圆锥形,水肿阻塞很危险,
环甲韧带掌握准,及时切开气道通。

辨认图 2-13A、图 2-13B 中的结构:

1. _____　2. _____　3. _____

4. _____　5. _____　6. _____
7. _____　8. _____　9. _____
10. _____　11. _____　12. _____
13. _____　14. _____　15. _____。

16. 鼻旁窦包括 4 对,其中_____、_____ 和 _____ 开口于中鼻道;上颌磨牙根的感染易侵入_____;站立时窦腔内分泌物最不容易流出的是_____。

17. 喉软骨包括成对的 _____ 与不成对的 _____、_____ 和 _____。

18. 声带是由_____以及由其覆盖的_____和_____组成的结构。

19. 喉腔以 _____ 和 _____ 为界,分为 _____、_____ 和 _____ 3 部分。其中喉腔最狭窄处位于_____,炎症时易引起水肿的是_____。

20. 气管在_____平面分为左、右主支气管,气管杈内面有一向上凸的纵嵴,称 _____,是_____检查的定位标志。

21. 咽鼓管咽口位于(　　)
A. 口咽部　　B. 鼻咽部　　C. 喉咽部
D. 咽隐窝　　E. 梨状隐窝

22. 喉腔(　　)
A. 上连口腔,下通气管
B. 分为喉前庭、喉中间腔和声门下腔 3 部分
C. 声门裂以上的部分称喉前庭
D. 前庭裂以下的部分称声门下腔
E. 其上口称喉口,是喉腔最狭窄处

23. 喉室位于(　　)
A. 前庭襞的上方　B. 声襞的上方
C. 声襞的下方　　D. 喉前庭内
E. 喉口的外侧

24. 梨状隐窝位于(　　)
A. 鼻咽部　　B. 口咽部　　C. 喉咽部
D. 喉腔　　　E. 鼻腔

25. 一颅底外伤的病人,脑脊液和血液从鼻腔流出,试问是伤及以下哪个结构所致(　　)
A. 鼻骨　　　B. 泪骨　　　C. 筛骨筛板
D. 蝶骨体　　E. 腭骨

第4章 泌尿系统

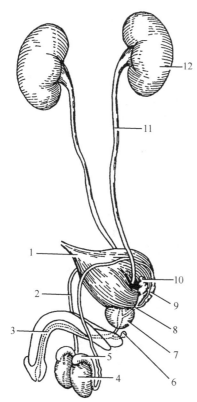

图 2-14 男性泌尿生殖系统示意图

歌诀 输尿管

输尿管,细又长,上连肾盂终膀胱,
路径腹盆分三部,腹部盆部壁内部,
行径途中交宫脉,子宫切除莫惊慌,
三处狭窄卡结石,起始越髂穿膀胱,
结石嵌顿病告急,请君快喝排石汤。

男性尿道

男性尿道有特点,耻骨前下两个弯,
耻骨前弯能变直,下弯恒定不会变;
尿道分为三部分,前列膜部海绵体;
尿道膜部内外口,三处狭窄有危险,
结石下降易滞留,导尿插管莫戳穿。

辨认图 2-14 中的结构:

1. _____ 2. _____ 3. _____

4. _____ 5. _____ 6. _____
7. _____ 8. _____ 9. _____
10. _____ 11. _____ 12. _____。

13. 泌尿系统由_____、_____、_____和_____4 部分组成。

14. 以肋为标志,第 12 肋斜越左肾后面的_____,斜越右肾后面的_____。

15. 输尿管起于_____,终于_____,依其行程分为_____、_____和_____3 部分。

16. 输尿管的 3 个狭窄分别在_____、_____和_____。

17. 膀胱镜检查时,寻找输尿管口的标志是_____。

18. 膀胱分为 4 部分,即_____、_____、_____和_____;膀胱充盈时,穿刺的常选部位在_____。

19. 男性尿道分为_____、_____和_____3 部分,其 3 处狭窄分别位于_____、_____和_____。

20. 男性尿道有_____和_____两个弯曲,恒定不变的是_____。

21. 临床上通常把男性尿道的_____和_____称为后尿道,_____称为前尿道。

22. 男性尿道最狭窄的部位是( )
   A. 尿道前列腺部
   B. 尿道膜部
   C. 尿道海绵体部
   D. 尿道嵴
   E. 尿道外口

23. 女性输尿管进入膀胱前,从其前上方跨过的是( )
   A. 髂内血管
   B. 卵巢血管
   C. 子宫动脉
   D. 闭孔神经
   E. 闭孔血管

24. 向男性尿道内插入器械,易损伤( )
   A. 尿道前列腺部
   B. 尿道膜部
   C. 尿道海绵体部
   D. 尿道球部
   E. 尿道海绵体部和膜部

25. 肾( )
   A. 皮质表面被覆有腹膜
   B. 肾小盏包绕肾乳头
   C. 肾小盏合成肾盂
   D. 肾髓质包括肾柱
   E. 尿液通过肾乳头流入肾窦

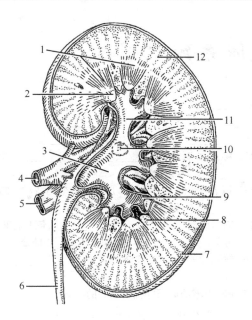

图 2-15　右肾冠状切面(后面观)

歌诀　肾

肾似吞豆表面光,脊柱两侧腹后藏;
两端两面内外缘,下端窄厚上端薄,
前面较凸朝腹腔,后面平坦贴腹壁,
外缘隆凸内凹陷,内缘中凹称肾门,
出入动静盂神淋,从上向下动静盂,
由前向后静动盂,肾门约对一腰椎,
病变肾区叩击痛;肾外包有三被膜,
纤维衬衣脂肪袄,筋膜外套前后包,
包绕肾和肾上腺,肾囊封闭脂肪囊;
被膜肾蒂腹内压,邻近器官固定肾;
冠状切面观察肾,皮质髓质两部分,
浅皮深髓小大盏,合成肾盂像漏斗,
髓见锥体朝肾门,锥间皮质称肾柱;
肾单位,镜下瞧,小体小管巧组装,
肾小体,两部分,肾小球和肾小囊,
肾小管,细弯长,管壁连续肾小囊,
近端细段远端分,各部结构不相同;
毛细血管肾小囊,腔囊之隔称屏障,
内皮基膜滤过膜,血液滤过必经障,
滤液入囊称原尿,障损出现蛋白尿。

辨认图 2-15 中的结构:

1. _____　　2. _____　　3. _____

4. _____　　5. _____　　6. _____

7. _____　　8. _____　　9. _____

10. _____　11. _____　12. _____。

13. 出 入 肾 门 的 结 构 有 _____、_____、_____、_____ 和 _____。

14. 肾窦主要容纳 _____、_____、_____、_____ 及 _____ 等,其中包绕肾乳头的结构是 _____。

15. 从肾乳头流出的尿液,依次流经 _____、_____、_____、_____、_____ 和 _____ 排出体外。

16. 肾是腹膜的 _____ 位器官,肾实质由浅层的 _____ 和深层的 _____ 构成,深入到肾锥体之间的结构称为 _____,该结构属于 _____,肾锥体属于 _____ 的结构。

17. 紧贴肾表面的被膜是 _____,肾门位于 _____,约平对 _____ 水平。

18. 肾窦(　　)
   A. 为肾储存尿液的空腔
   B. 位于肾皮质和肾髓质之间
   C. 在肾门处移行为输尿管
   D. 肾乳头伸入其内
   E. 肾门伸入肾实质内的凹陷

19. 肾的构造(　　)
   A. 肾实质的深层为皮质,浅层是髓质
   B. 皮质表面有腹膜覆盖
   C. 髓质由肾柱和肾锥体构成
   D. 肾锥体尖端朝向肾窦
   E. 肾髓质内富含血管

20. 肾蒂内的主要结构自上而下依次是(　　)
   A. 肾动脉、肾静脉、肾盂
   B. 肾静脉、肾动脉、肾盂
   C. 肾动脉、肾盂、肾静脉
   D. 肾静脉、肾盂、肾动脉
   E. 肾盂、肾动脉、肾静脉

21. 肾皮质形成的结构是(　　)
   A. 肾锥体　　　　B. 肾柱
   C. 肾盂　　　　　D. 肾乳头
   E. 肾大盏

第 5 章　男性生殖系统

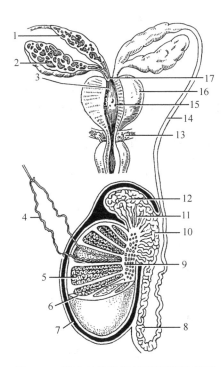

图 2-16　睾丸的构造和排精径路示意图

歌诀　睾丸

睾丸微扁椭圆体,表面光滑前后缘,
上下两端内外面,前缘游离后有门,
神淋血管常出入,接触附睾输精管,
睾丸表面白膜被,内部结构生精管,
睾丸本是男性腺,三种细胞应分辨,
生精小管上皮中,生精支持细胞见,
生精细胞产精子,支持细胞营养兼,
间质细胞管间卧,分泌男性雄激素,
欲问生精何奥妙?五个过程方知晓,
精原细胞年幼小,初母出现青春到,
一分为二次精母,迅速分裂子细胞,
精子细胞形态变,形成精子到人间。

辨认图 2-16 中的结构:

1. _____　2. _____　3. _____
4. _____　5. _____　6. _____

7. _____　8. _____　9. _____
10. _____　11. _____　12. _____
13. _____　14. _____　15. _____
16. _____　17. _____。

18. 精子由_____产生后,经睾丸输出小管输送至_____暂存。当射精时,精子经_____、_____和_____排出体外。

19. 附睾位于睾丸的_____和_____,可分为_____、_____和_____3 部分。

20. 射精管由_____和_____汇合而成,它穿过_____实质,末端开口于_____。

21. 输精管全长可分为_____、_____、_____和_____4 部分。

22. 男性的生殖腺是_____,输精管道包括_____、_____和_____。

23. 男性生殖器的附属腺体包括_____、_____和_____。

24. 精索内的主要结构有_____、_____、_____和_____。

25. 精索内筋膜是_____的延续,提睾肌来自_____,精索外筋膜是_____的延续,睾丸鞘膜来自_____。

26. 前列腺位于_____和_____之间,包绕_____的起始部。前列腺沟位于_____,活体可经_____触及此沟。

27. 属于男性生殖腺的是(　　)
A. 前列腺　　　B. 附睾　　　C. 睾丸
D. 精囊　　　E. 尿道球腺

28. 包皮环切术时,应避免损伤(　　)
A. 阴茎包皮　　B. 皮肤　　　C. 包皮系带
D. 阴茎筋膜　　E. 阴茎头

29. 临床做前列腺擦摩术时,前列腺液自腺体排出后首先应到达(　　)
A. 尿道球部　　　B. 尿道内口
C. 尿道膜部　　　D. 尿道海绵体部
E. 尿道前列腺部

30. 男性,13 岁,因阴囊肿大而来医院就诊。经查阴囊透光试验阳性,表示某结构内有液体积存,该结构是(　　)
A. 睾丸　　　B. 附睾　　　C. 精索
D. 输精管　　E. 睾丸鞘膜腔

第6章 女性生殖系统

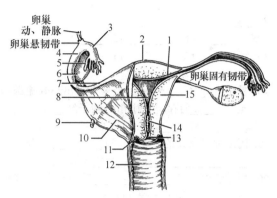

卵巢
动、静脉
卵巢悬韧带
3
2 1
卵巢固有韧带
4
5
6
7
8
15
9
14
10
13
11
12

图 2-17 女性内生殖器(前面)

歌诀 子宫

成人子宫倒梨形,巧妙倒挂盆中央;
前邻膀胱后直肠,前倾前屈属正常;
外分三部底体颈,内腔颈管三角腔;
侧通卵管下阴道,卵管卵巢悬两旁;
子宫固定是重点,四对韧带来帮忙,
阔带防偏圆前倾,主韧防垂骶前屈;
正常位置很重要,孕育胎儿有保障。

辨认图 2-17 中的结构:

1. _____ 2. _____ 3. _____
4. _____ 5. _____ 6. _____
7. _____ 8. _____ 9. _____
10. _____ 11. _____ 12. _____
13. _____ 14. _____ 15. _____

16. 女性内生殖器包括_____、_____、_____和_____以及附属腺。

17. 卵巢位于_____,其正常位置主要依靠_____韧带和_____韧带维持。

18. 输卵管分为4部,卵子受精通常在_____,输卵管结扎常在_____部进行,手术时识别输卵管的标志是_____。

19. 子宫可分为_____、_____和_____ 3部分;子宫位于_____的中央,介于_____与_____之间,呈_____;子宫内腔分为_____和_____两部分。

20. 固定子宫的韧带有_____、_____、_____和_____,其中通过腹股沟管的是_____韧带。

21. 手术时,寻找卵巢血管的标志是(   )
    A. 卵巢   B. 子宫阔韧带
    C. 卵巢悬韧带   D. 卵巢固有韧带
    E. 输卵管

22. 不在子宫阔韧带内的结构是(   )
    A. 输卵管   B. 子宫圆韧带
    C. 卵巢固有韧带   D. 输尿管
    E. 卵巢系膜

23. 直肠子宫陷凹穿刺最理想的部位是(   )
    A. 阴道前穹   B. 阴道后穹
    C. 阴道左穹   D. 阴道右穹
    E. 子宫腔

24. 下列管道中,无明显狭窄者为(   )
    A. 食管   B. 输尿管   C. 输卵管
    D. 输精管   E. 男性尿道

25. 子宫后方毗邻(   )
    A. 骶骨   B. 直肠   C. 阴道
    D. 卵巢   E. 乙状结肠

26. 卵巢(   )
    A. 为腹膜内位器官
    B. 借韧带连于子宫颈
    C. 后缘有卵巢系膜
    D. 血供来自髂内动脉
    E. 与输卵管直接相通

27. 产科剖腹取胎处常用的切口部位是(   )
    A. 子宫体   B. 子宫底   C. 子宫颈
    D. 子宫峡   E. 子宫角

28. 乳腺手术采用放射状切口,可防止损伤(   )
    A. 乳头   B. 输乳管   C. 输乳孔
    D. 脂肪组织 E. 乳房悬韧带

29. 不属于输卵管分部的是(   )
    A. 输卵管子宫部   B. 输卵管峡
    C. 输卵管伞   D. 输卵管壶腹
    E. 输卵管漏斗

30. 通过腹股沟管的结构是(   )
    A. 子宫主韧带   B. 子宫圆韧带
    C. 骨盆漏斗韧带   D. 子宫阔韧带
    E. 卵巢悬韧带

第7章　脉管系统

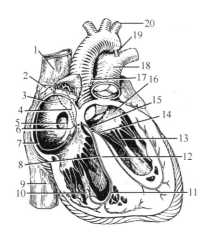

图 2-18　心传导系统示意图

歌
诀　　**心 的 外 形**

右上心底左下尖,前胸下膈两个面,
左右下,三个缘,表面四沟分界线。

心腔内瓣膜的位置及作用

房室口,二三片,入室不能回房见,
心室收缩射血时,血液回房被阻拦,
别时容易见时难,回房难于上青天,
动脉口,三个瓣,心室舒张瓣充盈,
开弓没有回头箭,血液回室难上难。

辨认图 2-18 中的结构:

1. _____　　2. _____　　3. _____
4. _____　　5. _____　　6. _____
7. _____　　8. _____　　9. _____
10. _____　11. _____　12. _____
13. _____　14. _____　15. _____
16. _____　17. _____　18. _____
19. _____　20. _____。

21. 心 尖 朝 向 _____, 心 底 朝 向 _____, 在 _____ 可摸到心尖搏动。

22. 冠状沟是 _____ 与 _____ 的表面分界,前、后室间沟是 _____ 与 _____ 的表面分界。

23. 右心室流入道与流出道以 _____ 为分界标志;左心室流入道与流出道以 _____ 为分界标志。

24. 三尖瓣复合体由 _____、_____、_____ 和 _____ 构成。

25. 根据血流方向,右心房的入口是 _____、_____ 和 _____,出口为 _____;右心室的入口为 _____,出口为 _____。

26. 心 的 传 导 系 包 括 _____、_____、_____、_____ 和 _____,其中 _____ 是心的正常起搏点。

27. 营养心的动脉是 _____ 和 _____,它们均起自 _____。

28. 冠 状 窦 的 属 支 包 括 _____、_____ 和 _____。

29. 心右缘由 _____ 构成,下缘由 _____ 构成,心尖由 _____ 构成。

30. 心包分为 _____ 和 _____ 心包。

31. 主动脉发自 _____,按行程可分为 _____、_____ 和 _____ 3 部分。

32. 主动脉弓的凸侧从右向左依次发出 _____、_____ 和 _____ 3 大分支。

33. 分隔左、右心房的结构是(　　)
A. 室间隔　　　B. 房间隔　　　C. 冠状沟
D. 前室间沟　　E. 后室间沟

34. 哪条血管内流动的是静脉血(　　)
A. 主动脉　　　B. 肺动脉　　　C. 冠状动脉
D. 肺静脉　　　E. 颈总动脉

35. 含有心传导系右束支的结构是(　　)
A. 界嵴　　　　B. 室上嵴　　　C. 隔缘肉柱
D. 乳头肌　　　E. 室间隔膜部

36. 心室舒张时,防止血液逆流的装置是(　　)
A. 主动脉瓣和二尖瓣
B. 肺动脉瓣和三尖瓣
C. 主动脉瓣和肺动脉瓣
D. 二尖瓣和三尖瓣
E. 肺动脉瓣和二尖瓣

37. 三尖瓣位于(　　)
A. 左房室口　　B. 右房室口　　C. 主动脉口
D. 肺动脉口　　E. 冠状窦口

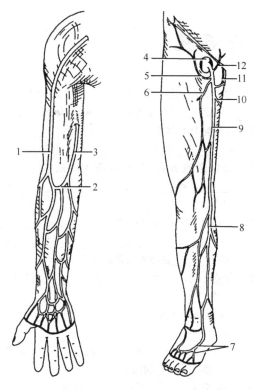

图2-19A　上肢的浅静脉　　图2-19B　下肢的浅静脉

歌诀　全身重要浅静脉

浅静脉,很重要,全身主要六大条,
输液采血注射药,必要时候还可剖;
上肢浅静头贵要,肘正中静前臂找,
临床常用手背肘,采血输液很好找;
下肢浅静有两条,大隐小隐足弓起,
小隐外踝后上行,最终注入腘静脉,
大隐静脉长又长,足背内侧现迹象,
内踝前方必经路,上行小腿内侧方,
股前内侧皮下隐,大隐入股隐裂孔,
注前接纳五属支,腹浅旋髂阴部外,
还有股内股外浅;内踝前方浅恒定,
穿刺输液经常用,危急抢救剖大隐;
颈部最大是颈外,穿刺抽血做检查。

辨认图2-19A、图2-19B中的结构:

1. _____　　2. _____　　3. _____
4. _____　　5. _____　　6. _____

7. _____　　8. _____　　9. _____
10. _____　　11. _____　　12. _____。

13. 上肢浅静脉较为恒定的主干包括_____、_____和_____。其中,沿上肢外侧上行的是_____,最终注入_____或_____;沿上肢内侧上行的是_____,最终注入_____或_____。

14. 肘正中静脉在肘窝部连通_____和_____。

15. 下肢的浅静脉主要有_____和_____两条,临床上常在内踝前方进行_____穿刺或切开输液。

16. 大隐静脉起自_____,经_____前方上行,穿阔筋膜的隐静脉裂孔注入_____,注入前还接受_____、_____、_____和_____5条属支。

17. 小隐静脉起自_____,经_____后方沿小腿后面上行,最终注入_____。

18. 行经三角胸大肌间沟的静脉是(　　)
　　A. 锁骨下静脉　　　　　B. 贵要静脉
　　C. 肱静脉　　　　　　　D. 头静脉
　　E. 腋静脉

19. 大隐静脉(　　)
　　A. 起自足底静脉弓
　　B. 行经内踝后方
　　C. 腹壁下静脉注入该静脉
　　D. 穿隐静脉裂孔注入股静脉
　　E. 小隐静脉为其属支

20. 缺乏静脉瓣的静脉为(　　)
　　A. 头静脉　　　　　　　B. 面静脉
　　C. 贵要静脉　　　　　　D. 大隐静脉
　　E. 小隐静脉

21. 斜跨肘窝的浅静脉是(　　)
　　A. 头静脉　　　　　　　B. 肱静脉
　　C. 贵要静脉　　　　　　D. 肘正中静脉
　　E. 桡静脉

22. 临床上常供穿刺的静脉应除外(　　)
　　A. 颈外静脉
　　B. 头静脉
　　C. 大隐静脉
　　D. 肘正中静脉
　　E. 肱静脉

第 8 章　感 觉 器 官

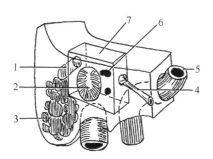

图 2-20　鼓室模式图

歌诀　鼓 室

鼓室腔小不规则,岩内六壁含气腔,
上壁鼓盖下壁静,外壁鼓膜内迷路,
前壁颈动咽鼓管,后壁乳窦通小房,
内含三块听小骨,锤骨砧骨和镫骨。

咽 鼓 管

鼻咽鼓室连通管,平衡气压咽鼓管,
咽口平时常关闭,吞咽张口暂开放,
小儿咽管短平宽,咽部感染鼓室延。

辨认图 2-20 中的结构:

1. _____　　2. _____　　3. _____
4. _____　　5. _____　　6. _____
7. _____。

8. 中耳包括 _____、_____、_____
和_____

9. 3 块听小骨由外侧向内侧依次是 _____、
_____和_____。

10. 鼻咽部通过 _____、_____、_____和
_____通向乳突小房。

11. 骨迷路由后外向前内依次分为 _____、
_____和_____ 3 部分。

12. 膜迷路包括 _____、_____、_____
和_____。

13. 听觉感受器为 _____,位觉感受器为
_____和_____。

14. 鼓室是下列哪块骨内的小腔(　　)
　A. 上颌骨　　B. 蝶骨　　C. 枕骨
　D. 颞骨　　E. 颧骨

15. 鼓室(　　)
　A. 是与外界不通的小腔
　B. 外侧壁大部分是鼓膜
　C. 前壁为颈静脉壁
　D. 下壁为乳突壁
　E. 上壁为颈动脉壁

16. 鼓室内侧壁上有(　　)
　A. 前庭窗　　　　B. 锥隆起
　C. 咽鼓管开口　　D. 乳突窦开口
　E. 乳突小房

17. 中耳的感染可以通过呼吸道而来,其具体感染途
径是:(　　)
　A. 面神经管　　　B. 颈动脉管
　C. 咽鼓管　　　　D. 茎乳孔
　E. 鼓膜张肌半管

18. 关于鼓室壁的描述,正确的是(　　)
　A. 上壁分隔鼓室与颅中窝
　B. 下壁分隔鼓室与颈动脉管
　C. 前壁分隔鼓室与颈静脉窝
　D. 后壁分隔鼓室与颈动脉管
　E. 内侧壁分隔鼓室与乳突窦

19. 鼓室的前壁上有(　　)
　A. 乳突窦的开口　　B. 锥隆起
　C. 面神经管凸　　　D. 咽鼓管的开口
　E. 乳突小房的开口

20. 耳内附有黏膜的结构是(　　)
　A. 乳突窦　　　　B. 咽鼓管
　C. 鼓室　　　　　D. 乳突小房
　E. 以上均是

21. 直接与鼓膜接触的结构是(　　)
　A. 半规管　　　　B. 乳突窦
　C. 锤骨　　　　　D. 砧骨
　E. 镫骨

22. 前庭蜗器包括(　　)
　A. 骨半规管、前庭和耳蜗
　B. 鼓室、乳突小房和咽鼓管
　C. 外耳道、鼓膜和咽鼓管
　D. 外耳、中耳和内耳
　E. 膜半规管、椭圆囊和球囊

23. 小儿咽鼓管的特点是(　　)
　A. 较细短　　B. 较细长　　C. 较粗短
　D. 较粗长　　E. 呈斜形

第 9 章 神 经 系 统

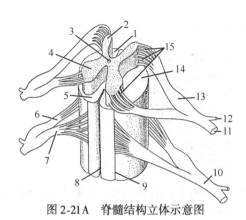

图 2-21A 脊髓结构立体示意图

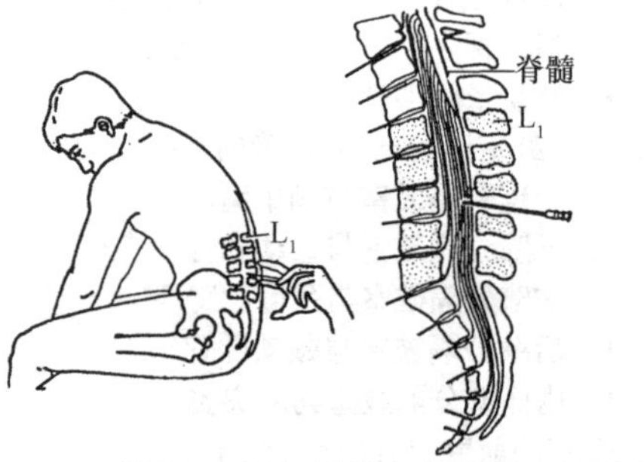

图 2-21B 脊髓、马尾与腰椎穿刺的相互关系

歌诀 脊髓的内部结构

脊髓结构两部分,中央灰质周围白,
纵切灰质三根柱,横切灰质似蝶舞,
前角运动后中间,中间侧角要自主,
胸一腰三骶二四,侧角交感副交感;
脊髓白质三个索,上行感觉下运动,
薄楔在后深感觉,躯干四肢同侧半,
肌腱关节本体感,位置运动振动觉,
皮肤精细之触觉,后索病变不能传,
闭目位置确定难;外侧前索是混合,
皮质脊髓管运动,脊髓丘脑浅感觉;
红核脊髓交叉下,屈肌兴奋红有关;
前庭脊髓未交叉,兴奋躯干肢伸肌,
脊髓完全横断后,断面以下感觉无,
运动反射均消失,脊髓休克病称之,
数周乃至数月后,各种反射渐恢复,
肌张力高反射亢,感觉运动无希望。

辨认图 2-21A 中的结构:

1. _____ 2. _____ 3. _____
4. _____ 5. _____ 6. _____
7. _____ 8. _____ 9. _____
10. _____ 11. _____ 12. _____
13. _____ 14. _____ 15. _____。

16. 脊髓位于_____内,上端在_____处与_____相连,下端成人约平_____;脊髓由中央的_____和周围的_____构成。

17. 脊髓灰质的前角主要由_____构成,后角主要由_____构成,侧角只见于脊髓的_____节段,内含有_____神经元。

18. 脊髓前角运动神经元的轴突经_____根由_____沟出脊髓。

19. 交感神经的低级中枢位于_____,节后神经元的胞体位于_____、_____,其中节后纤维借_____与脊神经相连。

20. 脊神经的前根属_____性,后根属_____性,在_____处合成的脊神经属_____性。

21. 将脊髓从两侧固定的结构是( )
   A. 马尾 B. 终丝
   C. 蛛网膜 D. 脊髓圆锥
   E. 齿状韧带和脊神经根

22. 关于脊髓节段的描述,错误的是( )
   A. 共有 31 个节段 B. 7 个颈节
   C. 12 个胸节 D. 5 个腰节
   E. 5 个骶节

23. 脊髓半横断后,断面以下出现( )
   A. 同侧粗触觉丧失
   B. 同侧痛温觉丧失
   C. 同侧本体感觉丧失
   D. 双侧肢体随意运动丧失
   E. 对侧肢体随意运动丧失

24. 椎管内肿瘤压迫脊髓第 10 胸节,手术时应打开( )
   A. 第 7 胸椎椎板 B. 第 8 胸椎椎板
   C. 第 9 胸椎椎板 D. 第 10 胸椎椎板
   E. 第 11 胸椎椎板

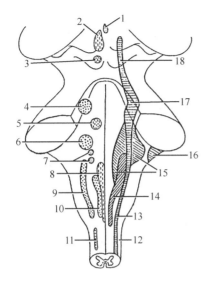

图 2-22　脑神经核在脑干背侧面的投影
（左侧是运动核、右侧是感觉核）

歌
诀　**脑干内的神经核**

脑干内部结构多,脑与非脑神经核;
脑神经核十八对,躯体运动核八对,
动眼滑车展面核,三叉舌下疑副核;
副交感核共四对,上下泌涎迷走背,
动眼副核来配对;躯体感觉核五对,
前庭蜗核三叉来,内脏感觉孤束核;
非脑神经核七对,延髓薄楔橄榄核,
脑桥蓝斑两对核,中脑顶盖和红黑。

脑神经核的位置

脑神经核十八对,延髓内部有七对,
三叉脊束迷走背,下泌舌下副孤疑;
脑桥内部核七对,三叉运动脑桥核,
展面前庭蜗上涎;中脑内部核四对,
三叉中脑动眼核,动眼副核滑车核。

辨认图 2-22 中的结构:

1. _____ 2. _____ 3. _____
4. _____ 5. _____ 6. _____
7. _____ 8. _____ 9. _____
10. _____ 11. _____ 12. _____
13. _____ 14. _____ 15. _____
16. _____ 17. _____ 18. _____。

19. 脑干自下而上由 _____、_____ 和

_____ 3 部分组成。

20. 延髓脑桥沟内从内侧向外侧依次连有 _____、_____ 和 _____ 神经。

21. 与延髓相连的脑神经有 _____、_____、_____ 和 _____。

22. 脑干内的副交感神经核包括 _____、_____、_____ 和 _____。

23. 动眼神经含有 _____ 和 _____ 两种纤维,它们分别发自 _____ 脑的 _____ 核和 _____ 核。

24. 上、下泌涎核均为 _____ 性神经核,其纤维分别参与 _____ 和 _____ 神经。

25. 接受头面部触觉纤维的核团是 _____,接受头面部痛、温觉纤维的核团是 _____。

26. 在延髓内部有两个重要交叉,即 _____ 和 _____,交叉后的纤维,前者组成 _____,后者组成 _____。

27. 与孤束核有联系的脑神经是 _____、_____ 和 _____。

28. 位于脑桥小脑三角内的脑神经根是 _____ 和 _____。

29. 唯一自脑干背面出脑的神经是 _____。

30. 与迷走神经有关的脑神经核是 _____、_____、_____ 和 _____。

31. 与三叉神经脊束核有关的脑神经是 _____、_____ 和 _____。

32. 不与脑干相连的脑神经是(　　)
    A. 动眼神经　　　　B. 视神经
    C. 面神经　　　　　D. 三叉神经
    E. 副神经

33. 上丘损伤会影响(　　)
    A. 语言　　　　　　B. 听觉
    C. 视觉　　　　　　D. 痛觉
    E. 协调平衡

34. "生命中枢"位于(　　)内
    A. 大脑　　　　　　B. 间脑
    C. 小脑　　　　　　D. 延髓
    E. 脑桥

35. 属于脑桥内的副交感神经核是(　　)
    A. 动眼神经副核　　B. 上泌涎核
    C. 下泌涎核　　　　D. 迷走神经背核
    E. 孤束核

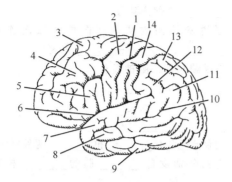

图 2-23A 大脑半球外侧面

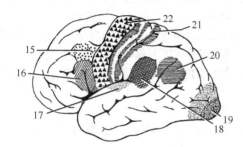

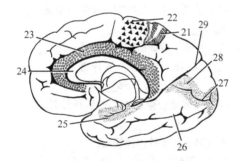

图 2-23B 大脑皮质的重要中枢

歌诀 **大脑皮质的功能定位**

旁小叶，分前后，前回运动后感觉，
颞横回，侧耳听，距状沟侧为视区，
颞上后部听其言，角回阅读理解佳，
额下后部口说话，绝妙书法额中后。

辨认图 2-23A、图 2-23B 中的结构：

1. _____ 2. _____ 3. _____
4. _____ 5. _____ 6. _____
7. _____ 8. _____ 9. _____
10. _____ 11. _____ 12. _____

13. _____ 14. _____ 15. _____
16. _____ 17. _____ 18. _____
19. _____ 20. _____ 21. _____
22. _____ 23. _____ 24. _____
25. _____ 26. _____ 27. _____
28. _____ 29. _____。

30. 大脑半球以_____、_____和_____ 3 条大脑沟为标记，将其分为_____、_____、_____、_____和_____ 5 个叶。

31. 躯体运动中枢位于_____和_____，躯体感觉中枢位于_____和_____，听觉中枢位于_____，视觉中枢位于_____，阅读中枢位于_____，书写中枢位于_____。

32. 边缘叶由_____、_____、_____、_____和_____组成。

33. 大脑半球表面看不到的叶是（　　）
A. 枕叶　　　　　　　B. 顶叶
C. 额叶　　　　　　　D. 岛叶
E. 颞叶

34. 分隔顶叶与额叶之间的沟是（　　）
A. 顶枕沟　　　　　　B. 顶内沟
C. 外侧沟　　　　　　D. 中央沟
E. 距状沟

35. 丘脑腹后内侧核接受的纤维束是（　　）
A. 脊髓丘系　　　　　B. 外侧丘系
C. 三叉丘系　　　　　D. 内侧丘系
E. 听辐射

36. 胼胝体属于大脑髓质的（　　）
A. 传入纤维　　　　　B. 连合纤维
C. 传出纤维　　　　　D. 联络纤维
E. 投射纤维

37. 左侧内囊损伤将导致（　　）
A. 左半身瘫痪
B. 对侧半身瘫痪
C. 左半身感觉障碍
D. 两眼视野偏盲
E. 左侧半视野偏盲

38. 不属于基底核的是（　　）
A. 尾状核　　　　　　B. 豆状核
C. 屏状核　　　　　　D. 红核
E. 杏仁体

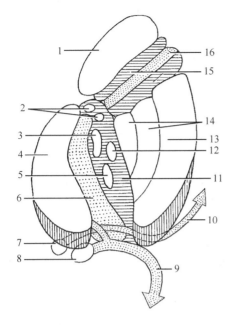

图 2-24A　内囊示意图

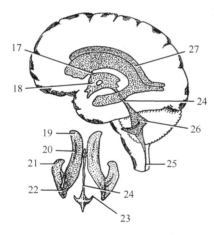

图 2-24B　脑室的投影示意图

歌诀　内囊

尾核丘脑豆核间,投射纤维其间走,
构成宽厚白质板,知名内囊晓内涵;
内囊分为三部分,前肢后肢膝部连,
额桥丘脑前辐射,内囊前肢上下过;
内囊膝部投射纤,皮质核束到脑干;
皮质脊髓红核束,顶枕颞桥视辐射,
丘脑中央听辐射,内囊后肢上下行;
内囊损伤广泛时,出现"三偏"综合征。

辨认图 2-24A、图 2-24B 中的结构:

1. _____　　2. _____　　3. _____
4. _____　　5. _____　　6. _____
7. _____　　8. _____　　9. _____
10. _____　11. _____　12. _____
13. _____　14. _____　15. _____
16. _____　17. _____　18. _____
19. _____　20. _____　21. _____
22. _____　23. _____　24. _____
25. _____　26. _____　27. _____。

28. 基底核包括 _____、_____、_____ 和
_____ 4 对。

29. 纹状体由 _____ 和 _____ 合体。

30. 大脑半球的髓质纤维可分为 _____、
_____ 和 _____ 3 类。

31. 内囊位于 _____、_____ 与 _____ 之间,
可分为 _____、_____ 和 _____ 3 部分,
皮质核束通过 _____。

32. 脑室包括 _____、_____ 和 _____。

33. 尾状核、豆状核和内囊等结构的血液供应主要
来自(　　)
A. 颈内动脉的直接分支
B. 大脑前动脉的直接分支
C. 大脑中动脉的直接分支
D. 大脑后动脉的直接分支
E. 基底动脉的直接分支

34. 脑室造影见侧脑室除下角外均显影良好,考虑
病变可能位于(　　)
A. 岛叶　　　B. 额叶　　　C. 顶叶
D. 枕叶　　　E. 颞叶

35. 中脑水管阻塞将导致(　　)
A. 颅内压无改变
B. 不会形成脑疝
C. 第四脑室和侧脑室积水
D. 第三脑室和第四脑室积水
E. 第三脑室和侧脑室积水

36. 组成内囊的是(　　)
A. 连合纤维
B. 联络纤维
C. 投射纤维
D. 投射纤维和连合纤维
E. 投射纤维和联络纤维

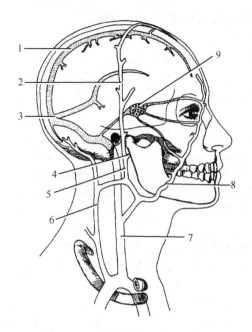

图 2-25A　颅外静脉的交通示意图

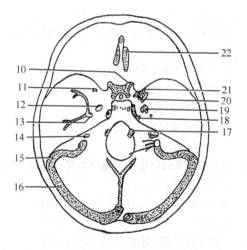

图 2-25B　颅底内面观

辨认图 2-25A、图 2-25B 中的结构:

1. _____
2. _____
3. _____
4. _____
5. _____
6. _____
7. _____
8. _____
9. _____
10. _____
11. _____
12. _____
13. _____
14. _____
15. _____
16. _____
17. _____
18. _____
19. _____
20. _____
21. _____
22. _____。

23. 静脉角由_____与_____汇合而成,左静脉角有_____注入。

24. 面静脉借_____和_____与颅内海绵窦相交通。

25. 通过海绵窦外侧壁的结构,自上而下依次为_____、_____、_____和_____。

26. 颈外静脉是颈部最大的浅静脉,它沿_____表面下行,注入_____或_____。

27. 筛孔位于_____窝,圆孔位于_____窝,颈静脉孔位于_____窝,翼点内面有_____通过。

28. 穿经眶上裂的脑神经有_____、_____、_____和_____。

29. 内耳道病变可能累及的神经是_____、_____和_____。

30. 颅中窝骨折可能累及的脑神经是_____、_____、_____、_____和_____。

31. 颈静脉孔处骨折可能损伤的结构是_____、_____、_____和_____。

32. 缺乏静脉瓣的静脉是(　　)
   A. 大隐静脉
   B. 小隐静脉
   C. 头静脉
   D. 颈外静脉
   E. 硬脑膜窦

33. 经颅前窝穿颅底的脑神经是(　　)
   A. 嗅神经
   B. 视神经
   C. 动眼神经
   D. 滑车神经
   E. 展神经

34. 出入颈静脉孔的结构应除外(　　)
   A. 颈内静脉
   B. 舌下神经
   C. 舌咽神经
   D. 迷走神经
   E. 副神经

第 10 章　内分泌系统

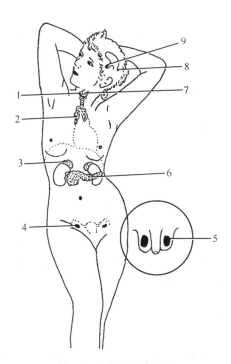

图 2-26　内分泌腺概况

歌诀　甲状腺

滤泡细胞周围排,分泌甲状腺素来,
促进代谢骨生长,多则亢进少者呆;
另有滤泡旁细胞,分泌激素降血钙。

肾上腺

肾上腺,肾上方,就像帽子头上戴,
左半月,右三角,共同包进肾筋膜;
皮质三带球盐网,球盐网性束泌糖,
髓质嗜铬两细胞,肾上腺素去甲肾。

垂体

蝶骨上面垂体窝,椭圆垂体窝内藏,
腺垂体,在前方,分泌激素调节忙;
垂体前叶嗜酸碱,酸生乳来碱三促,
神经垂体不分泌,储释缩宫加压素。

辨认图 2-26 中的结构:

1. ＿＿＿＿　　2. ＿＿＿＿　　3. ＿＿＿＿

4. ＿＿＿＿　5. ＿＿＿＿　6. ＿＿＿＿
7. ＿＿＿＿　8. ＿＿＿＿　9. ＿＿＿＿。

10. 内分泌腺包括＿＿＿＿、＿＿＿＿、＿＿＿＿、
　　＿＿＿＿、＿＿＿＿和＿＿＿＿。

11. 甲状腺滤泡旁细胞分泌的＿＿＿＿,可与甲状旁腺主细胞分泌的＿＿＿＿共同调节血钙的浓度。

12. 腺垂体远侧部的嗜酸性细胞分泌＿＿＿＿和＿＿＿＿,嗜碱性细胞分泌＿＿＿＿、＿＿＿＿和＿＿＿＿。

13. 肾上腺髓质来源于＿＿＿＿,髓质细胞分泌＿＿＿＿和＿＿＿＿。

14. 神经垂体主要由＿＿＿＿和＿＿＿＿构成,它是＿＿＿＿和＿＿＿＿下丘脑激素的场所。

15. 内分泌腺的结构特点,应除外(　　)
　　A. 体积较小　　　B. 调节靶器官的活动
　　C. 无排泄导管　　D. 血液供应丰富
　　E. 不受神经系统的影响

16. 具有内分泌功能的器官是(　　)
　　A. 肝　　　　　　B. 胆囊　　　C. 脾
　　D. 胰　　　　　　E. 肺

17. 肢端肥大症是由于垂体何细胞分泌过盛引起的(　　)
　　A. 垂体细胞　　　B. 嗜酸性细胞
　　C. 嗜碱性细胞　　D. 嫌色细胞
　　E. 以上均不是

18. 肾上腺皮质球状带细胞分泌的激素作用于(　　)
　　A. 近端小管　　　B. 细段
　　C. 近端小管直部　D. 远曲小管和集合管
　　E. 远端小管

19. 7 岁左右即开始萎缩退化的器官是(　　)
　　A. 甲状腺　　　　B. 胸腺
　　C. 松果体　　　　D. 甲状旁腺
　　E. 垂体

20. 关于内分泌器官的描述,正确的是(　　)
　　A. 垂体位于垂体窝
　　B. 松果体 7 岁后最为发达
　　C. 胸腺在青春期才逐渐发育
　　D. 肾上腺位于肾的前方
　　E. 甲状腺是成对的腺体

系统解剖学图析参考答案

图2-1 1. 胸廓 2. 肱骨 3. 腰椎 4. 髋骨 5. 腕骨 6. 掌骨 7. 指骨 8. 股骨 9. 髌骨 10. 胫骨 11. 腓骨 12. 跗骨 13. 距骨 14. 趾骨 15. 桡骨 16. 尺骨 17. 胸椎 18. 胸骨 19. 肋骨 20. 肩胛骨 21. 锁骨 22. 颅骨 23. 206 颅骨 躯干骨 四肢骨 中轴骨 24. 12块胸椎 12对肋 1块胸骨 25. 左、右髋骨 骶骨 尾骨 26. 肱骨上端 体 27. 胸骨柄 胸骨体 剑突 28. 髌骨 股 胫 肱 29. D

图2-2 1. 关节软骨 2. 滋养血管 3. 滋养孔 4. 骨外膜 5. 骨髓 6. 骺软骨 7. 股骨 8. 外侧髁 9. 髌骨 10. 髁间隆起 11. 腓骨头 12. 腓骨 13. 外踝 14. 距骨 15. 内踝 16. 胫骨 17. 胫骨粗隆 18. 关节面 19. 内侧髁 20. 骨质 骨膜 骨髓 神经 血管 21. 髓腔 骨松质 红骨髓 黄骨髓 红骨髓 22. 股骨下端 胫骨上端 髌骨 23. 髌 胫侧副 腓侧副 膝交叉 24. C 25. E 26. D 27. B

图2-3 1. 前结节 2. 横突 3. 后结节 4. 椎孔 5. 棘突 6. 椎弓板 7. 上关节突 8. 横突孔 9. 椎体 10. 上关节突 11. 横突 12. 横突肋凹 13. 椎弓根 14. 上肋凹 15. 下关节突 16. 椎下切迹 17. 下肋凹 18. 椎上切迹 19. 椎体 椎弓 颈椎 胸椎 20. B 21. E 22. C 23. C

图2-4 1. 椎弓根 2. 黄韧带 3. 棘间韧带 4. 棘突 5. 棘上韧带 6. 椎间孔 7. 前纵韧带 8. 后纵韧带 9. 髓核 10. 纤维环 11. 椎体 12. 椎间盘 前纵韧带 后纵韧带 黄韧带 棘间韧带 棘上韧带和项韧带 横突间韧带 关节突关节 13. 椎体 髓核 纤维环 软骨 23 14. 4腰椎 腰椎 15. 棘上 棘间 黄 16. 椎弓板 弹性纤维 椎管 17. 前纵韧带 后纵韧带 棘上韧带 棘间韧带 黄韧带 18. B 19. D 20. E

图2-5 1. 24块椎骨 1块骶骨 1块尾骨 中轴 2. 颈曲 腰曲 胸曲 骶曲 3. 胸 骶 抬头 腰 4. E 5. C 6. A 7. D 8. D 9. D

图2-6 1. 三角肌 2. 胸大肌 3. 喙肱肌 4. 肱三头肌外侧头 5. 肱二头肌 6. 肱二头肌肌

腱 7. 肱桡肌 8. 拇长屈肌 9. 拇短展肌 10. 拇短屈肌 11. 小指展肌 12. 小指短屈肌 13. 掌短肌 14. 指浅屈肌 15. 尺侧腕屈肌 16. 掌长肌 17. 桡侧腕屈肌 18. 肱二头肌腱膜 19. 旋前圆肌 20. 肱肌 21. 肱三头肌内侧头 22. 肱三头肌长头 23. 三角肌 冈上肌 24. 骨间掌侧肌 拇收肌 尺神经 25. 旋前圆肌 旋前方肌 旋后肌 肱二头肌 26. 桡骨粗隆 屈肘关节 使前臂旋后 肌皮 尺骨鹰嘴 伸肘关节 桡 27. D 28. D 29. C 30. C 31. E 32. C 33. D

图2-7 1. 阔筋膜张肌 2. 股直肌 3. 股外侧肌 4. 髂胫束 5. 髌骨 6. 髌韧带 7. 胫骨粗隆 8. 股内侧肌 9. 缝匠肌 10. 股薄肌 11. 长收肌 12. 耻骨肌 13. 髂肌 14. 腰大肌 15. 髂肌 腰大肌 腹股沟韧带 股骨小转子 使髋关节屈 旋外 16. 股直肌 股中间肌 股外侧肌 股内侧肌 髌韧带 胫骨粗隆 伸肌 17. 股二头肌 半腱肌 半膜肌 18. 耻骨肌 长收肌 股薄肌 短收肌 大收肌 19. 臀肌粗隆和髂胫束 伸 旋外 臀下 20. B 21. C 22. E 23. B 24. D 25. A

图2-8 1. 腹直肌 2. 腹外斜肌 3. 腹横肌 4. 腹内斜肌 5. 腹直肌鞘前层 6. 腹直肌 7. 白线 8. 半月线 9. 腹外斜肌 10. 腹外斜肌腱膜 11. 腹横筋膜 12. 腹股沟韧带 13. 精索 14. 弓状线 15. 腹内斜肌 16. 腹直肌鞘后层 17. 腹横肌 18. 第7肋软骨 19. 肋间外肌 20. 肋间内肌 21. 腹直肌 腹外斜肌 腹内斜肌 腹横肌 22. 腹外斜肌 腹内斜肌 腹横肌 23. 腹外斜肌腱膜 髂前上棘 耻骨结节 下 24. 腹外斜肌腱膜 腹内斜肌腱膜 腹横肌 前 后 4～5cm 后 25. 腹股沟镰 提睾肌 26. 腹外斜肌 腹内斜肌 腹横肌 27. 腹外斜肌腱膜 腹内斜肌 腹横筋膜 腹股沟镰 腹内斜肌下缘 腹横肌下缘 腹股沟韧带 精索 子宫圆韧带 28. A 29. D 30. D 31. C 32. D 33. C 34. D

图2-9 1. 肱桡肌 2. 尺骨鹰嘴 3. 肱三头肌 4. 肱三头肌 5. 三角肌 6. 第7颈椎棘突

7. 斜方肌　8. 背阔肌　9. 臀中肌　10. 臀大肌
11. 股外侧肌　12. 大腿伸肌　13. 大腿内收肌
14. 腓骨长肌　15. 腓肠肌　16. 前斜角肌　中斜
角肌　第 1 肋　锁骨下动脉　臂丛　17. 咬肌　颞
肌　三叉　18. 胸大肌　背阔肌　19. 斜方肌　竖
脊肌　胸锁乳突肌　20. 背阔肌　胸大肌　大圆肌
肩胛下肌　21. 三角肌　股外侧肌　臀大肌　臀
中肌和臀小肌　22. 膈　肋间外肌　肋间内肌
23. D　24. B　25. A　26. E　27. E

图 2-10　1. 鼻腔　2. 腭　3. 口腔　4. 舌
5. 喉　6. 贲门　7. 幽门　8. 肝　9. 胆囊　10. 十
二指肠　11. 升结肠　12. 盲肠　13. 阑尾　14. 回
肠　15. 直肠　16. 肛门　17. 乙状结肠　18. 降结
肠　19. 空肠　20. 横结肠　21. 十二指肠空肠曲
22. 胰管　23. 胰　24. 胃　25. 食管　26. 喉咽部
27. 口咽部　28. 鼻后孔　咽峡　喉口　29. 贲门
部　胃底　胃体　幽门部　30. 胰头　胰颈　胰体
胰尾　内分泌　外分泌　31. 降　75　胆总管和胰
管　25　32. 结肠袋　结肠带　肠脂垂　33. 盲肠
阑尾　结肠　直肠　肛管　34. 肝总管　胆囊管
肝下面　胆囊动脉　35. 十二指肠　空肠　回肠
系膜小肠　十二指肠空肠曲　十二指肠悬韧带
36. 上部　降部　水平部　升部　十二指肠上曲
十二指肠下曲　十二指肠空肠曲　37. C

图 2-11　1. 回盲口　2. 阑尾　3. 阑尾口
4. 回肠　5. 回盲瓣　6. 结肠带　7. 直肠横襞
8. 肛门内括约肌　9. 肛门外括约肌　10. 白线
11. 肛梳　12. 肛瓣　13. 肛柱　14. 内　脐　右髂
前上棘　结肠带　3 条结肠带集中处　15. 回肠
阑尾　升结肠　16. 肛柱　肛瓣　肛窦　齿状线
17. 平滑肌　协助排便　骨骼肌　较强的控制排便
阴部　18. 后　骶曲　前　会阴曲　19. 肛直肠线
齿状线　齿状线　白线　20. D　21. B　22. B

图 2-12　1. 结肠压迹　2. 十二指肠压迹　3. 肾
压迹　4. 胆总管　5. 肝门静脉　6. 裸区　7. 下腔静
脉　8. 尾状叶　9. 食管压迹　10. 静脉韧带　11. 胃
压迹　12. 肝固有动脉　13. 肝圆韧带　14. 方叶
15. 胆囊　16. 右季肋区　腹上区　左季肋区　剑
突　17. 肝固有动脉　肝门静脉　肝左右管　肝门
静脉　肝固有动脉　18. 胆囊窝　胆囊底　胆囊体
胆囊颈　胆囊管　储存　浓缩胆汁　40~60
19. 右锁骨中线　右肋弓　20. 肝总管　胆囊管

肝十二指肠韧带　十二指肠大乳头　21. 肝左管
肝右管　肝总管　胆囊　胆总管　22. 肝细胞　胆
小管　小叶间胆管　肝左、右管　肝总管　胆总管
胆囊管　23. 肝圆韧带　静脉韧带　胆囊　下腔
静脉　肝左叶　肝右叶　方叶　尾状叶　24. D
25. B　26. C　27. C　28. D　29. E　30. B
31. D

图 2-13　1. 前庭裂　2. 声门裂　3. 环状软骨
4. 气管腔　5. 声门下腔　6. 声襞　7. 喉室　8. 前庭
襞　9. 甲状软骨　10. 喉前庭　11. 会厌　12. 额窦
13. 筛窦　14. 蝶窦　15. 上颌窦　16. 额窦　前、中
筛窦　上颌窦　上颌窦　上颌窦　17. 杓状软骨
甲状软骨　环状软骨　会厌软骨　18. 声襞　声韧
带　声带肌　19. 前庭裂　声门裂　喉前庭　喉中
间腔　声门下腔　声门裂　声门下腔　20. 胸骨角
(第 4、5 胸椎体之间)　气管隆嵴　支气管镜　21. B
22. B　23. B　24. C　25. C

图 2-14　1. 膀胱　2. 输精管　3. 尿道　4. 睾
丸　5. 附睾　6. 尿道球腺　7. 前列腺　8. 射精管
9. 输精管壶腹　10. 精囊　11. 输尿管　12. 肾
13. 肾　输尿管　膀胱　尿道　14. 中部　上部
15. 肾盂　膀胱　输尿管腹部　输尿管盆部　输尿
管壁内部　16. 起始处　跨越髂血管处　输尿管壁
内部　17. 输尿管间襞　18. 膀胱尖　膀胱体　膀
胱颈　膀胱底　耻骨联合上方　19. 前列腺部　膜
部　海绵体部　尿道内口　尿道膜部　尿道外口
20. 耻骨下弯　耻骨前弯　耻骨下弯　21. 前列腺
部　膜部　海绵体部　22. E　23. C　24. B
25. B

图 2-15　1. 肾锥体　2. 肾乳头　3. 肾盂　4.
肾动脉　5. 肾静脉　6. 输尿管　7. 纤维囊　8. 肾
柱　9. 肾小盏　10. 乳头孔　11. 肾大盏　12. 肾
皮质　13. 肾动脉　肾静脉　肾盂　神经　淋巴管
14. 肾动脉及其分支　肾静脉及其属支　肾小盏
肾大盏　肾盂　脂肪组织　肾小盏　15. 肾小盏
肾大盏　肾盂　输尿管　膀胱　尿道　16. 外　肾
皮质　肾髓质　肾柱　肾皮质　肾髓质　17. 纤维
囊　肾内侧缘中部　第 1 腰椎体　18. E　19. D
20. A　21. B

图 2-16　1. 输精管壶腹　2. 精囊　3. 尿道前
列腺部　4. 生精小管　5. 睾丸小叶　6. 睾丸白膜
7. 鞘膜腔　8. 附睾尾　9. 睾丸网　10. 附睾体

11. 睾丸输出小管 12. 附睾头 13. 尿道球腺 14. 输精管 15. 射精管开口 16. 前列腺 17. 射精管 18. 生精小管 附睾 输精管 射精管 尿道 19. 上端 后缘 附睾头 附睾体 附睾尾 20. 输精管末端 精囊的排泄管 前列腺 尿道前列腺部 21. 睾丸部 精索部 腹股沟管部 盆部 22. 睾丸 附睾 输精管 射精管 尿道 23. 精囊 前列腺 尿道球腺 24. 输精管 睾丸动脉 蔓状静脉丛 神经 淋巴管 25. 腹横筋膜 腹内斜肌和腹横肌 腹外斜肌腱膜 腹膜 26. 膀胱颈 尿生殖膈 尿道 前列腺体后面 直肠指诊 27. C 28. C 29. E 30. E

图 2-17 1. 输卵管子宫部 2. 子宫底 3. 输卵管漏斗 4. 输卵管壶腹 5. 输卵管伞 6. 卵巢 7. 输卵管峡 8. 子宫腔 9. 子宫圆韧带 10. 子宫阔韧带 11. 阴道穹侧部 12. 阴道 13. 子宫口 14. 子宫颈管 15. 子宫体 16. 卵巢 输卵管 子宫 阴道 17. 盆腔内 卵巢悬 卵巢固有 18. 输卵管壶腹部 输卵管峡 输卵管伞 19. 子宫底 子宫体 子宫颈 骨盆腔 膀胱 直肠 轻度前倾、前屈位 子宫腔 子宫颈管 20. 子宫阔韧带 子宫圆韧带 子宫主韧带 骶子宫韧带 子宫圆 21. C 22. D 23. B 24. D 25. B 26. A 27. D 28. B 29. C 30. B

图 2-18 1. 上腔静脉 2. 窦房结 3. 右心房 4. 前结间束 5. 卵圆窝 6. 房室结 7. 后结间束 8. 右束支 9. 下腔静脉 10. 乳头肌 11. 隔缘肉柱 12. 室间隔 13. 腱索 14. 左束支 15. 房室束 16. 二尖瓣 17. 上房间支 18. 肺动脉干 19. 动脉韧带 20. 左锁骨下动脉 21. 左前下方 右后上方 左侧第5肋间隙、左锁骨中线内侧1~2cm处 22. 心房 心室 左心室 右心室 23. 室上嵴 二尖瓣的前尖(瓣) 24. 三尖瓣环 三尖瓣 腱索 乳头肌 25. 上腔静脉口 下腔静脉口 冠状窦口 右房室口 右房室口 肺动脉口 26. 窦房结 结间束 房室结 房室束 左、右束支 浦肯野纤维网 窦房结 27. 左冠状动脉 右冠状动脉 升主动脉 28. 心大静脉 心中静脉 心小静脉 29. 右心房 右心室和左心室 左心室 30. 纤维心包 浆膜 31. 左心室 升主动脉 主动脉弓 降主动脉 32. 头臂干 左颈总动脉 左锁骨下动脉 33. B 34. B 35. C

36. C 37. B

图 2-19 1. 头静脉 2. 肘正中静脉 3. 贵要静脉 4. 股静脉 5. 旋髂浅静脉 6. 股外侧浅静脉 7. 足背静脉弓 8. 大隐静脉 9. 大隐静脉 10. 股内侧浅静脉 11. 阴部外静脉 12. 腹壁浅静脉 13. 头静脉 贵要静脉 肘正中静脉 头静脉 腋静脉 锁骨下静脉 贵要静脉 肱静脉 腋静脉 14. 头静脉 贵要静脉 15. 大隐静脉 小隐静脉 大隐静脉 16. 足背静脉弓的内侧端 内踝 股静脉 股内侧浅静脉 股外侧浅静脉 旋髂浅静脉 腹壁浅静脉 阴部外静脉 17. 足背静脉弓的外侧端 外踝 腘静脉 18. D 19. D 20. B 21. D 22. E

图 2-20 1. 乳突窦 2. 鼓膜 3. 乳突小房 4. 咽鼓管 5. 颈内动脉 6. 前庭窗 7. 鼓室盖 8. 鼓室 咽鼓管 乳突窦 乳突小房 9. 锤骨 砧骨 镫骨 10. 咽鼓管咽口 咽鼓管 鼓室 乳突窦 11. 骨半规管 前庭 耳蜗 12. 膜半规管 椭圆囊 球囊 蜗管 13. 螺旋器 壶腹嵴 椭圆囊斑 球囊斑 14. D 15. B 16. A 17. C 18. A 19. D 20. E 21. C 22. D 23. C

图 2-21 1. 后索 2. 后角(柱) 3. 中央管 4. 前角(柱) 5. 前索 6. 脊神经后根 7. 脊神经前根 8. 前正中裂 9. 前外侧沟 10. 脊神经 11. 前支 12. 后支 13. 脊神经节 14. 侧索 15. 根丝 16. 椎管 枕骨大孔 延髓 第1腰椎体下缘 灰质 白质 17. 前角运动神经元 联络神经元 T1~L3 内脏运动 18. 脊神经前 前外侧沟 19. 脊髓胸1至腰3节段灰质侧角的中间外侧核 椎旁神经节 椎前神经节 灰交通支 20. 运动 感觉 椎间孔 混合 21. E 22. B 23. C 24. A

图 2-22 1. 动眼神经副核 2. 动眼神经核 3. 滑车神经核 4. 三叉神经运动核 5. 展神经核 6. 面神经核 7. 上、下泌涎核 8. 舌下神经核 9. 疑核 10. 迷走神经背核 11. 副神经核 12. 脊髓 13. 三叉神经脊束核 14. 孤束核 15. 前庭神经核 16. 蜗神经核 17. 三叉神经脑桥核 18. 三叉神经中脑核 19. 延髓 脑桥 中脑 20. 展神经 面神经 前庭蜗 21. 舌咽神经 迷走神经 副神经 舌下神经 22. 动眼神经副核 上泌涎核 下泌涎核 迷走神经背核

23. 躯体运动纤维 内脏运动(副交感)纤维 中动眼神经 动眼神经副 24. 内脏运动 面神经 舌咽 25. 三叉神经脑桥核 三叉神经脊束核 26. 锥体交叉 内侧丘系交叉 皮质脊髓侧束 内侧丘系 27. 面神经 舌咽神经 迷走神经 28. 前庭蜗神经根 面神经根 29. 滑车神经 30. 疑核 迷走神经背核 孤束核 三叉神经脊束核 31. 三叉神经 舌咽神经 迷走神经 32. B 33. C 34. D 35. B

图2-23 1. 中央沟 2. 中央前回 3. 额上回 4. 额中回 5. 额下回 6. 外侧沟 7. 颞上回 8. 颞中回 9. 颞下回 10. 颞上沟 11. 角回 12. 缘上回 13. 顶上小叶 14. 中央后回 15. 书写中枢 16. 说话中枢 17. 听觉中枢 18. 听觉性语言中枢 19. 视觉中枢 20. 阅读中枢 21. 躯体感觉中枢 22. 躯体运动中枢 23. 内脏调节中枢 24. 胼胝体 25. 嗅觉中枢 26. 侧副沟 27. 距状沟 28. 视觉中枢 29. 顶枕沟 30. 中央沟 顶枕沟 外侧沟 额叶 顶叶 枕叶 颞叶 岛叶 31. 中央前回 中央旁小叶前部 中央后回 中央旁小叶后部 颞横回 距状沟两侧的皮质 角回 额中回的后部 32. 隔区 扣带回 海马旁回 海马 齿状回 33. D 34. D 35. C 36. B 37. B 38. D

图2-24 1. 尾状核 2. 皮质核束 3. 皮质脊髓束(上肢、躯干) 4. 背侧丘脑 5. 皮质脊髓束(下肢) 6. 丘脑中央辐射 7. 内侧膝状体 8. 外侧膝状体 9. 视辐射 10. 听辐射 11. 顶枕颞桥束 12. 皮质红核束 13. 壳 14. 苍白球 15. 额桥束 16. 丘脑前辐射 17. 室间孔 18. 第三脑室 19. 前角 20. 中央部 21. 下角 22. 后角

23. 第四脑室外侧隐窝 24. 中脑水管 25. 脊髓中央管 26. 第四脑室 27. 侧脑室 28. 豆状核 尾状核 杏仁体 屏状核 29. 豆状核 尾状核 30. 联络纤维 连合纤维 投射纤维 31. 尾状核 背侧丘脑 豆状核 内囊前肢 内囊膝 内囊后肢 内囊膝 32. 左、右侧脑室 第三脑室 第四脑室 33. C 34. E 35. E 36. C

图2-25 1. 上矢状窦 2. 颞浅静脉 3. 窦汇 4. 上颌静脉 5. 下颌后静脉 6. 颈外静脉 7. 颈内静脉 8. 面静脉 9. 海绵窦 10. 视神经 11. 圆孔 12. 卵圆孔 13. 脑膜中动脉 14. 内耳门 15. 乙状窦 16. 横窦 17. 舌下神经 18. 颈内动脉 19. 下颌神经 20. 上颌神经 21. 眼神经 22. 嗅神经 23. 颈内静脉 锁骨下静脉 胸导管 24. 内眦静脉 眼静脉 25. 动眼神经 滑车神经 眼神经 上颌神经 26. 胸锁乳突肌 锁骨下静脉 静脉角 27. 颅前 颅中 颅后 脑膜中动脉前支 28. 动眼神经 滑车神经 眼神经 展神经 29. 面神经 前庭神经 蜗神经 30. 视神经 动眼神经 滑车神经 展神经 眼神经 上颌神经 下颌神经 31. 舌咽神经 迷走神经 副神经 颈内静脉 32. E 33. A 34. B

图2-26 1. 甲状腺 2. 胸腺 3. 肾上腺 4. 卵巢 5. 睾丸 6. 胰腺 7. 甲状旁腺 8. 松果体 9. 垂体 10. 甲状腺 甲状旁腺 肾上腺 垂体 胸腺 松果体 11. 降钙素 甲状旁腺激素 12. 生长激素 催乳激素 促甲状腺激素 促肾上腺皮质激素和促脂素 卵泡刺激素和黄体生成素 13. 外胚层 肾上腺素 去甲肾上腺素 14. 无髓神经纤维 神经胶质细胞(垂体细胞) 储存 释放 15. E 16. D 17. B 18. D 19. C 20. A

第3部分　解剖学与组织学概要

第1章　绪　论

人体组成概况
- 细胞——构成人体的基本结构和功能单位
- 组织
  - 上皮组织——被覆上皮、腺上皮和特殊上皮
  - 结缔组织——固有结缔组织、软骨组织、骨组织和血液
  - 肌组织
    - 平滑肌——分布于血管壁及中空性器官的管壁内
    - 心　肌——分布于心脏和邻近心脏的大血管近段
    - 骨骼肌——借肌腱附着在骨骼上，约639块
  - 神经组织——由神经细胞和神经胶质细胞构成
- 器官——如心、肝、脾、肺、肾等
- 系统——运动系统、消化系统、呼吸系统、泌尿系统、生殖系统、脉管系统、感觉器官、神经系统、内分泌系统

第2章　基本组织

一、上皮组织

被覆上皮
- 单层上皮
  - 单层扁平上皮
    - 内皮——心、血管、淋巴管的腔面
    - 间皮——胸膜、心包膜、腹膜的表面
    - 其他——肺泡和肾小囊壁层
  - 单层立方上皮——肾小管上皮、甲状腺滤泡上皮、脉络丛等
  - 单层柱状上皮——胃、小肠、大肠、子宫、胆囊等
  - 假复层纤毛柱状上皮——呼吸道的腔面
- 复层上皮
  - 复层扁平上皮——口腔、食管、阴道、皮肤的表皮(角化的)
  - 变移(移行)上皮——肾盏、肾盂、输尿管、膀胱等的腔面

歌诀

轴和面

假想人体三条轴，矢状冠状垂直轴；
矢前后，冠左右，顶天立地垂直轴，
内收外展矢状轴，屈伸运动冠状轴，
旋转围绕垂直轴，环转冠矢两轴参；
人体解剖三断面，矢状纵切左右面，
冠状分为前后面，横断上下水平面。

解剖学姿势

标准姿势像立正，身体直立面朝前，
两眼平视并足尖，上肢垂于体两侧，
牢记掌心要向前；不论正立或倒置，
仰躺俯卧均不管，描述以此为标准。

结缔组织

结缔组织分布广，疏松致密和网状，
血液淋巴在其内,骨与软骨及脂肪；
间质多样细胞少,细胞分散无极性,
连接支持和营养,功能复杂很重要。

二、结缔组织

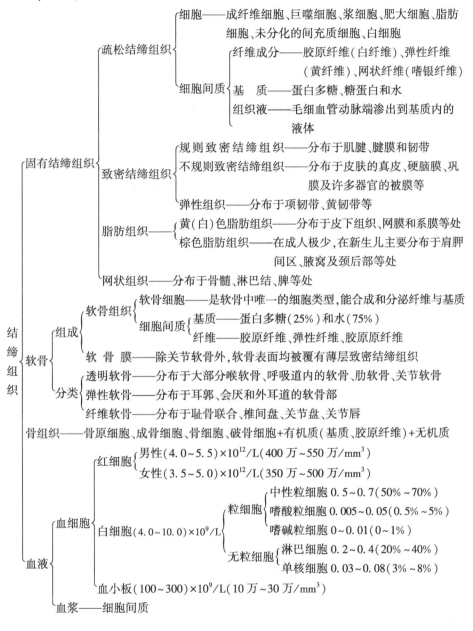

结缔组织
├─ 固有结缔组织
│   ├─ 疏松结缔组织
│   │   ├─ 细胞——成纤维细胞、巨噬细胞、浆细胞、肥大细胞、脂肪细胞、未分化的间充质细胞、白细胞
│   │   └─ 细胞间质
│   │   ├─ 纤维成分——胶原纤维（白纤维）、弹性纤维（黄纤维）、网状纤维（嗜银纤维）
│   │   ├─ 基 质——蛋白多糖、糖蛋白和水
│   │   └─ 组织液——毛细血管动脉端渗出到基质内的液体
│   ├─ 致密结缔组织
│   │   ├─ 规则致密结缔组织——分布于肌腱、腱膜和韧带
│   │   ├─ 不规则致密结缔组织——分布于皮肤的真皮、硬脑膜、巩膜及许多器官的被膜等
│   │   └─ 弹性组织——分布于项韧带、黄韧带等
│   ├─ 脂肪组织
│   │   ├─ 黄（白）色脂肪组织——分布于皮下组织、网膜和系膜等处
│   │   └─ 棕色脂肪组织——在成人极少，在新生儿主要分布于肩胛间区、腋窝及颈后部等处
│   └─ 网状组织——分布于骨髓、淋巴结、脾等处
├─ 软骨
│   ├─ 组成
│   │   ├─ 软骨组织
│   │   │   ├─ 软骨细胞——是软骨中唯一的细胞类型，能合成和分泌纤维与基质
│   │   │   └─ 细胞间质
│   │   │   ├─ 基质——蛋白多糖（25%）和水（75%）
│   │   │   └─ 纤维——胶原纤维、弹性纤维、胶原原纤维
│   │   └─ 软骨膜——除关节软骨外，软骨表面均被覆有薄层致密结缔组织
│   └─ 分类
│   ├─ 透明软骨——分布于大部分喉软骨、呼吸道内的软骨、肋软骨、关节软骨
│   ├─ 弹性软骨——分布于耳郭、会厌和外耳道的软骨部
│   └─ 纤维软骨——分布于耻骨联合、椎间盘、关节盘、关节唇
├─ 骨组织——骨原细胞、成骨细胞、骨细胞、破骨细胞+有机质（基质、胶原纤维）+无机质
└─ 血液
     ├─ 血细胞
     │   ├─ 红细胞
     │   │   ├─ 男性（4.0~5.5）×10^12/L（400万~550万/mm³）
     │   │   └─ 女性（3.5~5.0）×10^12/L（350万~500万/mm³）
     │   ├─ 白细胞（4.0~10.0）×10⁹/L
     │   │   ├─ 粒细胞
     │   │   │   ├─ 中性粒细胞 0.5~0.7（50%~70%）
     │   │   │   ├─ 嗜酸粒细胞 0.005~0.05（0.5%~5%）
     │   │   │   └─ 嗜碱粒细胞 0~0.01（0~1%）
     │   │   └─ 无粒细胞
     │   │   ├─ 淋巴细胞 0.2~0.4（20%~40%）
     │   │   └─ 单核细胞 0.03~0.08（3%~8%）
     │   └─ 血小板（100~300）×10⁹/L（10万~30万/mm³）
     └─ 血浆——细胞间质

三、神经组织

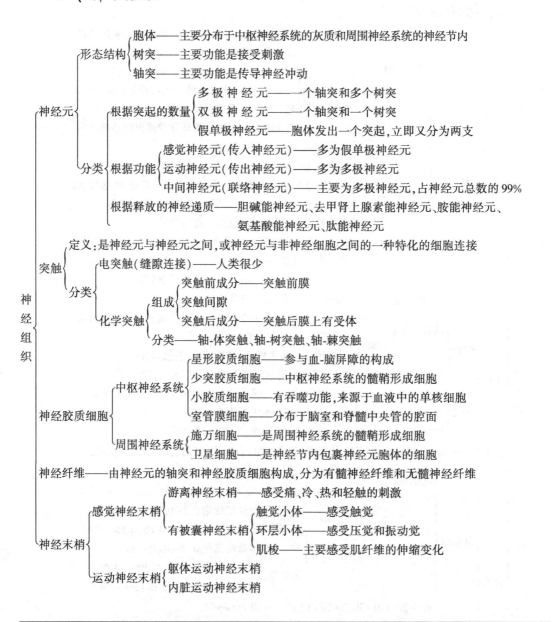

神经组织
- 神经元
  - 形态结构
    - 胞体——主要分布于中枢神经系统的灰质和周围神经系统的神经节内
    - 树突——主要功能是接受刺激
    - 轴突——主要功能是传导神经冲动
  - 分类
    - 根据突起的数量
      - 多极神经元——一个轴突和多个树突
      - 双极神经元——一个轴突和一个树突
      - 假单极神经元——胞体发出一个突起,立即又分为两支
    - 根据功能
      - 感觉神经元(传入神经元)——多为假单极神经元
      - 运动神经元(传出神经元)——多为多极神经元
      - 中间神经元(联络神经元)——主要为多极神经元,占神经元总数的99%
    - 根据释放的神经递质——胆碱能神经元、去甲肾上腺素能神经元、胺能神经元、氨基酸能神经元、肽能神经元
- 突触
  - 定义:是神经元与神经元之间,或神经元与非神经细胞之间的一种特化的细胞连接
  - 分类
    - 电突触(缝隙连接)——人类很少
    - 化学突触
      - 组成
        - 突触前成分——突触前膜
        - 突触间隙
        - 突触后成分——突触后膜上有受体
      - 分类——轴-体突触、轴-树突触、轴-棘突触
- 神经胶质细胞
  - 中枢神经系统
    - 星形胶质细胞——参与血-脑屏障的构成
    - 少突胶质细胞——中枢神经系统的髓鞘形成细胞
    - 小胶质细胞——有吞噬功能,来源于血液中的单核细胞
    - 室管膜细胞——分布于脑室和脊髓中央管的腔面
  - 周围神经系统
    - 施万细胞——是周围神经系统的髓鞘形成细胞
    - 卫星细胞——是神经节内包裹神经元胞体的细胞
- 神经纤维——由神经元的轴突和神经胶质细胞构成,分为有髓神经纤维和无髓神经纤维
- 神经末梢
  - 感觉神经末梢
    - 游离神经末梢——感受痛、冷、热和轻触的刺激
    - 有被囊神经末梢
      - 触觉小体——感受触觉
      - 环层小体——感受压觉和振动觉
      - 肌梭——主要感受肌纤维的伸缩变化
  - 运动神经末梢
    - 躯体运动神经末梢
    - 内脏运动神经末梢

歌诀

血 细 胞

血细胞,红白板,体小量多功能杂;
红细胞,量最多,形似圆盘双面凹,
成熟红细无核器,胞内充满血红蛋;

白细胞,体积大,嗜酸嗜碱中性粒,
单核淋巴无特粒,变形防御和免疫;
血小板,体积小,止血凝血修内皮。

第3章　运动系统

一、骨

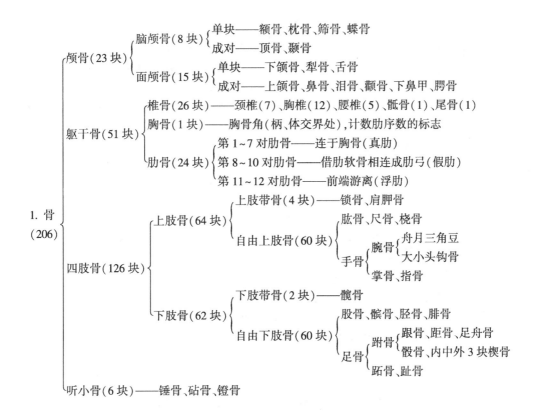

1. 骨
(206)
{
颅骨(23块)
{
脑颅骨(8块)
{
单块——额骨、枕骨、筛骨、蝶骨
成对——顶骨、颞骨
}
面颅骨(15块)
{
单块——下颌骨、犁骨、舌骨
成对——上颌骨、鼻骨、泪骨、颧骨、下鼻甲、腭骨
}
}
躯干骨(51块)
{
椎骨(26块)——颈椎(7)、胸椎(12)、腰椎(5)、骶骨(1)、尾骨(1)
胸骨(1块)——胸骨角(柄、体交界处),计数肋序数的标志
肋骨(24块)
{
第1~7对肋骨——连于胸骨(真肋)
第8~10对肋骨——借肋软骨相连成肋弓(假肋)
第11~12对肋骨——前端游离(浮肋)
}
}
四肢骨(126块)
{
上肢骨(64块)
{
上肢带骨(4块)——锁骨、肩胛骨
自由上肢骨(60块)
{
肱骨、尺骨、桡骨
手骨
{
腕骨
{
舟月三角豆
大小头钩骨
}
掌骨、指骨
}
}
}
下肢骨(62块)
{
下肢带骨(2块)——髋骨
自由下肢骨(60块)
{
股骨、髌骨、胫骨、腓骨
足骨
{
跗骨
{
跟骨、距骨、足舟骨
骰骨、内中外3块楔骨
}
跖骨、趾骨
}
}
}
}
听小骨(6块)——锤骨、砧骨、镫骨

🎵歌诀

骨 的 数 目

全身骨头虽难记,抓住要点就容易;
头颅躯干加四肢,二百零六分开记;
脑面颅骨二十三,额顶枕颞蝶筛犁,
舌颌腭颧甲泪骨;躯干共计五十一,
四肢一百二十六,全身骨头基本齐;
还有六块听小骨,藏在中耳鼓室里。

骨骼体表标志

骨骼体表突出部,针灸体检有用途;
从头到足认真触,首先摸摸脑面颅,
眶上下缘面颧骨,侧面颞弓和乳突,

下颌角和关节突,枕外隆凸最突出;
躯干脊柱颈第七,胸腰棘突向下数,
左右肋弓胸骨角,颈静切迹和剑突;
锁骨肩峰肩胛冈,肩胛下角对七肋,
内外上髁大结节,鹰嘴桡尺有茎突;
掌指足跖均好找,髋骨上缘为髂嵴,
前后上棘结节突,坐骨结节易触及;
耻骨结节莫害羞,股骨大转胫粗隆,
内外侧髁腓骨头,股骨前缘内外髁,
体表标志基本齐,认真触摸要牢记。

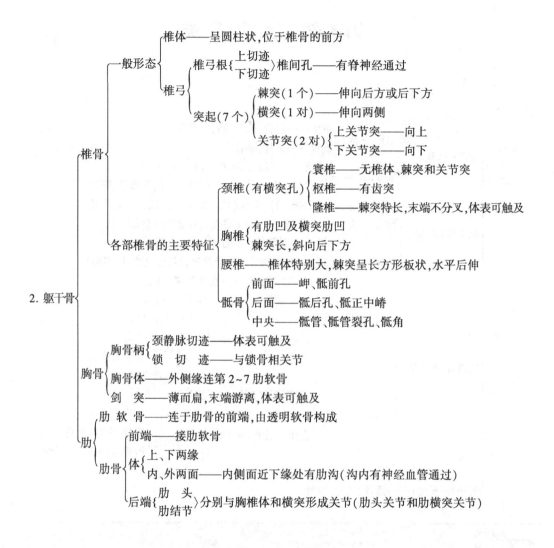

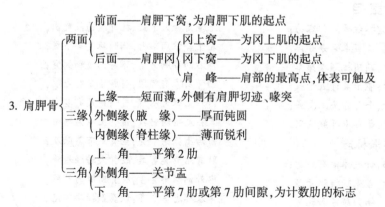

```
4. 颅的
   整体观
        ┌ 颅顶面观 ┬ 三条缝 ┬ 冠状缝——位于额骨与两顶骨之间
        │         │        ├ 矢状缝——位于左、右两顶骨之间
        │         │        └ 人字缝——位于两顶骨与枕骨之间
        │         └ 一结节——顶结节
        │
        │ 颅后面观 ┬ 人字缝
        │         └ 枕鳞——枕外隆凸,体表可触及
        │
        │ 颅底内面观 ┬ 颅前窝——额嵴、盲孔、鸡冠、筛板、筛孔
        │           ├ 颅中窝——蝶鞍(垂体窝、鞍背)、视神经管、眶上裂、破裂孔、圆孔、卵圆孔、
        │           │          棘孔、脑膜中动脉沟、三叉神经压迹
        │           └ 颅后窝——枕骨大孔、内耳门、斜坡、舌下神经管内口、枕内隆凸、横窦沟、
        │                      乙状窦沟、颈静脉孔
        │
        │ 颅底外面观 ┬ 骨腭、牙槽弓、牙槽、切牙孔、下颌窝、关节结节、破裂孔、卵圆孔、棘孔、颈动
        │           └ 脉管外口、颈静脉孔、茎突、乳突、茎乳孔、枕髁、枕骨大孔、舌下神经管外口
        │
        │ 颅侧面观——外耳门、颧弓、颞窝、颞下窝、翼点(额、顶、颞、蝶 4 骨汇合处)
        │
        └ 颅前面观 ┬ 额区——额鳞、额结节、眉弓、眉间
                  │
                  ├ 眶 ┬ 底 ┬ 眶上缘——眶上孔或眶上切迹
                  │     │    └ 眶下缘——眶下孔
                  │     ├ 尖——视神经管
                  │     ├ 上　壁——泪腺窝
                  │     ├ 下　壁——眶下裂、眶下沟、眶下管
                  │     ├ 内侧壁——泪囊窝、鼻泪管
                  │     └ 外侧壁——眶上裂向后通入颅中窝
                  │
                  ├ 骨性鼻腔 ┬ 顶——筛板
                  │          ├ 底——骨腭(上颌骨与腭骨构成)
                  │          ├ 外侧壁 ┬ 上、中、下鼻甲,蝶筛隐窝
                  │          │        └ 上、中、下鼻道
                  │          ├ 两口 ┬ 前口——梨状孔
                  │          │      └ 后口——鼻后孔
                  │          └ 骨性鼻中隔——由犁骨和筛骨垂直板构成
                  │
                  └ 鼻旁窦 ┬ 额　窦——开口于中鼻道
                           ├ 筛窦 ┬ 前中筛窦——开口于中鼻道
                           │      └ 后　筛　窦——开口于上鼻道
                           ├ 蝶　窦——开口于蝶筛隐窝
                           └ 上颌窦——开口于中鼻道
```

二、骨连接

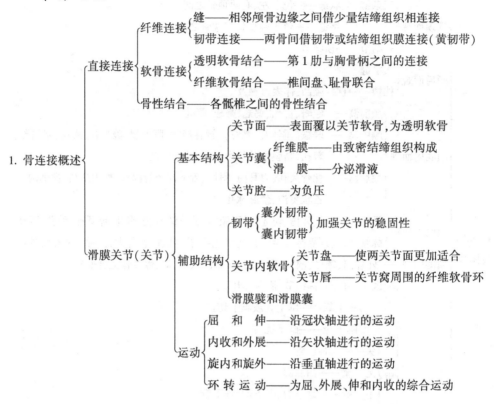

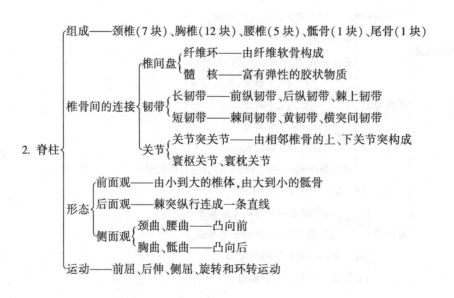

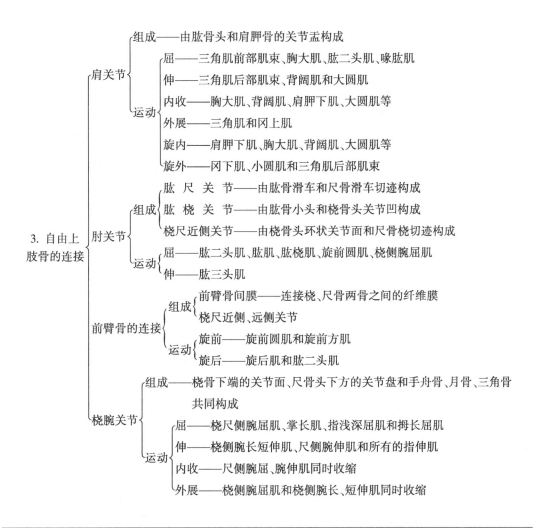

3. 自由上肢骨的连接

肩关节
　组成——由肱骨头和肩胛骨的关节盂构成
　运动
　　屈——三角肌前部肌束、胸大肌、肱二头肌、喙肱肌
　　伸——三角肌后部肌束、背阔肌和大圆肌
　　内收——胸大肌、背阔肌、肩胛下肌、大圆肌等
　　外展——三角肌和冈上肌
　　旋内——肩胛下肌、胸大肌、背阔肌、大圆肌等
　　旋外——冈下肌、小圆肌和三角肌后部肌束

肘关节
　组成
　　肱尺关节——由肱骨滑车和尺骨滑车切迹构成
　　肱桡关节——由肱骨小头和桡骨头关节凹构成
　　桡尺近侧关节——由桡骨头环状关节面和尺骨桡切迹构成
　运动
　　屈——肱二头肌、肱肌、肱桡肌、旋前圆肌、桡侧腕屈肌
　　伸——肱三头肌

前臂骨的连接
　组成
　　前臂骨间膜——连接桡、尺骨两骨之间的纤维膜
　　桡尺近侧、远侧关节
　运动
　　旋前——旋前圆肌和旋前方肌
　　旋后——旋后肌和肱二头肌

桡腕关节
　组成——桡骨下端的关节面、尺骨头下方的关节盘和手舟骨、月骨、三角骨共同构成
　运动
　　屈——桡尺侧腕屈肌、掌长肌、指浅深屈肌和拇长屈肌
　　伸——桡侧腕长短伸肌、尺侧腕伸肌和所有的指伸肌
　　内收——尺侧腕屈、腕伸肌同时收缩
　　外展——桡侧腕屈肌和桡侧腕长、短伸肌同时收缩

歌诀

肩关节

肩关节，有特点，头大盂浅唇加深，
肩关节囊薄而松，三轴运动最灵活，
运动灵活欠稳妥，前后上外肌腱强，
喙肱韧带附上方，肱二长头囊内过，
唯有下方薄弱处，运动不当头下脱。

肘关节

肱骨下端尺桡上，包于一个关节囊；

肱桡肱尺桡尺近，三个关节一名扬；
前后囊壁较松弛，向后脱位最常见；
桡尺两侧副韧带，两侧韧带来加强；
桡骨小头环韧带，半脱位在小儿郎；
肱尺为主屈伸忙，桡尺近远前后旋；
内外上髁鹰嘴三，三者关系不一般，
伸肘三点成直线，屈肘三者等腰三；
后脱位时嘴上移，髁上骨折位不变。

4. 自由下肢骨的连接

- 髋关节
  - 组成——由髋臼和股骨头构成
  - 运动
    - 屈——髂腰肌、股直肌、阔筋膜张肌和缝匠肌
    - 伸——臀大肌、股二头肌、半腱肌和半膜肌
    - 内收——耻骨肌、长收肌、股薄肌、短收肌和大收肌
    - 外展——臀中肌和臀小肌
    - 旋内——臀中肌和臀小肌的前部肌束
    - 旋外——髂腰肌、臀大肌、臀中肌、梨状肌、闭孔内外肌等
- 膝关节
  - 组成——由股骨下端、胫骨上端和髌骨构成
  - 运动
    - 屈——半腱肌、半膜肌、股二头肌、腘肌、缝匠肌、股薄肌和腓肠肌
    - 伸——股四头肌
    - 旋内——半腱肌、半膜肌、缝匠肌、股薄肌和腘肌
    - 旋外——股二头肌
- 踝关节
  - 组成——由胫、腓骨的下端和距骨滑车构成
  - 运动
    - 跖屈(屈)——小腿三头肌、趾长屈肌、跛长屈肌、胫骨后肌和腓骨长、短肌
    - 背屈(伸)——胫骨前肌、跛长伸肌、趾长伸肌和第3腓骨肌
    - 足内翻——胫骨前肌和胫骨后肌
    - 足外翻——腓骨长、短肌和第3腓骨肌

歌诀

髋 关 节

髋关髋臼股骨头,球窝关节属三轴;
髋臼深深股头藏,髋臼周缘唇加深;
髋臼切迹韧带封,髋臼窝内脂肪充;
厚而坚韧关节囊,颈前全部囊内包,
颈后部分在囊外,股颈骨折内外分;
股头韧带囊内牵,内含血管养股头;
囊外韧带有四条,髂股耻坐轮匝带;
关囊后下较薄弱,易从此部脱出头。

膝 关 节

股下胫上髌居前,结构复杂关节大,
屈伸为主可旋转,关节囊薄较松弛,
外有韧带加固它,胫腓侧副髌腘斜,
囊内韧带半月板,股胫髁间巧生长,
前后韧带相交叉,抽屉试验前后拉,
外前内后股胫间,伸膝前紧胫不前,

屈膝后紧胫后限,牵拉胫骨不离散,
内"C"外"O"半月板,缓冲稳固是专家,
膝关急骤强力动,内板易损受挤压。

小 腿 肌

小腿前群胫骨前,脚踢毽子足内翻;
跛长伸肌伸跛趾,羞羞答答躲中间;
趾长伸肌位在外,四个足趾伸向前;
前群都使足背屈,功能牢牢记心间;
后群小腿三头肌,红烧腓肠比目鱼,
腓肠还屈膝关节,跳起芭蕾足跟提;
胫骨后肌躲中间,也踢毽子足内翻;
跛长外起腓骨后,趾长内附胫骨面,
后群都使足跖屈,腘肌屈膝又内旋;
外群腓骨长短肌,足又外翻又跖屈;
小腿肌肉要牢记,万米比赛跑第一。

三、骨骼肌

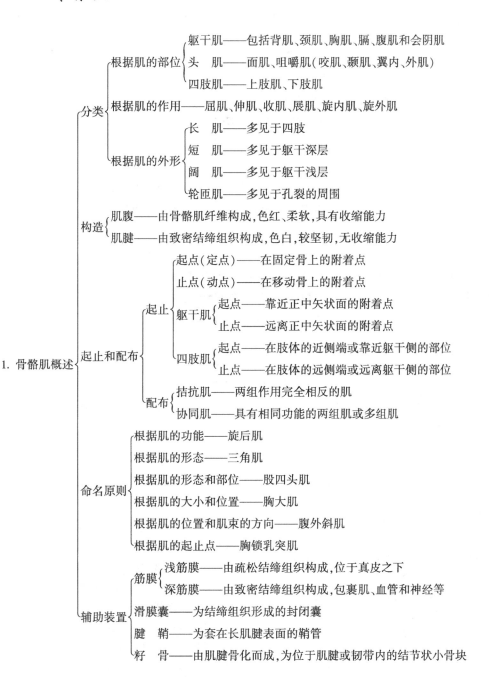

1. 骨骼肌概述
　分类
　　根据肌的部位
　　　躯干肌——包括背肌、颈肌、胸肌、膈、腹肌和会阴肌
　　　头　肌——面肌、咀嚼肌(咬肌、颞肌、翼内、外肌)
　　　四肢肌——上肢肌、下肢肌
　　根据肌的作用——屈肌、伸肌、收肌、展肌、旋内肌、旋外肌
　　根据肌的外形
　　　长　肌——多见于四肢
　　　短　肌——多见于躯干深层
　　　阔　肌——多见于躯干浅层
　　　轮匝肌——多见于孔裂的周围
　构造
　　肌腹——由骨骼肌纤维构成,色红、柔软,具有收缩能力
　　肌腱——由致密结缔组织构成,色白,较坚韧,无收缩能力
　起止和配布
　　起止
　　　起点(定点)——在固定骨上的附着点
　　　止点(动点)——在移动骨上的附着点
　　　躯干肌
　　　　起点——靠近正中矢状面的附着点
　　　　止点——远离正中矢状面的附着点
　　　四肢肌
　　　　起点——在肢体的近侧端或靠近躯干侧的部位
　　　　止点——在肢体的远侧端或远离躯干侧的部位
　　配布
　　　拮抗肌——两组作用完全相反的肌
　　　协同肌——具有相同功能的两组肌或多组肌
　命名原则
　　根据肌的功能——旋后肌
　　根据肌的形态——三角肌
　　根据肌的形态和部位——股四头肌
　　根据肌的大小和位置——胸大肌
　　根据肌的位置和肌束的方向——腹外斜肌
　　根据肌的起止点——胸锁乳突肌
　辅助装置
　　筋膜
　　　浅筋膜——由疏松结缔组织构成,位于真皮之下
　　　深筋膜——由致密结缔组织构成,包裹肌、血管和神经等
　　滑膜囊——为结缔组织形成的封闭囊
　　腱　鞘——为套在长肌腱表面的鞘管
　　籽　骨——由肌腱骨化而成,为位于肌腱或韧带内的结节状小骨块

形态——向上隆起呈穹隆状扁肌,中央部为中心腱

位置——位于胸、腹腔之间

2. 膈
　　起止 { 起点——剑突,下位 6 对肋骨和肋软骨的内面以及腰椎体的前面
　　　　　止点——中心腱

　　三个裂孔 { 主动脉裂孔——主动脉和胸导管通过
　　　　　　　食 管 裂 孔——食管和迷走神经通过
　　　　　　　腔 静 脉 孔——下腔静脉通过

　　作用——重要的呼吸肌 { 收缩时,膈顶下降,协助吸气
　　　　　　　　　　　　　 舒张时,膈顶上升,协助呼气

3. 腹肌

　　共同形成的结构

　　　　腹直肌鞘 { 前层——腹外斜肌腱膜、腹内斜肌腱膜前层
　　　　　　　　　 后层——腹内斜肌腱膜后层、腹横肌腱膜
　　　　　　　　　 腹白线——由两侧三层扁肌腱膜的纤维交织而成
　　　　　　　　　 半环线——由腹直肌鞘后层形成的游离下缘,位于脐下 4~5cm 处

　　　　腹股沟管 { 前壁——腹外斜肌腱膜和腹内斜肌
　　　　　　　　　 后壁——腹横筋膜和腹股沟镰
　　　　　　　　　 上壁——腹内斜肌和腹横肌的弓状下缘
　　　　　　　　　 下壁——腹股沟韧带
　　　　　　　　　 内容物 { 男性——精索
　　　　　　　　　　　　　　女性——子宫圆韧带

　　分别形成的结构 { 腹外斜肌——腹股沟韧带、腔隙韧带、耻骨梳韧带、腹股沟管皮下环
　　　　　　　　　　 腹内斜肌 } 腹股沟镰、提睾肌
　　　　　　　　　　 腹 横 肌

歌诀

上 肢 带 肌

上肢带肌要记全,三角伸屈内外旋,
一二三四练外展,练好外展得三年;
上下冈,大小圆,上外展,下外旋,
小圆个小也外旋,大圆个大站下边,
大圆肩下功能同,上臂内收又内旋;
上肢带肌整五块,功能牢牢记心间。

膈

膈如穹窿阔而扁,三个裂孔上下通,
主动脉孔在脚间,降主动脉胸导过,

食管裂孔在左前,迷走神经食管过,
腔静脉孔在右前,恰好穿过中心腱。

腹 股 沟 管

腹股沟管肌腱裂,管长仅有四五厘;
男性精索来通过,女性子宫圆韧过;
内外两口四个壁,外口浅环内深环,
前壁外腱腹内斜,后壁腹横筋膜镰,
上壁弓形内横肌,下壁腹股韧带连。

第 4 章　消 化 系 统

一、消化系统的组成

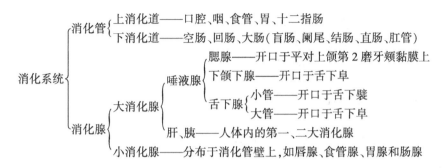

消化系统
- 消化管
  - 上消化道——口腔、咽、食管、胃、十二指肠
  - 下消化道——空肠、回肠、大肠(盲肠、阑尾、结肠、直肠、肛管)
- 消化腺
  - 大消化腺
    - 唾液腺
      - 腮腺——开口于平对上颌第 2 磨牙颊黏膜上
      - 下颌下腺——开口于舌下阜
      - 舌下腺
        - 小管——开口于舌下襞
        - 大管——开口于舌下阜
    - 肝、胰——人体内的第一、二大消化腺
  - 小消化腺——分布于消化管壁上,如唇腺、食管腺、胃腺和肠腺

二、食 管

食管
- 分部
  - 颈部——5cm,平对第 6 颈椎体下缘至胸骨颈静脉切迹之间
  - 胸部——18~20cm,是胸骨颈静脉切迹与膈食管裂孔之间的一段
  - 腹部——1~2cm,是食管裂孔至贲门之间的一段
- 三个狭窄
  - ①起始处,相当于第 6 颈椎体下缘水平,距中切牙约 15cm
  - ②与左主支气管交叉处,相当于第 4、5 胸椎体之间水平,距中切牙约 25cm
  - ③穿膈处,相当于第 10 胸椎水平,距中切牙约 40cm
- 微细结构
  - 上皮——复层扁平上皮
  - 黏膜下层——食管腺(黏液腺)
  - 肌层
    - 上 1/3 为骨骼肌
    - 中 1/3 为骨骼肌和平滑肌
    - 下 1/3 为平滑肌

歌诀

舌乳头

舌外黏膜舌内肌,"V"形界沟分根体;
舌背黏膜乳头多,各有功能要牢记;
丝状乳头菌叶状,加上轮廓共四样;
丝状体小遍舌背,感受触觉较敏锐;
菌状稍大红点状,舌尖舌缘丝间找;
叶状位于侧缘后,人类不发黏膜皱;
轮廓乳头体积大,界沟前方好寻找;
菌状轮廓及叶状,含有味蕾辨滋味。

咽

前后略扁肌性道,上宽下窄漏斗状;
十二厘米计长度,消化呼吸共通道;

咽的前壁不完整,向前分别通三腔,
鼻腔口腔和喉腔,侧通鼓室咽鼓管;
软腭会厌分界面,鼻口喉咽三部分。

食管

食管肌性前后扁,颈胸腹部三部分;
食管狭窄有三处,起始左主穿膈处,
异物肿瘤好发部,距牙十五二十五,
四十厘米穿膈过,临床插管心有数;
食管结构有特点,上皮复层扁平状,
黏膜下层食管腺,肌层分为骨平滑,
上骨下滑中骨滑,吞咽上快下缓慢。

三、胃

胃
- 容积——1500ml
- 形态
  - 两口
    - 入口——贲门,与食管相续
    - 出口——幽门,与十二指肠相连
  - 两缘
    - 上缘——胃小弯,凹向右上方
    - 下缘——胃大弯,凸向左下方
  - 两壁
    - 前壁——与肝左叶、膈、腹前外侧壁相贴
    - 后壁——与膈、左肾上半部、左肾上腺、网膜囊、胰等相邻
- 分部
  - 贲门部——位于贲门附近的部分
  - 胃底——贲门左侧向左上方凸出的部分,亦称胃穹窿
  - 胃体——胃的中部,位于胃底和幽门部之间
  - 幽门部
    - 左侧——幽门窦,胃窦是胃溃疡和癌症的好发部位
    - 右侧——幽门管
- 位置——中等充盈情况下,大部分位于左季肋区,小部分位于腹上区
- 微细结构
  - 上皮——单层柱状上皮(胞质内含大量黏原颗粒,故称表面黏液细胞)
  - 固有层——胃腺
    - 贲门腺——为黏液性腺
    - 幽门腺——分泌黏液与促胃液素
    - 胃底腺
      - 主细胞——分泌胃蛋白酶原
      - 壁细胞——分泌盐酸和内因子
      - 颈黏液细胞——分泌可溶性的酸性黏液
  - 肌层——平滑肌
    - 内斜
    - 中环——形成贲门括约肌和幽门括约肌
    - 外纵
  - 外膜——浆膜:由表面的间皮和深部的薄层结缔组织构成

歌诀

乳牙

乳牙二十切尖磨,始齐脱落六三六;
乳牙始萌六月娃,一岁左右已有八,
三岁以前要出齐,六岁渐脱换新牙。

胃

胃全空虚呈管状,高度充盈似球囊,
体型不同体位变,年龄性别有影响;
半卧中等充盈度,胃居剑下左季肋,
胃似扁囊前后壁,出入两口上下缘,
贲门幽门大小弯,入口贲门接食管,
出口幽门续指肠,小弯猛拐角切迹,
大弯凸向左下方;通常将胃分四部,
贲门底体幽门部,幽部再分窦和管,
中间沟为分界处,幽门窦近小弯处,
溃疡胃癌好发处,及时诊治莫延误。

十二指肠

十二指肠呈"C",全长二十五厘米;
自右环抱胰头部,上降平升分四部;
十二指肠幽门起,上部长约五厘米,
水平后移肝胆下,急转折弯降部移,
上部称球黏膜平,溃疡穿孔好发部;
降部平对腰一三,后内侧壁大乳头,
距中切牙七五厘,胆总胰管共开口;
平部左拐脊柱前,升部腰二左侧居,
左侧急转空肠起,十二指肠空肠曲,
Treitz 韧带曲后牵,空肠标志人人有。

四、肝

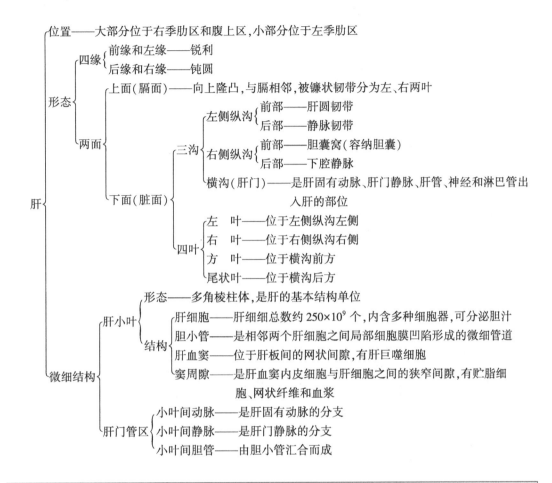

第5章　呼 吸 系 统

一、呼吸道

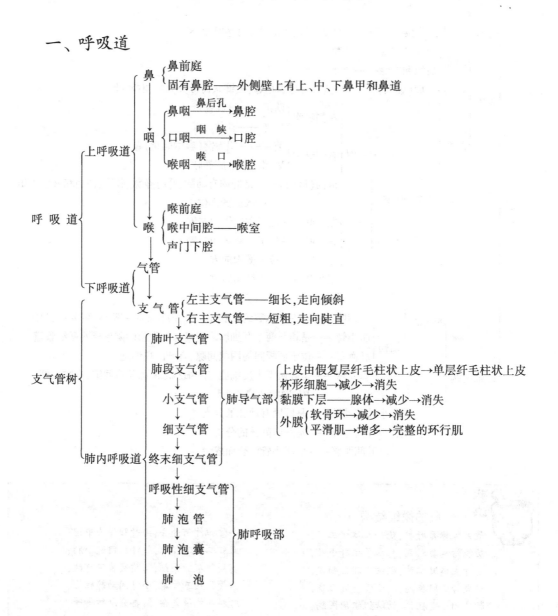

二、喉

```
      ┌位置——位于颈前部正中,平对第4~6颈椎体高度
      │        ┌软骨┌单块——甲状软骨、环状软骨、会厌软骨
      │        │    └成对——杓状软骨
      │        │    ┌环杓关节——使声门裂开大或缩小
      │    组成┤关节┤
      │        │    └环甲关节——使声带紧张或松弛
      │        │    ┌一群作用于环杓关节——扩大或缩小声门裂
      │        └喉肌┤
  喉 ─┤             └一群作用于环甲关节——紧张或松弛声带
      │        ┌两口┌上口(喉口)——喉的入口,朝向后上方
      │        │    └下口——通向气管
      │        │    ┌前庭襞——上方的一对矢状位黏膜皱襞
      │        │两襞┤
      │        │    └声　襞——下方的一对矢状位黏膜皱襞
      │    喉腔┤    ┌前庭裂——两侧前庭襞之间的裂隙
      └        │两裂┤
               │    └声门裂——两侧声襞及杓状软骨基底部之间的裂隙,为喉腔最狭窄处
               │    ┌喉前庭——经喉口通向喉咽
               │三部┤喉中间腔——喉室
               │    └声门下腔——下连气管
               └一室——喉室,为前庭襞与声襞之间的梭形隐窝
```

前皮肌峡后食管,旁邻甲侧大血管,
颈部前有甲状峡,切开常选三至五;
胸部较长上纵内,后贴食管如一家,
"C"形缺口朝向后,食物通过不用愁;
管权平齐胸骨角,左右主支下外伸,
左近横平而长,右较陡直短粗状,
气管隆嵴偏向左,异物易落右侧腔,

气管隆嵴半月形,气管镜检好定位;
管腔断面镜下观,由内向外分三层,
黏膜又分两薄层,假复上皮是特征,
黏膜下层最疏松,腺体生长较旺盛,
外膜结缔组织中,透明软骨作支撑,
"C"形软骨缺口处,平滑致密结缔封。

三、肺

肺
- 位置——位于胸腔内,膈的上方和纵隔的两侧
- 形态
  - 一尖——肺尖,突入颈根部,高出锁骨内侧 1/3 上方 2~3cm
  - 一底——肺底,即膈面,与膈相邻
  - 两面
    - 外侧面(肋　面)——与肋及肋间肌相邻
    - 内侧面(纵隔面)——中部为肺门,为血管、神经、淋巴管、主支气管等出入的部位
  - 三缘
    - 前缘——锐利,左肺前缘下部有左肺心切迹
    - 下缘——锐利,随呼吸而上下移动
    - 后缘——钝圆,位于脊柱两旁
  - 分叶
    - 左肺——较狭长,由斜裂分为上、下 2 叶
    - 右肺——较宽短,由斜裂和水平裂分为上、中、下 3 叶
  - 叶间裂
    - 左肺——斜裂
    - 右肺——斜裂和水平裂
- 微细结构
  - 实质
    - 肺导气部
      - 肺叶支气管
      - 肺段支气管
      - 小、细支气管
      - 终末细支气管
      } 传导气体
    - 肺呼吸部
      - 呼吸性细支气管——连有少量肺泡
      - 肺泡管——连有大量肺泡
      - 肺泡囊——由几个肺泡围成
      - 肺　泡——Ⅰ、Ⅱ型肺泡细胞
      } 气体交换
  - 间质——结缔组织、血管、淋巴管和神经
- 血管
  - 功能性血管
    - 肺动脉及其分支
    - 肺静脉及其属支
  - 营养性血管
    - 支气管动脉及其分支
    - 支气管静脉及其属支
- 肺下界的体表投影
  - 锁骨中线——与第 6 肋相交
  - 腋　中　线——与第 8 肋相交
  - 肩　胛　线——与第 10 肋相交

歌诀　肺的微细结构

肺的实质分两部,导气呼吸称为树,
肺叶肺段小终末,一棵大树倒栽葱,
管壁渐薄径变细,平滑成环黏膜皱,

杯腺软骨渐消失,假复上皮变单柱;
呼吸部,镜下瞧,呼吸细支管囊泡,
不开花,不结果,运送气体日夜忙;

肺泡隔在肺泡间，薄层结缔来充填，
内含毛细血管网，巨浆肥大弹性纤；
毛细血管肺泡腔，腔间隔壁称屏障；
六层结构紧相依，内皮两膜液上皮；
若是日久忘记了，"鸡毛蒜皮"帮记忆，
血中废气肺换氧，交换必经此屏障。

肺

两肺形似圆锥形，左肺狭长右宽短，
尖底两面和三缘，尖过锁骨底凹陷，

前下锐利后钝圆，左肺前缘心切迹，
下缘位于膈肌上，呼吸运动显著变；
外侧圆凸内凹陷，内后中央有肺门，
神支管巴常出入，淋巴结常守肺门；
斜裂另加水平裂，左二右三是分叶，
左肺斜裂分上下，右斜水平三叶分；
两肺下缘投影同，锁骨中线六肋平，
腋中线与八肋交，肩胛线交十肋平。

第6章　泌尿系统

一、肾

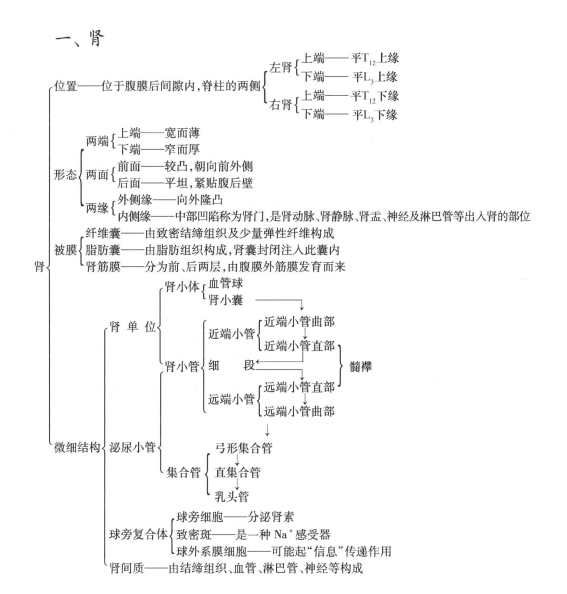

二、膀胱

膀胱
- 位置——位于盆腔内,耻骨联合后方
- 形态——空虚时近似锥体形,充盈时呈椭圆形
- 容积——350~500ml
- 分部——分为膀胱尖、膀胱体、膀胱底和膀胱颈4部分
- 毗邻
  - 男性
    - 前面——耻骨联合
    - 后面——直肠、精囊、输精管壶腹
    - 上方——小肠
    - 下方——前列腺
  - 女性
    - 前面——耻骨联合
    - 后面——子宫颈、阴道上端
    - 上方——子宫
    - 下方——尿生殖膈
- 微细结构
  - 黏膜
    - 上皮——变移上皮
    - 皱襞
      - 空虚时出现,充盈时消失
      - 膀胱三角——位于两输尿管入口与尿道内口之间的三角形区域,无皱襞,是膀胱结核、肿瘤的好发部位
  - 肌层
    - 由内纵、中环、外纵3层平滑肌组成
    - 尿道内口处环形肌增厚形成膀胱括约肌(或称尿道内括约肌)

歌诀

肾 窦

肾门向内有间房,各种结构里面藏,
动静肾盂大小盏,淋巴神经和脂肪。

膀 胱

膀胱空虚锥体形,尖颈底大体膨隆,
膀胱最下膀胱颈,尖底之间称膀体;
女颈盆膈相毗邻,男颈接于前列底;
后方子宫阴道女,精囊壶腹直肠男;
隐匿盆内是空虚,膀升吻壁见充盈,

此时联合上穿刺,不伤腹膜不污染;
膀胱内面覆黏膜,皱襞出现膀收缩;
膀胱底内三角形,不见皱襞黏膜平,
输尿两口尿道口,膀胱三角故得名,
膀胱镜检作标志,结核肿瘤好发部;
输尿管口之间襞,尿管间襞有意义,
膀胱镜下苍白带,寻找尿口的标志。

第7章　男性生殖系统

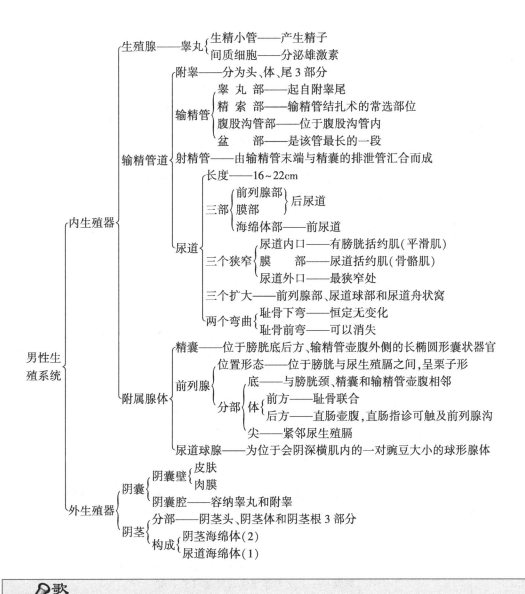

附　睾

附睾形似小爬虫,睾丸后上度一生;
分为头体和尾部,肿瘤结核好发部;
附睾好比小学校,培养精子是特长。

前列腺

膀胱颈下前列腺,前后略扁似板栗,

上底下尖膈上邻,后面平坦中浅沟,
直肠壶腹居腺后,直肠指诊可触及;
男性尿道中间穿,中年以后腺退化,
压迫尿道排尿难,老年增生腺肥大,
严重可致尿潴留,直肠前壁仔细摸,
前列腺沟有改变,该腺肥大纵沟消。

第8章　女性生殖系统

```
女性生殖系统
├─ 内生殖器
│  ├─ 生殖腺 ── 卵巢
│  │    ├─ 产生卵细胞
│  │    │    ├─ 原始卵泡
│  │    │    ├─ 生长卵泡 ── 分为初级卵泡和次级卵泡
│  │    │    ├─ 成熟卵泡
│  │    │    └─ 排卵(次级卵母细胞和第一极体)
│  │    └─ 分泌雌激素 ── 由卵泡细胞和卵泡膜细胞分泌
│  ├─ 输卵管
│  │    ├─ 输卵管子宫部 ── 开口于子宫腔
│  │    ├─ 输卵管峡 ── 输卵管结扎术的常选部位
│  │    ├─ 输卵管壶腹 ── 受精部位
│  │    └─ 输卵管漏斗 ── 输卵管伞是手术时识别输卵管的标志
│  ├─ 子宫
│  │    ├─ 形态 ── 呈前后略扁、倒置的梨形
│  │    ├─ 分部
│  │    │    ├─ 子宫底
│  │    │    ├─ 子宫体
│  │    │    └─ 子宫颈
│  │    │         ├─ 阴道部 ── 肿瘤的好发部位
│  │    │         └─ 阴道上部
│  │    ├─ 内腔
│  │    │    ├─ 上部 ── 子宫腔,呈倒置的三角形
│  │    │    └─ 下部 ── 子宫颈管
│  │    │         ├─ 上口 ── 通向子宫腔
│  │    │         └─ 下口 ── 通向阴道
│  │    ├─ 位置 ── 位于盆腔的中央,前邻膀胱,后邻直肠,下接阴道,两侧有输卵管
│  │    │           和卵巢,呈轻度的前倾前屈位
│  │    ├─ 固定装置
│  │    │    ├─ 盆底肌 ── 承托
│  │    │    ├─ 韧带
│  │    │    │    ├─ 子宫阔韧带 ── 限制侧移
│  │    │    │    ├─ 子宫圆韧带 ── 维持前倾
│  │    │    │    ├─ 子宫主韧带 ── 防止脱垂
│  │    │    │    └─ 骶子宫韧带 ── 维持前屈
│  │    │    └─ 结缔组织 ── 牵拉
│  │    └─ 月经周期
│  │         ├─ 增生期 ── 第5~14天,卵泡生长发育,又称卵泡期
│  │         ├─ 分泌期 ── 第15~28天,排卵,黄体形成,又称黄体期
│  │         └─ 月经期 ── 第1~4天,卵未受精,黄体退化
│  ├─ 阴道
│  │    ├─ 毗邻
│  │    │    ├─ 前邻膀胱和尿道
│  │    │    └─ 后邻直肠
│  │    ├─ 阴道穹 ── 分前、后和左、右侧穹,后穹最深,紧邻直肠子宫陷凹
│  │    └─ 结构
│  │         ├─ 黏膜 ── 上皮为非角化的复层扁平上皮
│  │         ├─ 肌层 ── 为平滑肌,阴道外口有骨骼肌构成的环形括约肌
│  │         └─ 外膜 ── 为富有弹性纤维的致密结缔组织
│  └─ 前庭大腺 ── 与男性尿道球腺相当,黄豆大小,位于阴道口两侧,前庭球的后方,阴
│                 道括约肌的深面
└─ 外生殖器(女阴)
     ├─ 阴阜 ── 位于耻骨联合前面的皮肤隆起
     ├─ 大、小阴唇 ── 为纵形的皮肤隆起
     ├─ 阴道前庭 ── 是两侧小阴唇之间的裂隙
     ├─ 阴蒂 ── 相当于男性的阴茎
     └─ 前庭球 ── 相当于男性的尿道海绵体,位于阴道口和尿道口两侧
```

第9章 腹 膜

腹膜
- 分部 {脏腹膜、壁腹膜} 腹膜腔
  - 男性——完全封闭
  - 女性——经输卵管腹腔口、输卵管、子宫腔和阴道间接地通向外界
- 与腹盆腔脏器的关系
  - 腹膜内位器官——胃、空回肠、盲肠、阑尾、横结肠、乙状结肠、脾、卵巢和输卵管等
  - 腹膜间位器官——升降结肠、直肠上段、胆囊、肝、膀胱和子宫等
  - 腹膜外位器官——十二指肠降部和水平部、直肠中段、胰、肾、肾上腺和输尿管等
- 形成的结构
  - 网膜
    - 小网膜
      - 肝胃韧带——内含胃左、右血管等
      - 肝十二指肠韧带——内含胆总管、肝固有动脉和肝门静脉
    - 大网膜——由4层腹膜构成,悬垂于胃大弯和横结肠之间
    - 网膜囊——是位于胃和小网膜后方的前后扁窄的腹膜间隙
  - 系膜——肠系膜、阑尾系膜、横结肠系膜和乙状结肠系膜
  - 韧带
    - 肝的韧带——镰状韧带(内含肝圆韧带)、冠状韧带、左右三角韧带
    - 脾的韧带——胃脾韧带、脾肾韧带、膈脾韧带
    - 胃的韧带——肝胃韧带、胃脾韧带、胃结肠韧带和胃膈韧带
  - 陷凹
    - 男性——直肠膀胱陷凹(为腹膜腔的最低部位)
    - 女性——膀胱子宫陷凹、直肠子宫陷凹(为腹膜腔的最低部位)

歌诀

卵巢的功能
卵巢本是女性腺,四种细胞要牢记;
卵母细胞形成卵,激素源于三细胞,
卵泡细胞膜细胞,黄体细胞来帮忙;
妊娠绝经门细胞,它能分泌雄激素。

输卵管
细长弯曲输卵管,输送卵子肌性管,
内细外粗喇叭形,内外两端两口通,
向外直达腹膜腔,向内借口通宫腔;
输卵管长分四部,宫峡壶腹漏斗齐,
子宫部分细而短,峡部短直较狭窄,
结扎手术常被选;壶腹粗长变弯曲,
卵子常在此受精;漏斗末端一把伞,
搜寻卵子贡献大,临床识别莫忘记。

腹膜
腹膜面积大无边,贴在腹盆内表面;
形成陷凹和皱襞,包裹腹盆各脏器;
脏器均有腹膜盖,二者关系呈三态;
内位器官各面包,胃空回盲阑卵巢,
横结乙状脾卵管;间位器官三面裹,
直肠上段升降肠,子宫膀胱肝胆囊;
外位器官遮一面,胰头胰体肾上腺,
直肠中段输尿管,十二指肠降平部;
肝胃横结网膜连,大小网膜各一片;
小位肝门胃小弯,十二指肠上部间,
大连大弯横结肠,四层腹膜围裙状,
裙可移动找病灶,内含血管和脂肪;
系膜陷凹和韧带,名称根据部位变,
壁脏腹膜相互移,形成双层腹膜系,
阑尾系膜肠系膜,乙状结肠横结系;
脏壁腹膜围成腔,男性密闭女通外。

第10章　脉管系统

一、心

位置——位于中纵隔内,约2/3居正中矢状面的左侧,1/3居正中矢状面的右侧

心
- 形态
  - 尖(心尖)——朝向左前下方,由左心室构成,在左侧第5肋间隙、左锁骨中线内侧1~2cm处可扪及心尖搏动
  - 底(心底)——朝向右后上方,由左、右心房共同构成
  - 两面
    - 胸肋面(前面)——朝向左前上方,大部分由右心室和右心房构成,小部分由左心耳和左心室构成
    - 膈　面(下面)——由左心室和部分右心室构成
  - 三缘
    - 左缘——主要由左心室构成,仅上方小部分有左心耳参与
    - 右缘——由右心房构成
    - 下缘——由右心室和心尖构成
  - 四沟
    - 冠状沟——心房与心室在心表面的分界标志
    - 前室间沟 } 左、右心室在心表面的分界标志
    - 后室间沟
    - 后房间沟——位于心底,与房间隔后缘一致,是左、右心房在心表面的分界标志
- 毗邻
  - 前方——朝向胸骨和第2~6肋软骨,大部分被肺和胸膜遮盖
  - 后方——平对第5~8胸椎,邻近食管、迷走神经和胸主动脉等
  - 两侧——与胸膜腔和肺相邻
  - 上方——与出入心的大血管(主动脉、肺动脉干和上腔静脉等)相连
  - 下方——邻膈
- 心腔
  - 右心房
    - 入口——上、下腔静脉口和冠状窦口
    - 出口——右房室口
  - 右心室
    - 入口——右房室口(三尖瓣)
    - 出口——肺动脉口(肺动脉瓣)
  - 左心房
    - 入口——左、右肺上、下静脉(4个)
    - 出口——左房室口
  - 左心室
    - 入口——左房室口(二尖瓣)
    - 出口——主动脉口(主动脉瓣)
- 传导系统——包括窦房结(正常起搏点)、房室结、房室束、左右束支和浦肯野纤维网

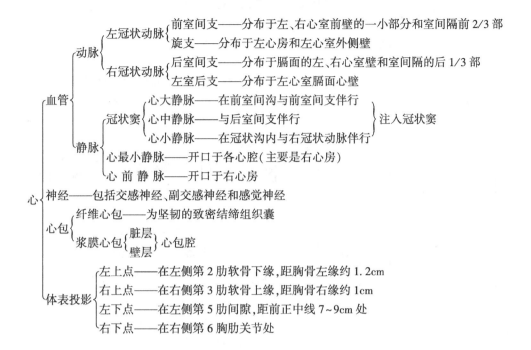

二、体循环的动脉

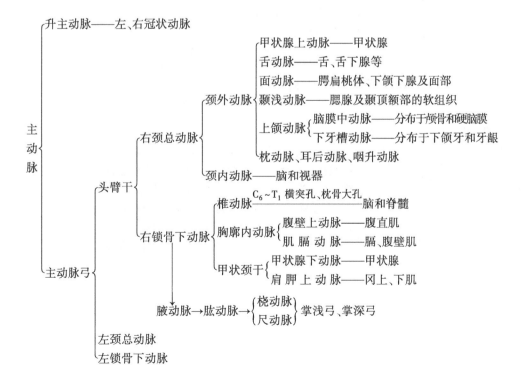

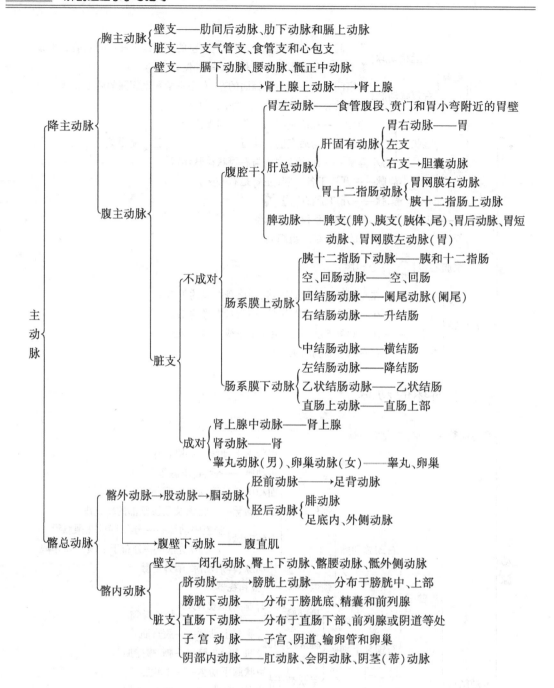

三、肝门静脉系

肝门静脉
- 组成
  - 肠系膜上静脉
  - 脾静脉←肠系膜下静脉
- 特点
  - ①肝门静脉为入肝的静脉
  - ②肝门静脉起、止端均为毛细血管
  - ③肝门静脉及其属支没有功能性的静脉瓣
  - ④可以看作肝的功能性血管
- 收集范围——腹腔内不成对脏器(肝除外)的静脉血,包括食管腹段、胃、小肠、大肠(到直肠上部)、胰、胆囊和脾的静脉血
- 属支——肠系膜上静脉、肠系膜下静脉、脾静脉、胃左静脉、胃右静脉、附脐静脉和胆囊静脉
- 与上、下腔静脉系之间的交通途径
  - 肝门静脉→胃左静脉→食管静脉丛→食管静脉→奇静脉→上腔静脉
  - 肝门静脉→脾静脉→肠系膜下静脉→直肠上静脉→直肠静脉丛→直肠下静脉与肛静脉→髂内静脉→髂总静脉→下腔静脉
  - 肝门静脉→附脐静脉→脐周静脉网
    - ①胸腹壁静脉→胸外侧静脉→腋静脉→锁骨下静脉
    - ②腹壁上静脉→胸廓内静脉→头臂静脉→上腔静脉
    - ③腹壁浅静脉→大隐静脉→股静脉→髂外静脉
    - ④腹壁下静脉→髂外静脉→髂总静脉→下腔静脉

歌诀

心腔结构

一套房子11个门,迎来送去不停留,
请你猜猜它是啥,每间房子几个门?
房接静脉室动起,同侧房室口相通,
四入左房三入右,左右两侧房室口,
主肺动脉口连室,引导血液定向流,
房室口与主肺口,均有瓣膜顺开启,
逆流关闭似阀门,血液定向不反流。

心腔内防止血液反流的结构

右房入口有两瓣,血流易进不能返;
房室口处纤维环,左右环上附尖瓣,
左二右三房室瓣,瓣底附于纤维环,
瓣连腱索乳头肌,结构功能成一体;
心室收缩瓣环缩,血液推动瓣闭锁,
乳头肌缩腱索牵,瓣膜不至心房翻,
心室收缩射血时,血液回房被阻拦,
别时容易见时难,回房难于上青天;

二三尖瓣复合体,保证血液定向流;
主肺动脉起始口,半月瓣膜作开关,
心室收缩瓣膜开,心室舒张瓣充盈,
开弓没有回头箭,血液回室难上难。

卵巢、子宫动脉

腹主卵巢髂内宫,两脏血源不相同;
悬韧带里卵动静,卵巢手术断流通;
桥下有水桥在动,手术断桥靠子宫。

股动脉

股动脉,要记真,一大分支叫股深;
旋股外,走前群,千万别忘穿动脉,
穿出四条进后群,二三分支上面跟;
旋髂浅,腹壁浅,一外一内不可分。

肝门静脉属支

门脉属支有七条,系膜上下要记牢;
胆囊脐脾胃左右,收集腹腔奇脏器。

四、淋巴系统的组成

淋巴系统
├─ 淋巴管道
│   ├─ 毛细淋巴管——是淋巴管道的起始段,几乎遍布全身各处
│   ├─ 淋巴管——由毛细淋巴管汇合而成,可分为浅、深淋巴管两种
│   ├─ 淋巴干(9 条)
│   │   ├─ 左右颈干——由头、颈部的淋巴管汇合而成
│   │   ├─ 左右锁骨下干——由上肢及部分胸壁的淋巴管汇合而成
│   │   ├─ 左右支气管纵隔干——由胸腔脏器及部分胸腹壁的淋巴管汇合而成
│   │   ├─ 左右腰干——由下肢、盆部及腹腔内成对器官及部分腹壁的淋巴管汇合而成
│   │   └─ 肠干——由腹腔内不成对器官的淋巴管汇合而成
│   └─ 淋巴导管
│   ├─ 胸导管——注入左静脉角,收纳左侧上半身及整个下半身,即全身 3/4 区域的淋巴
│   └─ 右淋巴导管——注入右静脉角,收纳右侧上半身,即右上 1/4 区域的淋巴
├─ 淋巴器官
│   ├─ 淋巴结
│   │   ├─ 形态——为大小不一的圆形或椭圆形灰红色小体,有 400~450 个
│   │   ├─ 分布
│   │   │   ├─ 四肢——多位于关节屈侧或肌肉围成的沟、窝内
│   │   │   └─ 内脏——多位于脏器的门附近或腹、盆部血管分支周围
│   │   ├─ 结构
│   │   │   ├─ 皮质
│   │   │   │   ├─ 浅层皮质(淋巴小结)——主要由 B 淋巴细胞构成
│   │   │   │   ├─ 副皮质区——主要由 T 淋巴细胞聚集而成
│   │   │   │   └─ 皮质淋巴窦——包括被膜下淋巴窦和小梁周窦
│   │   │   └─ 髓质
│   │   │   ├─ 髓索——由 B 淋巴细胞、浆细胞和巨噬细胞等构成
│   │   │   └─ 髓窦——腔内有较多的巨噬细胞
│   │   ├─ 淋巴通路——淋巴→输入淋巴管→皮质淋巴窦→髓窦→输出淋巴管→出淋巴结门
│   │   └─ 功能——滤过淋巴液和进行免疫应答
│   ├─ 脾
│   │   ├─ 位置——位于左季肋区,恰与第 9~11 肋相对,长轴与第 10 肋一致
│   │   ├─ 形态
│   │   │   ├─ 两面——膈面隆凸,脏面凹陷(脾门)
│   │   │   ├─ 两缘
│   │   │   │   ├─ 上缘——锐利,有 2~3 个脾切迹(触诊脾的标志)
│   │   │   │   └─ 下缘——钝厚
│   │   │   └─ 两端
│   │   │   ├─ 前端——较宽阔,朝向前外方
│   │   │   └─ 后端——钝圆,朝向后内方
│   │   ├─ 结构
│   │   │   ├─ 白髓
│   │   │   │   ├─ 动脉周围淋巴鞘——主要由 T 淋巴细胞围绕中央动脉构成
│   │   │   │   └─ 淋巴小结——主要由大量 B 淋巴细胞构成
│   │   │   ├─ 边缘区——位于白髓和红髓交界处,含有 T 淋巴细胞和 B 淋巴细胞,并含有较多的巨噬细胞
│   │   │   └─ 红髓
│   │   │   ├─ 脾索——内含有较多 B 淋巴细胞,也有许多树突状细胞、巨噬细胞和 T 淋巴细胞
│   │   │   └─ 脾血窦——形态不规则的腔隙
│   │   └─ 功能——滤血、造血、储血及免疫应答
│   └─ 胸腺、腭扁桃体
└─ 淋巴组织——主要分布于消化道、呼吸道、泌尿和生殖管道的黏膜内

第 11 章　感 觉 器 官

一、眼

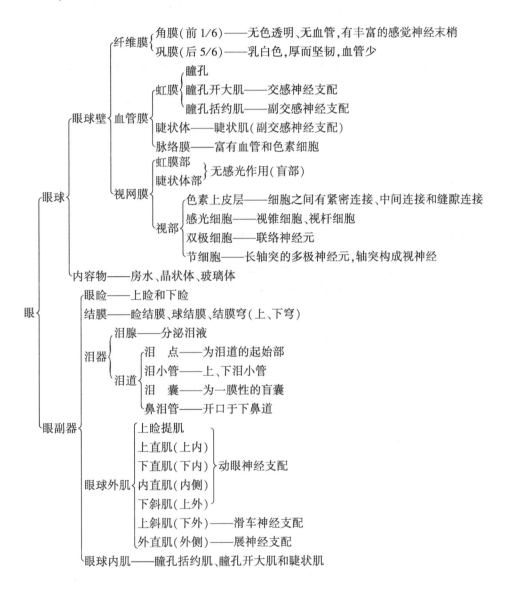

歌诀

眼

眼壁结构分三层,纤维血管视网膜;
纤维膜,包在外,角膜透明巩乳白,
外膜内面血管膜,虹膜睫状脉络膜,
虹膜内肌两平滑,副括约肌交开大,
睫肌收缩突向内,带松晶体曲度加;
前薄后厚脉络膜,三分之二占中膜,
柔软光滑含血管,具有弹性薄棕色;
视网膜,在最内,视部感光盲无奈,
视神出球留视盘,色白圆隆血管穿,

眼底内侧可寻觅,盘无感光称盲点,
颞侧偏下沿视盘,三点五毫寻黄斑,
视力敏锐中央凹,唯有视锥光色辨;
视网膜,外内瞳,色视双极节细胞;
眼球内容三部分,房水晶状玻璃体,
均无血管色透明,稳压折光养角晶,
角膜水晶玻璃体,组成眼球屈光系;
眼球外肌肌七块,四直两斜一上提;
眼球内肌共三块,睫状瞳孔括约开。

二、耳

```
耳 ┬ 外耳 ┬ 耳郭 ┬ 外耳门——收集声波
   │      │      └ 耳 垂——临床上常用的采血部位
   │      └ 外耳道 ┬ 软骨部——外侧1/3,皮肤含有毛囊、皮脂腺和耵聍腺
   │                └ 骨 部——内侧2/3
   │
   ├ 中耳 ┬ 鼓室 ┬ 六个壁 ┬ 上 壁——鼓室盖壁,分隔鼓室与颅中窝
   │      │      │        ├ 下 壁——颈静脉壁,分隔鼓室与颈内静脉起始部
   │      │      │        ├ 前 壁——颈动脉壁,上方有咽鼓管的开口
   │      │      │        ├ 后 壁——乳突壁,上部有乳突窦的开口
   │      │      │        ├ 外侧壁——鼓膜壁,大部分由鼓膜构成,鼓膜分为松弛部和紧张部
   │      │      │        └ 内侧壁——迷路壁,后上方有一呈卵圆形的前庭窗,后下方有一呈圆形的蜗窗,
   │      │      │                   前庭窗被镫骨底封闭
   │      │      └ 内容物——听小骨(锤骨、砧骨、镫骨)、韧带、肌肉、血管和神经
   │      ├ 咽 鼓 管——沟通鼓室和鼻咽部的管道,维持鼓膜内外的气压平衡
   │      ├ 乳 突 窦——是鼓室与乳突小房间的小腔
   │      └ 乳突小房——为颞骨乳突内的许多含气小腔
   │
   └ 内耳 ┬ 骨迷路 ┬ 前 庭——是位居骨迷路中部的空腔
          │        ├ 骨半规管——分别称为前、后和外骨半规管
          │        └ 耳蜗 ┬ 前庭阶——位于上方,内充外淋巴
          │               ├ 蜗 管——位于中间,内充内淋巴
          │               └ 鼓 阶——位于下方,内充外淋巴
          └ 膜迷路 ┬ 椭 圆 囊——椭圆囊斑 ┐位置觉感受器——感受直线加速或减速运动的刺激
                   │ 球   囊——球囊斑   ┘
                   ├ 膜半规管——膜壶腹——壶腹嵴——位置觉感受器——感受旋转运动的刺激
                   └ 蜗   管——基膜——螺旋器——听觉感受器
```

第 12 章　神 经 系 统

一、脊髓

脊髓 {

位置——椎管内 {
上端——平枕骨大孔处与延髓相连
下端 {
成　人——平第 1 腰椎体下缘
新生儿——平第 3 腰椎体下缘
}
}

外形 {
形态——呈前后略扁、粗细不等的圆柱状结构，长 42~45cm
1 个圆锥——脊髓圆锥(终丝)
2 个膨大 {
颈　膨　大(C_4~T_1)——连有分布到上肢的神经
腰骶膨大(L_2~S_3)——连有分布到下肢的神经
}
6 条沟裂 {
前正中裂——较深
后正中沟——较浅
左右前外侧沟——连有脊神经前根
左右后外侧沟——连有脊神经后根
}
31 个脊髓节段——$C_{1~8}$,$T_{1~12}$,$L_{1~5}$,$S_{1~5}$,C_{01}
脊髓节段与椎骨的对应关系 {
$C_{1~4}$与同序数椎骨的椎体相对应
$C_{5~8}$、$T_{1~4}$比同序数椎骨高 1 个椎体
$T_{5~8}$比同序数椎骨高 2 个椎体
$T_{9~12}$比同序数椎骨高 3 个椎体
$L_{1~5}$平对第 10~12 胸椎体
$S_{1~5}$、C_{01}平对第 1 腰椎体
}
}

内部结构 {
灰质 {
前角——由前角运动神经元组成 {
前角内侧核:支配躯干肌
前角外侧核:支配四肢肌
}
后角——由中间神经元组成
中间带 {
中间内侧核——轴突组成脊髓小脑前束
中间外侧核 {
T_1(或 C_8)~L_3(或 L_2)——侧角(交感神经节前神经元)
$S_{2~4}$节段——骶副交感核
}
}
}
白质 {
固有束和背外侧束——紧贴灰质周围,为脊髓节段间的联络纤维
上行纤维束 {
薄束、楔束——传导深感觉及精细触觉
脊髓小脑前束、后束——向小脑传导本体感觉冲动
脊髓丘脑束(侧束、前束)——传导痛觉、温度觉、粗触觉
}
下行纤维束 {
皮质脊髓束(前束、侧束)——管理骨骼肌的随意运动
红核脊髓束——调节屈肌的活动和肌张力
前庭脊髓束——调节身体的平衡
顶盖脊髓束——完成视、听觉的防御反射活动
内侧纵束——与头颈和眼球外肌的反射活动有关
网状脊髓束——调节肌张力
}
}
}
}

二、脑干

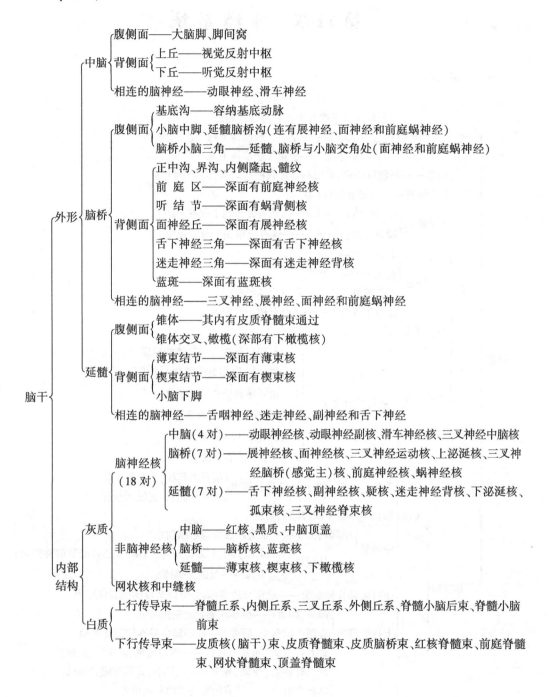

脑干
- 外形
  - 中脑
    - 腹侧面——大脑脚、脚间窝
    - 背侧面
      - 上丘——视觉反射中枢
      - 下丘——听觉反射中枢
    - 相连的脑神经——动眼神经、滑车神经
  - 脑桥
    - 腹侧面
      - 基底沟——容纳基底动脉
      - 小脑中脚、延髓脑桥沟(连有展神经、面神经和前庭蜗神经)
      - 脑桥小脑三角——延髓、脑桥与小脑交角处(面神经和前庭蜗神经)
    - 背侧面
      - 正中沟、界沟、内侧隆起、髓纹
      - 前庭区——深面有前庭神经核
      - 听结节——深面有蜗背侧核
      - 面神经丘——深面有展神经核
      - 舌下神经三角——深面有舌下神经核
      - 迷走神经三角——深面有迷走神经背核
      - 蓝斑——深面有蓝斑核
    - 相连的脑神经——三叉神经、展神经、面神经和前庭蜗神经
  - 延髓
    - 腹侧面
      - 锥体——其内有皮质脊髓束通过
      - 锥体交叉、橄榄(深部有下橄榄核)
    - 背侧面
      - 薄束结节——深面有薄束核
      - 楔束结节——深面有楔束核
      - 小脑下脚
    - 相连的脑神经——舌咽神经、迷走神经、副神经和舌下神经
- 内部结构
  - 灰质
    - 脑神经核(18对)
      - 中脑(4对)——动眼神经核、动眼神经副核、滑车神经核、三叉神经中脑核
      - 脑桥(7对)——展神经核、面神经核、三叉神经运动核、上泌涎核、三叉神经脑桥(感觉主)核、前庭神经核、蜗神经核
      - 延髓(7对)——舌下神经核、副神经核、疑核、迷走神经背核、下泌涎核、孤束核、三叉神经脊束核
    - 非脑神经核
      - 中脑——红核、黑质、中脑顶盖
      - 脑桥——脑桥核、蓝斑核
      - 延髓——薄束核、楔束核、下橄榄核
    - 网状核和中缝核
  - 白质
    - 上行传导束——脊髓丘系、内侧丘系、三叉丘系、外侧丘系、脊髓小脑后束、脊髓小脑前束
    - 下行传导束——皮质核(脑干)束、皮质脊髓束、皮质脑桥束、红核脊髓束、前庭脊髓束、网状脊髓束、顶盖脊髓束

脊髓的位置与外形

脊髓位于椎管内,上平大孔连延髓,
成人下端平腰一,前后略扁圆柱状,
末端变细称圆锥,全长粗细不均匀,
颈腰膨大有成因;表面六条纵行沟,
前裂后沟要记清,前后外侧沟成对,

前根后根侧沟挂;八十二,五五一,
脊髓节段三十一,圆锥下端连终丝,
腰骶尾部脊神经,丝周缠绕成马尾,
临床穿刺选腰椎,脊髓安全有保障。

三、小脑

小脑 ┬ 位置——位于颅后窝内,在延髓和脑桥的背侧
　　　├ 外形 ┬ 小　脑　蚓——中间缩细的部分
　　　│　　　└ 小脑半球——两侧膨隆的部分
　　　└ 结构 ┬ 小脑皮质——较大脑皮质简单
　　　　　　　└ 小脑核 ┬ 顶　　核——属于原小脑,主要接受来自原小脑皮质的纤维
　　　　　　　　　　　　├ 齿状核——最大,属于新小脑,接受来自新小脑皮质的纤维
　　　　　　　　　　　　├ 栓状核 ┐
　　　　　　　　　　　　└ 球状核 ┘ 在进化上属于旧小脑

小　脑

小脑位于颅后窝,腹侧延髓脑桥依,
后上小脑幕相隔,端脑枕叶底相对;
小脑三脚脑干连,中间缩细小脑蚓,
两侧膨大属半球,上面平坦下中凹,
大孔外上扁桃体,外伤血肿颅压高,
扁体嵌入枕大孔,形成小脑扁桃疝,
压迫延髓生命危;浅层灰质小脑皮,
小脑叶片沟分离,内部白质称髓质,
小脑核埋髓质内,顶核球状栓齿核,

新齿旧顶上下走,新旧栓球争上游。
间　脑
间脑体小不足2%,大脑半球中脑连,
几乎全被大脑盖,部分腹侧露底外;
中间矢隙三脑室,左右间脑分两边;
间脑分为五部分,后上下底背丘脑,
背丘前下寻下丘,交叉漏斗连垂体,
灰结节后乳头体,下丘结构基本齐,
听视反射内外膝,室旁缩宫视上压。

四、间脑

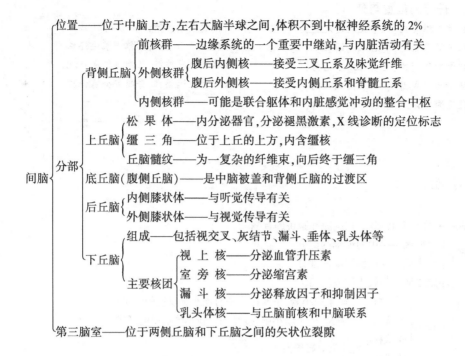

```
       ┌─ 位置——位于中脑上方,左右大脑半球之间,体积不到中枢神经系统的2%
       │
       │            ┌─────────┬─ 前核群——边缘系统的一个重要中继站,与内脏活动有关
       │            │ 背侧丘脑 │ 外侧核群 ┬─ 腹后内侧核——接受三叉丘系及味觉纤维
       │            │         │         └─ 腹后外侧核——接受内侧丘系和脊髓丘系
       │            │         └─ 内侧核群——可能是联合躯体和内脏感觉冲动的整合中枢
       │            │         ┌─ 松 果 体——内分泌器官,分泌褪黑激素,X线诊断的定位标志
       │            │ 上丘脑  ┤  缰 三 角——位于上丘的上方,内含缰核
       │            │         └─ 丘脑髓纹——为一复杂的纤维束,向后终于缰三角
  间脑 ┤     分部   ┤ 底丘脑(腹侧丘脑)——是中脑被盖和背侧丘脑的过渡区
       │            │ 后丘脑 ┬─ 内侧膝状体——与听觉传导有关
       │            │        └─ 外侧膝状体——与视觉传导有关
       │            │        ┌─ 组成——包括视交叉、灰结节、漏斗、垂体、乳头体等
       │            │ 下丘脑 ┤          ┌─ 视 上 核——分泌血管升压素
       │            │        │ 主要核团 ┤  室 旁 核——分泌缩宫素
       │            │        │          │  漏 斗 核——分泌释放因子和抑制因子
       │            │        │          └─ 乳头体核——与丘脑前核和中脑联系
       └─ 第三脑室——位于两侧丘脑和下丘脑之间的矢状位裂隙
```

五、大脑

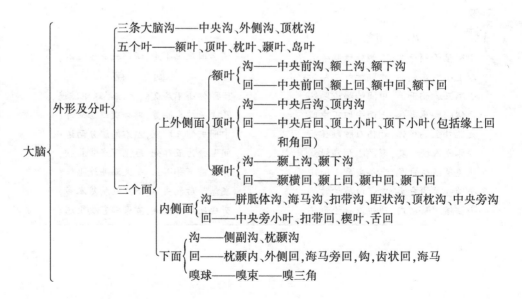

```
       ┌─────────┬─ 三条大脑沟——中央沟、外侧沟、顶枕沟
       │         │  五个叶——额叶、顶叶、枕叶、颞叶、岛叶
       │         │            ┌─ 额叶 ┬─ 沟——中央前沟、额上沟、额下沟
       │         │            │       └─ 回——中央前回、额上回、额中回、额下回
       │         │            │  顶叶 ┬─ 沟——中央后沟、顶内沟
  大脑 ┤ 外形及分叶 ┤ 上外侧面 ┤       └─ 回——中央后回、顶上小叶、顶下小叶(包括缘上回
       │         │            │                 和角回)
       │  三个面  │            └─ 颞叶 ┬─ 沟——颞上沟、颞下沟
       │         │                    └─ 回——颞横回、颞上回、颞中回、颞下回
       │         │  内侧面 ┬─ 沟——胼胝体沟、海马沟、扣带沟、距状沟、顶枕沟、中央旁沟
       │         │         └─ 回——中央旁小叶、扣带回、楔叶、舌回
       │         │  下面 ┬─ 沟——侧副沟、枕颞沟
       │         └       ┤  回——枕颞内、外侧回,海马旁回,钩,齿状回,海马
       │                 └─ 嗅球——嗅束——嗅三角
```

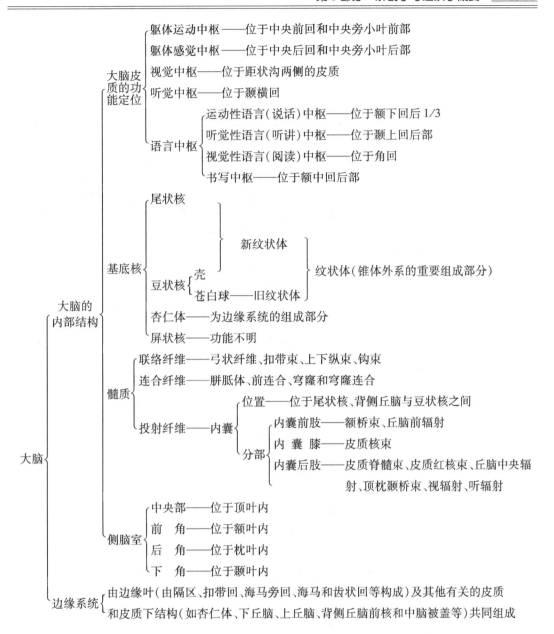

六、脊神经(31 对)

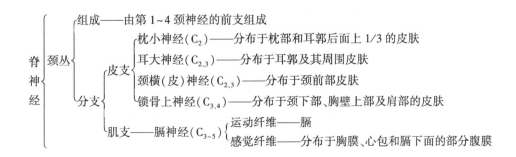

脊神经

臂丛
- 组成——由第5~8颈神经前支和第1胸神经前支的大部分组成
- 分支
  - 胸长神经（$C_{5~7}$）——支配前锯肌，损伤可出现"翼状肩"体征
  - 肩胛上神经（$C_{5~6}$）——支配冈上、下肌
  - 肩胛背神经（$C_{4~5}$）——支配菱形肌和肩胛提肌
  - 肌皮神经（$C_{5~7}$）
    - 臂部掌侧肌（喙肱肌、肱二头肌、肱肌）
    - 前臂外侧皮（前臂外侧皮神经）
  - 正中神经（$C_5~T_1$）
    - 肌支——支配除肱桡肌、尺侧腕屈肌和指深屈肌尺侧半以外的前臂肌前群、鱼际肌（拇收肌除外）和第1、2蚓状肌
    - 皮支——分布于掌心、鱼际和桡侧3个半手指的掌侧面及其中远节指背皮肤。正中神经主干损伤后表现为"猿手"
  - 尺神经（$C_7~T_1$）
    - 肌支——支配尺侧腕屈肌、指深屈肌尺侧半、小鱼际肌、拇收肌、第3、4蚓状肌和骨间肌
    - 皮支——分布于小鱼际和小指掌侧面尺侧半皮肤、环指和小指掌侧面相对缘的皮肤、手背尺侧半以及小指、环指和中指尺侧半背面的皮肤。尺神经主干损伤后表现为"爪形手"
  - 桡神经（$C_5~T_1$）
    - 肌支——支配肱桡肌和前臂肌后群及肱三头肌
    - 皮支——分布于手背桡侧半和桡侧两个半手指近节背面的皮肤。桡神经主干损伤后表现为"垂腕征"
  - 腋神经（$C_{5~6}$）
    - 肌支——支配三角肌和小圆肌
    - 皮支——分布于肩部及臂上1/3外侧部的皮肤
  - 胸背神经（$C_{6~8}$）——支配背阔肌
  - 肩胛下神经（$C_{5~7}$）——支配肩胛下肌和大圆肌
  - 胸内、外侧神经（$C_5~T_1$）——支配胸大肌、胸小肌

胸神经前支的分布规律
- T_2——相当于胸骨角平面
- T_4——相当于乳头平面
- T_6——相当于剑突平面
- T_8——相当于肋弓平面
- T_{10}——相当于脐平面
- T_{12}——分布于耻骨联合与脐连线中点平面

腰丛
- 组成——由第12胸神经前支的一部分、第1~3腰神经的前支和第4腰神经前支的一部分组成
- 分支
  - 髂腹下神经（$T_{12}~L_1$）
    - 肌支——支配腹肌前外侧群的下部
    - 皮支——分布于耻区和腹股沟区的皮肤
  - 髂腹股沟神经（L_1）
    - 肌支——支配腹肌前外侧群的下部
    - 皮支——分布于腹股沟区及阴囊（或大阴唇）的皮肤
  - 股外侧皮神经（$L_{2,3}$）——分布于大腿外侧区的皮肤
  - 股神经（$L_{2~4}$）
    - 肌支——支配耻骨肌、缝匠肌和股四头肌
    - 皮支
      - 前皮支分布于股前区和部分股内侧区皮肤
      - 隐神经分布于小腿内侧面及足内侧缘的皮肤
  - 闭孔神经（$L_{2~4}$）
    - 肌支——支配闭孔外肌和大腿肌内侧群
    - 皮支——分布于股内侧区部分皮肤
  - 生殖股神经（$L_{1~2}$）
    - 肌支——支配提睾肌
    - 皮支——分布于阴囊（或大阴唇）及其附近的皮肤

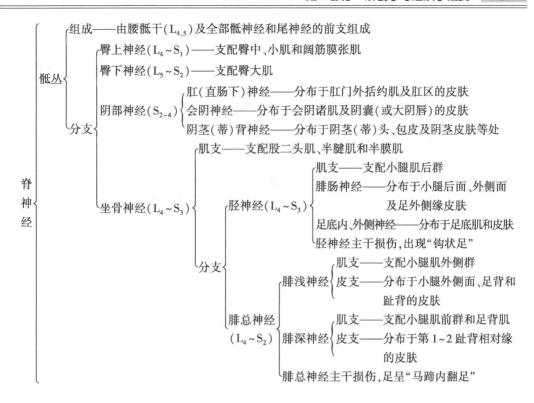

七、脑神经(12 对)

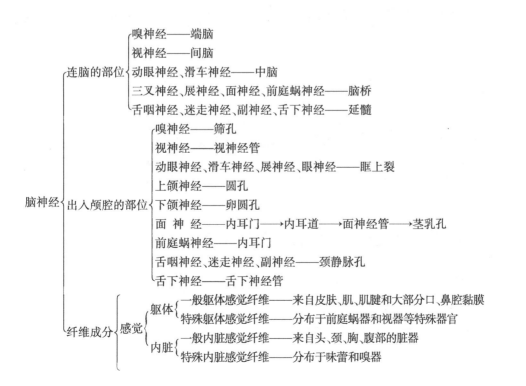

$$
脑神经
\begin{cases}
纤维成分
\begin{cases}
运动
\begin{cases}
躯体——支配来自肌节的横纹肌(眼球外肌、舌肌等) \\
内脏
\begin{cases}
一般内脏运动纤维——支配平滑肌、心肌和腺体 \\
特殊内脏运动纤维——支配由鳃弓衍化而来的横纹肌(咀嚼肌、面肌、 \\
\qquad 咽喉肌、胸锁乳突肌和斜方肌等)
\end{cases}
\end{cases} \\
性质
\begin{cases}
感觉性脑神经——包括嗅神经、视神经和前庭蜗神经 \\
运动性脑神经——包括动眼神经、滑车神经、展神经、副神经和舌下神经 \\
混合性脑神经——包括三叉神经、面神经、舌咽神经和迷走神经 \\
含有副交感纤维的脑神经——包括动眼神经、面神经、舌咽神经和迷走神经
\end{cases} \\
神经核
\begin{cases}
躯\ 体\ 运\ 动\ 核——动眼神经核、滑车神经核、展神经核、舌下神经核 \\
特殊内脏运动核——三叉神经运动核、面神经核、疑核、副神经核 \\
一般内脏运动核——动眼神经副核、上下泌涎核、迷走神经背核 \\
内\ 脏\ 感\ 觉\ 核——孤束核 \\
一般躯体感觉核——三叉神经中脑核、三叉神经脑桥核、三叉神经脊束核 \\
特殊躯体感觉核——前庭神经核、蜗神经核
\end{cases}
\end{cases}
$$

八、躯干、四肢本体感觉与精细触觉传导通路

肌肉 肌腱 关节 皮肤 } 周围突 脊神经 → 脊神经节 第1级神经元 → 中枢突 经脊神经后根入脊髓后索形成薄束、楔束 → 薄束核、楔束核 第2级神经元

交叉(内侧丘系交叉)至对侧,形成内侧丘系 (在延髓中央管腹侧) → 丘脑腹后外侧核 第3级神经元 → 丘脑中央辐射 经内囊后肢 →大脑皮质中央后回中、上部及中央旁小叶后部

九、躯干、四肢的痛、温度觉和粗触觉传导通路

颈部、躯干、四肢皮肤 } 周围突 脊神经 → 脊神经节 第1级神经元 → 中枢突 随脊神经后根入脊髓后角 → 脊髓灰质后角 第2级神经元

交叉至对侧,形成脊髓丘脑侧束和脊髓丘脑前束 (在白质前连合)(痛、温度觉纤维)(粗触觉纤维) → 丘脑腹后外侧核 第3级神经元 → 丘脑中央辐射 经内囊后肢 →大脑皮质中央后回中、上部及中央旁小叶后部

十、头面部痛、温度觉和触压觉传导通路

头面部皮肤 口鼻腔黏膜 } 周围突 三叉神经 → 三叉神经节 第1级神经元 → 中枢突 随三叉神经根入脑桥 → 三叉神经脑桥核(触觉) 第2级神经元 三叉神经脊束核(痛、温觉) → 交叉至对侧,形成三叉丘系 三叉丘系交叉

→ 丘脑腹后内侧核 第3级神经元 → 丘脑中央辐射 经内囊后肢 →中央后回的下部

十一、锥体系

1. 皮质核束以及对脑神经运动核的控制情况（控制双侧或对侧）

中央前回下部
上运动神经元 —— 皮质核束 —— 脑神经运动核 —— 脑神经 —— III、IV、VI→眼球外肌；
经内囊膝 在脑干不同平面部分纤维交叉 下运动神经元

V→咀嚼肌；VII→面肌；IX、X→咽喉肌；XI→胸锁乳突肌、斜方肌；XII→舌肌

2. 皮质脊髓束

中央前回上中部及
中央旁小叶的前部
上运动神经元 —— 皮质脊髓束 —— { 大部分经锥体交叉形成皮质脊髓侧束
经内囊后肢及脑干 { 小部分不交叉，形成皮质脊髓前束，在脊髓内逐节交叉——→

脊髓前角运动神经元
下运动神经元 →脊神经→躯干肌和四肢肌

歌诀

脑 神 经

前人留下一名谣,脑神经的名序表:
I嗅II视III动眼,IV滑V叉VI外展,
VII面VIII庭IX舌咽,迷副舌下十二全。

脑神经的性质

I II VIII对司感觉,V VII IX X属混合,
其余五对管运动,III VII IX X副交感。

脑神经的连脑部位

I连端脑II间脑,III腹IV背在中脑,
V VI VII VIII连脑桥,最后四对延髓找。

舌的神经分布

舌根苦,舌尖甜,舌背两侧尝酸咸;
面体尖,根舌咽,三叉神经管一般;
舌肌内外骨骼肌,舌下神经来管理。

臂肌的神经支配

肱二头肌喙肱肌,屈肘功能靠肌皮;
肱三头肌位臂后,伸肘功能桡管理。

前臂肌的神经支配

桡神经,真神气,前臂伸肌肱桡肌,

桡神支配莫怀疑;尺神经,好委屈,
指深屈肌尺侧半,尺侧腕屈尺联系;
其他屈肌正中管,前臂肌肉各有依。

手肌的神经支配

两条神经管手肌,尺管拇收小鱼际,
骨间三四蚓状肌,正中神经管其余。

股 神 经

股神经,腰丛发,股动外侧入三角,
缝匠股四先来到,耻骨髂肌后报到,
股前髌下小腿内,足内侧缘全知晓,
髌韧带,轻轻敲,损伤无法见膝跳。

坐 骨 神 经

坐骨神经最粗大,经梨下孔出盆腔,
臀肌深面入股后,坐结大转之间跨,
股后肌支发数支,半腱半膜股二头;
分支平面差异大,多在腘窝分两叉,
小腿后群胫分布,小腿前外腓总管,
胫伤之后钩状足,腓总损伤足下垂。

第13章 内分泌系统

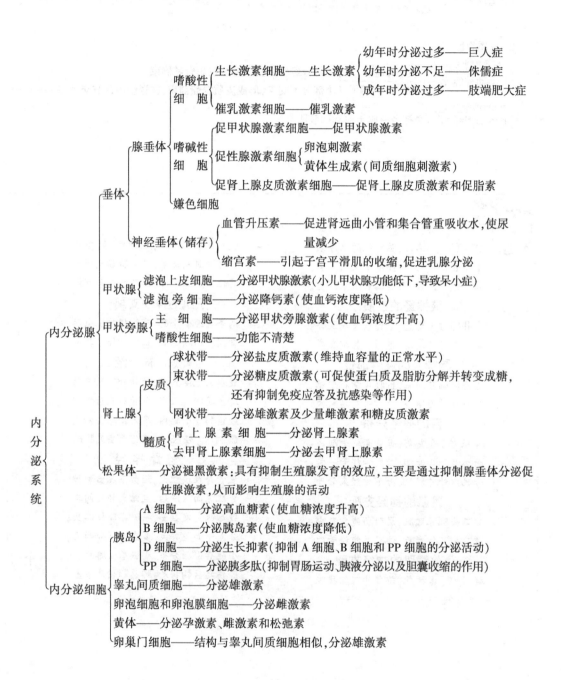

内分泌系统
├ 内分泌腺
│ ├ 垂体
│ │ ├ 腺垂体
│ │ │ ├ 嗜酸性细胞
│ │ │ │ ├ 生长激素细胞——生长激素
│ │ │ │ │ ├ 幼年时分泌过多——巨人症
│ │ │ │ │ ├ 幼年时分泌不足——侏儒症
│ │ │ │ │ └ 成年时分泌过多——肢端肥大症
│ │ │ │ └ 催乳激素细胞——催乳激素
│ │ │ ├ 嗜碱性细胞
│ │ │ │ ├ 促甲状腺激素细胞——促甲状腺激素
│ │ │ │ ├ 促性腺激素细胞
│ │ │ │ │ ├ 卵泡刺激素
│ │ │ │ │ └ 黄体生成素(间质细胞刺激素)
│ │ │ │ └ 促肾上腺皮质激素细胞——促肾上腺皮质激素和促脂素
│ │ │ └ 嫌色细胞
│ │ └ 神经垂体(储存)
│ │   ├ 血管升压素——促进肾远曲小管和集合管重吸收水,使尿量减少
│ │   └ 缩宫素——引起子宫平滑肌的收缩,促进乳腺分泌
│ ├ 甲状腺
│ │ ├ 滤泡上皮细胞——分泌甲状腺激素(小儿甲状腺功能低下,导致呆小症)
│ │ └ 滤泡旁细胞——分泌降钙素(使血钙浓度降低)
│ ├ 甲状旁腺
│ │ ├ 主细胞——分泌甲状旁腺激素(使血钙浓度升高)
│ │ └ 嗜酸性细胞——功能不清楚
│ ├ 肾上腺
│ │ ├ 皮质
│ │ │ ├ 球状带——分泌盐皮质激素(维持血容量的正常水平)
│ │ │ ├ 束状带——分泌糖皮质激素(可促使蛋白质及脂肪分解并转变成糖,还有抑制免疫应答及抗感染等作用)
│ │ │ └ 网状带——分泌雄激素及少量雌激素和糖皮质激素
│ │ └ 髓质
│ │   ├ 肾上腺素细胞——分泌肾上腺素
│ │   └ 去甲肾上腺素细胞——分泌去甲肾上腺素
│ └ 松果体——分泌褪黑激素:具有抑制生殖腺发育的效应,主要是通过抑制腺垂体分泌促性腺激素,从而影响生殖腺的活动
└ 内分泌细胞
  ├ 胰岛
  │ ├ A细胞——分泌高血糖素(使血糖浓度升高)
  │ ├ B细胞——分泌胰岛素(使血糖浓度降低)
  │ ├ D细胞——分泌生长抑素(抑制A细胞、B细胞和PP细胞的分泌活动)
  │ └ PP细胞——分泌胰多肽(抑制胃肠运动、胰液分泌以及胆囊收缩的作用)
  ├ 睾丸间质细胞——分泌雄激素
  ├ 卵泡细胞和卵泡膜细胞——分泌雌激素
  ├ 黄体——分泌孕激素、雌激素和松弛素
  └ 卵巢门细胞——结构与睾丸间质细胞相似,分泌雄激素

第4部分　解剖学与组织胚胎学综合练习题

第1章　绪　　论

一、名词解释

1. 组织　2. 器官　3. HE 染色　4. 嗜酸性

5. 异染性

二、填空题

1. 显微镜主要有_____和_____两大类,超微结构又称_____。

2. 构成人体的基本组织分为_____、_____、_____和_____4种。

3. 人体由九大系统组成,即_____、_____、_____、_____、_____、_____、_____、_____和_____。

4. 内脏包括_____、_____、_____和_____4个系统。

5. 根据外形,可将人体分为_____、_____、_____和_____4部分。

三、单项选择题

1. 光镜结构常用的计量单位是(　　)
   A. mm　　　　　B. nm　　　　　C. cm
   D. m　　　　　E. μm

2. 电子显微镜的最高分辨率为(　　)
   A. 0.2μm　　　B. 0.2mm　　　C. 0.2nm
   D. 2nm　　　　E. 2μm

3. 用于光镜观察的组织切片厚度一般为(　　)
   A. 5~10μm　　B. 50~80nm　　C. 50μm
   D. 5~10nm　　E. 1~5μm

4. HE 染色法是指(　　)
   A. 苏木精染色法　　B. 伊红染色法
   C. Wright 染色法　　D. Giemsa 染色法
   E. 苏木精与伊红染色法

5. 对伊红染料亲和力强的结构是(　　)
   A. 尼氏体　　B. 细胞质　　C. 细胞膜
   D. 细胞核　　E. 核糖体

6. 与苏木精染料发生结合的结构是(　　)

A. 细胞膜　　　B. 细胞质　　　C. 核糖体
D. 细胞外基质　　E. 线粒体

7. 扫描电镜主要用于观察(　　)
   A. 细胞内的结构　　　B. 细胞核内的结构
   C. 细胞器的内部结构　D. 生物膜的内部结构
   E. 细胞组织表面的立体结构

8. 头和胸之间的人体局部最有可能的是(　　)
   A. 咽部　　　B. 喉部　　　C. 躯干部
   D. 颈部　　　E. 腰部

9. 手对于臂就像脚对于(　　)
   A. 臀部　　　B. 小腿　　　C. 大腿
   D. 足底　　　E. 膝部

10. 不属于内脏器官的是(　　)
    A. 膀胱　　　B. 心　　　　C. 气管
    D. 胃　　　　E. 子宫

11. 以体表为准的解剖学方位术语是(　　)
    A. 近侧、远侧　B. 内、外　　C. 前、后
    D. 上、下　　　E. 浅、深

12. 解剖学姿势中,拇指位于(　　)
    A. 浅层　　　B. 远侧　　　C. 内侧
    D. 外侧　　　E. 近侧

13. 将人体分为左右对称两部分的纵切面是(　　)
    A. 矢状面　　B. 正中矢状面　C. 水平面
    D. 冠状面　　E. 横切面

14. 将人体分为前后两部分的纵切面是(　　)
    A. 水平面　　　　B. 矢状面
    C. 正中矢状面　　D. 冠状面
    E. 纵切面

15. 解剖学方位术语中最接近的反义词是(　　)
    A. 内侧与近侧　　　B. 浅与深
    C. 外侧与远侧　　　D. 上与后
    E. 下与前

参考答案

一、名词解释

1. 组织　许多形态相似、功能相同或相近的细胞群借细胞外基质有机地结合在一起,形成具有一定形态结构和功能的组织。
2. 器官　几种不同的组织,构成具有一定形态、完成特定功能的器官。
3. HE 染色　即苏木精–伊红染色。苏木精为碱性染料,可以使细胞核内的染色质和细胞质中的核糖体染成紫蓝色;伊红为酸性染料,可以使细胞质和细胞外基质中的成分染成粉红色。
4. 嗜酸性　组织或细胞结构对酸性染料亲和力强的称为嗜酸性。
5. 异染性　采用碱性染料如甲苯胺蓝染色时,组织细胞中的糖胺多糖类物质被染成紫红色,而不是染成碱性染料的原色(蓝色),这种染色特性称为异染性。

二、填空题

1. 光学显微镜　电子显微镜　电镜结构
2. 上皮组织　结缔组织　肌组织　神经组织
3. 运动系统　消化系统　呼吸系统　泌尿系统　生殖系统　脉管系统　感觉器官　神经系统　内分泌系统
4. 消化系统　呼吸系统　泌尿系统　生殖系统
5. 头　颈　躯干　四肢

三、单项选择题

1. E　2. C　3. A　4. E　5. B　6. C　7. E　8. D
9. C　10. B　11. E　12. D　13. B　14. D　15. B

第2章　细　　胞

一、填空题

1. 光镜下,细胞分为 _____、_____ 和 _____ 3部分。
2. 细胞质包括 _____、_____、_____ 和 _____ 4部分。
3. 细胞膜的化学成分主要是_____ 和_____,细胞膜的分子结构以_____为基架,其中镶嵌着具有不同结构和功能的_____。
4. 内质网可分为_____ 和_____ 两种。
5. 为细胞活动直接提供能量的细胞器为_____,蛋白质的合成在细胞质内的_____中进行。
6. 电镜下,细胞核由_____、_____、_____ 和_____ 4部分组成。
7. 人类的细胞分裂方式有 3 种,即 _____、_____ 和_____,其中_____ 只发生在生殖细胞形成过程中的某个阶段。

二、单项选择题

1. 构成人体的基本结构和功能单位是(　　)
   A. 细胞器　　B. 组织　　C. 系统
   D. 器官　　E. 细胞
2. 细胞膜是一层(　　)的"三明治"
   A. 脂质-蛋白质-脂质
   B. 脂质-脂质-蛋白质
   C. 蛋白质-蛋白质-脂质
   D. 蛋白质-脂质-蛋白质
   E. 蛋白质-脂质-糖
3. 不属于细胞器的结构是(　　)
   A. 中心体　　B. 糖原颗粒　　C. 微体
   D. 溶酶体　　E. 粗面内质网
4. 细胞中最大的结构是(　　)
   A. 细胞核　　　　B. 高尔基复合体
   C. 糖原颗粒　　　D. 中心体
   E. 溶酶体
5. 被称为供能中心的细胞器是(　　)
   A. 高尔基复合体　　B. 中心体
   C. 溶酶体　　　　　D. 线粒体
   E. 粗面内质网
6. 高尔基复合体的主要功能是参与(　　)
   A. 蛋白质的合成　　B. 支持作用
   C. 蛋白质消化　　　D. 能量转化
   E. 蛋白质的加工、浓缩、包装
7. 内含大量酸性水解酶的是(　　)
   A. 过氧化物酶体　　B. 溶酶体
   C. 线粒体　　　　　D. 中心体
   E. 高尔基复合体

8. 细胞内的消化器官是(　　)
   A. 线粒体　　B. 中心体　　C. 溶酶体
   D. 高尔基复合体 E. 过氧化物酶体

9. 能量代谢旺盛的细胞,(　　)一定发达
   A. 溶酶体　　　　　B. 滑面内质网
   C. 高尔基复合体　　D. 粗面内质网
   E. 线粒体

10. 在合成分泌蛋白质旺盛的细胞中,(　　)一定发达
    A. 线粒体　　　　　B. 高尔基复合体
    C. 滑面内质网　　　D. 粗面内质网
    E. 溶酶体

11. 参与细胞分裂活动的是(　　)
    A. 高尔基复合体　　B. 溶酶体
    C. 线粒体　　　　　D. 中心体
    E. 粗面内质网

12. 酶原颗粒的形成与下列哪种细胞器有关(　　)
    A. 核糖体　　　　　B. 溶酶体
    C. 滑面内质网　　　D. 线粒体
    E. 高尔基复合体

13. 分泌蛋白质的合成场所在(　　)
    A. 高尔基复合体　　B. 粗面内质网
    C. 溶酶体　　　　　D. 线粒体
    E. 滑面内质网

14. 在 HE 染色的标本中,细胞质嗜碱性强的可能原因是(　　)
    A. 线粒体发达　　　B. 滑面内质网发达
    C. 溶酶体发达　　　D. 高尔基复合体发达

E. 粗面内质网和游离核糖体发达

15. 下列结构与维持细胞形态无关的是(　　)
    A. 细胞膜　　B. 中间丝　　C. 微管
    D. 微体　　　E. 微丝

16. 遗传物质存在于下列哪一结构中(　　)
    A. 核仁与核膜　　　B. 核膜与核液
    C. 染色质或染色体　D. 核仁与核液
    E. 核仁与染色质

17. 人体细胞染色体的数目为(　　)
    A. 23 对常染色体,1 对性染色体
    B. 22 对常染色体,1 对 Y 染色体
    C. 44 对常染色体,1 对性染色体
    D. 44 条常染色体,2 条性染色性
    E. 22 对常染色体,1 对 X 染色体

参考答案

一、填空题
1. 细胞膜　细胞质　细胞核
2. 细胞液　细胞器　包含物　细胞骨架
3. 脂质　蛋白质　脂质双分子层　蛋白质
4. 粗面内质网　滑面内质网
5. 线粒体　核糖体
6. 核膜　核仁　染色质和染色体　核基质
7. 无丝分裂　有丝分裂　减数分裂　减数分裂

二、单项选择题
1. E　2. D　3. B　4. A　5. D　6. E　7. B　8. C
9. E　10. D　11. D　12. E　13. B　14. E　15. D
16. C　17. D

第 3 章　基 本 组 织

一、名词解释
1. 内皮　2. 间皮　3. 微绒毛　4. 外分泌腺
5. 网织红细胞　6. 骨单位　7. 肌节　8. 横小管
9. 三联体　10. 肌浆网　11. 闰盘　12. Nissl body
13. 轴丘　14. 突触　15. 神经纤维

二、填空题
1. 上皮组织的结构特点是细胞_____、细胞外基质_____、细胞具有_____。
2. 依据上皮的细胞层数,被覆上皮可分为_____

和_____两类。依据细胞的形态,前者可分为_____、_____、_____和_____ 4 种;依据表层细胞的形态,后者可分为_____和_____两种。

3. 皮肤的表皮是_____,气管黏膜的上皮是_____,血管内表面的上皮是_____,肾小管内表面的上皮是_____,膀胱黏膜的上皮是_____,胃黏膜的上皮是_____。

4. 上皮细胞游离面的特殊结构主要有_____和_____;侧面自上而下依次有_____、

_____、_____和_____4 种连接,其中_____又称通讯连接。

5. 吸收功能旺盛的上皮细胞,表面有排列整齐而密集的_____,光镜下所见的该结构称为_____或_____。

6. 杯形细胞是上皮内散在分布的_____腺,常分布于_____上皮与_____上皮内。

7. 广义的结缔组织包括液态的_____和_____、柔软状态的_____和固态的_____和_____。

8. 固有结缔组织按结构和功能不同分为_____、_____、_____和_____4 种。

9. _____是疏松结缔组织中最常见的细胞,具有合成_____和_____的功能。

10. 疏松结缔组织中的纤维有_____、_____和_____3 种。其中,_____又称白纤维,_____又称黄纤维。

11. 巨噬细胞来源于血液中的_____;浆细胞来源于_____,可产生_____,参与机体的_____免疫;肥大细胞的主要功能是参与机体的_____。

12. 浆细胞的超微结构特点是胞质内含有大量的_____,具有异染性颗粒的细胞是_____和_____。

13. 依据软骨间质内所含_____种类的不同,可将软骨分为_____、_____和_____3 种。

14. 血液由_____和_____组成。

15. 血细胞分为_____、_____和_____3 种,其中数量最多的是_____。

16. 成熟的红细胞内无_____和_____,胞质内充满_____,具有_____的功能,红细胞的平均寿命为_____天。

17. 白细胞按其胞质内有无特殊颗粒,分为_____和_____。前者根据嗜色性的不同分为_____、_____和_____3 种,后者分为_____和_____两种。其中数量最多的白细胞是_____,数量最少的是_____,胞质内具有异染性颗粒的是_____,体积最大的是_____。

18. 细胞质内含有嗜天青颗粒的白细胞是_____、_____和_____。

19. 血液中白细胞的正常值为_____,中性粒细胞占_____,实验室检查单显示两者明显升高,说明机体可能受到_____感染;患过敏性疾病或寄生虫疾病时,血液中的_____增多。

20. 肌细胞又称_____,肌细胞的细胞膜称为_____。

21. 依据结构和分布,肌组织可分为_____、_____和_____3 种,其中_____是随意肌。

22. 骨骼肌细胞是_____状、有_____的_____核细胞;心肌细胞是_____状、有_____和有_____的细胞。

23. 骨骼肌细胞的 Z 线上附着有_____,M 线上附着有_____。

24. 骨骼肌细胞的 I 带内只有_____,H 带内只有_____,而 H 带两侧的 A 带内既有_____又有_____。

25. 细肌丝由_____、_____和_____构成,粗肌丝由_____构成。

26. 闰盘位于_____水平,在横向连接的部分有_____和_____,其作用是_____;在纵向连接的部分有_____,其作用是_____。

27. 神经组织由_____和_____组成,前者又称_____,是神经系统的_____,具有_____、_____和_____的功能。

28. 神经元的突起有_____和_____两种,尼氏体分布于_____和_____内。

29. 神经元按其突起的多少分为_____、_____和_____3 种。

30. 根据功能,神经元分为_____、_____和_____3 种。其中,_____为假单极神经元,_____和_____多为多极神经元。

31. 电镜下,化学突触由_____、_____和_____3 部分构成;电突触的本质是_____。

32. 中枢神经系统内,参与血-脑屏障构成的胶质细胞是_____,形成髓鞘的胶质细胞是_____,具有吞噬功能的胶质细胞是_____,参与脉络丛构成的胶质细胞是_____。

33. 神经纤维分为_____和_____两种,其中_____传导速度快。

34. 神经纤维主要构成中枢神经系统的_____和周围神经系统的_____、_____和_____。

35. 感受器按形态结构分为_____、_____、_____和_____ 4 种。

三、单项选择题

[A1 型题]

1. 不属于构成人体基本组织类型的是(　　)
   A. 上皮组织　　　B. 血液　　　C. 结缔组织
   D. 肌组织　　　　E. 神经组织

2. 被覆上皮分类的依据是(　　)
   A. 细胞的形状　　　　　B. 细胞的层数
   C. 上皮的分布部位　　　D. 上皮的功能
   E. 细胞的层数和形状

3. 组织内没有血管分布的是(　　)
   A. 神经组织　　　B. 肌组织　　　C. 被覆上皮
   D. 致密结缔组织　　E. 脂肪组织

4. 关于被覆上皮功能的描述,错误的是(　　)
   A. 分泌　　　　B. 吸收　　　　C. 保护
   D. 营养　　　　E. 排泄

5. 与上皮组织结构特点无关的是(　　)
   A. 细胞多,间质少　　　B. 无血管
   C. 感觉神经末梢丰富　　D. 有极性
   E. 生长代谢快

6. 内皮属于(　　)
   A. 单层立方上皮　　　　B. 单层扁平上皮
   C. 单层柱状上皮　　　　D. 变移上皮
   E. 复层扁平上皮

7. 下列器官的上皮,哪一项不是单层扁平上皮(　　)
   A. 血管腔面　　B. 心包膜　　C. 胃黏膜
   D. 心室腔面　　E. 肾小囊壁层

8. 单层立方上皮多分布于(　　)
   A. 胃　　　　　B. 肾小管　　　C. 输尿管
   D. 血管　　　　E. 气管

9. 下列哪种类型的上皮损伤,可影响消化吸收功能(　　)
   A. 单层扁平上皮　　　B. 假复层纤毛柱状上皮
   C. 单层立方上皮　　　D. 复层扁平上皮
   E. 单层柱状上皮

10. 假复层纤毛柱状上皮分布于(　　)
    A. 食管　　　B. 气管　　　C. 膀胱
    D. 小肠　　　E. 皮肤

11. 组成假复层纤毛柱状上皮的细胞应除外(　　)
    A. 柱状细胞　　　　　B. 潘氏细胞
    C. 锥体形细胞　　　　D. 杯形细胞
    E. 梭形细胞

12. 人体中最耐摩擦的上皮是(　　)
    A. 假复层纤毛柱状上皮　B. 变移上皮
    C. 单层扁平上皮　　　　D. 复层扁平上皮
    E. 单层立方上皮

13. 关于复层扁平上皮的描述,错误的是(　　)
    A. 基底层细胞分裂能力差
    B. 表层细胞呈扁平形
    C. 中间层为数层多边形细胞
    D. 具有耐摩擦和保护作用
    E. 分布于口腔、食管、阴道等腔面

14. 细胞的形态和层数可随器官的收缩或舒张而变化的上皮是(　　)
    A. 单层扁平上皮　　　B. 单层立方上皮
    C. 单层柱状上皮　　　D. 变移上皮
    E. 复层扁平上皮

15. 变移上皮的分布应除外(　　)
    A. 肾盂　　　　B. 输尿管　　　C. 输精管
    D. 膀胱　　　　E. 肾大盏

16. 扩大细胞表面积的结构是(　　)
    A. 纤毛　　　　B. 绒毛　　　　C. 微绒毛
    D. 基膜　　　　E. 桥粒

17. 光镜下所见的纹状缘或刷状缘是电镜下密集排列的(　　)
    A. 微丝　　　　B. 微绒毛　　　C. 微管
    D. 纤毛　　　　E. 张力丝

18. 能作节律性定向摆动的结构是(　　)
    A. 纤毛　　　　B. 绒毛　　　　C. 上皮细胞
    D. 微绒毛　　　E. 基膜

19. 有纹状缘的单层柱状上皮位于(　　)
    A. 输卵管　　　B. 小肠　　　　C. 气管
    D. 肾小管　　　E. 子宫

20. 不属于上皮细胞侧面的连接结构是(　　)
    A. 紧密连接　　B. 中间连接　　C. 桥粒
    D. 半桥粒　　　E. 缝隙连接

21. 在质膜内褶处,常见的结构是(　　)
    A. 粗面内质网　　B. 滑面内质网　　C. 微丝
    D. 高尔基复合体　E. 线粒体

22. 质膜内褶主要见于(　　)
　　A. 胆小管　　　B. 小肠　　　C. 肾小管
　　D. 气管　　　　E. 输尿管
23. 被覆上皮与腺上皮的区别主要在于(　　)
　　A. 细胞形态上的差异　　B. 是否含有血管
　　C. 细胞功能上的差异　　D. 细胞有无极性
　　E. 细胞排列是否规则紧密
24. 腺上皮不包括(　　)
　　A. 杯形细胞　　　　B. Ⅰ型肺泡细胞
　　C. 甲状腺滤泡上皮　　D. 肝细胞和潘氏细胞
　　E. 胰岛的 A 细胞
25. 杯形细胞属于(　　)
　　A. 外分泌腺　　　　B. 内分泌腺
　　C. 多细胞腺　　　　D. 复泡状腺
　　E. 浆液腺
26. 有关上皮分布的搭配,错误的是(　　)
　　A. 内皮——血管
　　B. 单层立方上皮——胃
　　C. 单层柱状上皮——小肠
　　D. 变移上皮——膀胱
　　E. 假复层纤毛柱状上皮——气管
27. 狭义的结缔组织是指(　　)
　　A. 致密结缔组织　　B. 脂肪组织
　　C. 疏松结缔组织　　D. 固有结缔组织
　　E. 血液
28. 能合成纤维和基质的细胞是(　　)
　　A. 巨噬细胞　　　　B. 浆细胞
　　C. 成纤维细胞　　　D. 肥大细胞
　　E. 脂肪细胞
29. 巨噬细胞来源于血液中的(　　)
　　A. 嗜酸粒细胞　　　B. 淋巴细胞
　　C. 单核细胞　　　　D. 中性粒细胞
　　E. 红细胞
30. 具有趋化作用和吞噬功能的细胞是(　　)
　　A. 肥大细胞　　　　B. 浆细胞
　　C. 成纤维细胞　　　D. 巨噬细胞
　　E. 网状细胞
31. 巨噬细胞超微结构的特点是胞质内含有大量的
(　　)
　　A. 滑面内质网　　B. 线粒体　　C. 溶酶体
　　D. 微丝　　　　　E. 微管

32. 浆细胞合成免疫球蛋白的主要超微结构是(　　)
　　A. 溶酶体　　　　　B. 滑面内质网
　　C. 线粒体　　　　　D. 高尔基复合体
　　E. 粗面内质网
33. 能产生免疫球蛋白的细胞是(　　)
　　A. 巨噬细胞　　B. 单核细胞　　C. 肥大细胞
　　D. 浆细胞　　　E. 成纤维细胞
34. 光镜下识别浆细胞的主要形态特征是(　　)
　　A. 细胞核较小　　　B. 核偏位,形似车轮状
　　C. 细胞形态不规则　　D. 细胞呈圆形
　　E. 核染色深
35. 浆细胞胞质呈嗜碱性是因为含有丰富的(　　)
　　A. 线粒体　　　　　B. 滑面内质网
　　C. 粗面内质网　　　D. 高尔基复合体
　　E. 微丝
36. 关于浆细胞的描述,错误的是(　　)
　　A. 来源于 B 淋巴细胞
　　B. 胞质呈嗜酸性
　　C. 高尔基复合体发达
　　D. 核内的染色质呈车轮状分布
　　E. 具有合成和分泌免疫球蛋白的功能
37. 产生肝素的细胞是(　　)
　　A. 浆细胞和嗜碱粒细胞
　　B. 嗜酸粒细胞
　　C. 肥大细胞和嗜碱粒细胞
　　D. 巨噬细胞和嗜碱粒细胞
　　E. 浆细胞
38. 具有分化潜能的细胞是(　　)
　　A. 浆细胞
　　B. 未分化的间充质细胞
　　C. 巨噬细胞
　　D. 肥大细胞
　　E. 成纤维细胞
39. 疏松结缔组织与致密结缔组织的主要区别是
(　　)
　　A. 细胞数量的多少
　　B. 细胞体积的大小
　　C. 细胞间质中纤维种类的多少
　　D. 细胞间质中基质含量的多少
　　E. 细胞间质中纤维数量的多少
40. 疏松结缔组织中最多的细胞是(　　)
　　A. 巨噬细胞　　　　B. 肥大细胞

C. 成纤维细胞 D. 浆细胞

E. 脂肪细胞

41. 无网状组织分布的是( )

    A. 垂体 B. 脾 C. 骨髓

    D. 淋巴组织 E. 淋巴结

42. 不属于固有结缔组织的是( )

    A. 疏松结缔组织 B. 血液

    C. 致密结缔组织 D. 脂肪组织

    E. 网状组织

43. 分布于关节面的结构主要是( )

    A. 弹性软骨 B. 透明软骨

    C. 纤维软骨 D. 致密结缔组织

    E. 疏松结缔组织

44. 软骨组织损伤后,通常恢复较慢,主要是因为
( )

    A. 软骨组织呈固态

    B. 软骨组织由液体包围

    C. 软骨细胞不能进行分裂

    D. 软骨组织内无血管分布

    E. 软骨间质内纤维较多

45. 参与椎间盘构成的是( )

    A. 纤维软骨 B. 弹性软骨

    C. 致密结缔组织 D. 骨组织

    E. 透明软骨

46. 属于弹性软骨的是( )

    A. 关节软骨 B. 肋软骨 C. 耳郭

    D. 关节盘 E. 气管软骨

47. 光镜下,HE 染色的透明软骨看不到纤维的原因
是( )

    A. 基质为固态

    B. 纤维很少

    C. 纤维为网状纤维,不易着色

    D. 含有大量弹性纤维

    E. 含有胶原原纤维,其折光率与基质相近

48. 关于骨细胞的描述,错误的是 ( )

    A. 由多个单核细胞融合而成

    B. 位于骨板内或骨板间

    C. 胞体位于骨陷窝内

    D. 突起位于骨小管内

    E. 骨陷窝经骨小管彼此相通

49. 关于成熟红细胞的描述,错误的是( )

    A. 是数量最多的血细胞

    B. 呈双凹圆盘状

    C. 胞质内无细胞核,有细胞器

    D. 胞质内充满血红蛋白

    E. 主要功能是运输 O_2 和 CO_2

50. 细胞质内含有大量异染性颗粒的细胞是( )

    A. 嗜酸粒细胞和嗜碱粒细胞

    B. 巨噬细胞和肥大细胞

    C. 淋巴细胞和肥大细胞

    D. 嗜碱粒细胞和肥大细胞

    E. 中性粒细胞和嗜碱粒细胞

51. 血象是测定血液中( )

    A. 血细胞的形态 B. 血细胞的数量

    C. 白细胞的比例 D. 血红蛋白的含量

    E. 以上均是

52. 正常成年男性血红蛋白的正常值为( )

    A. 100 ~ 150g/L B. 120 ~ 160g/L

    C. 170 ~ 200g/L D. 140 ~ 170g/L

    E. 110 ~ 150g/L

53. 参与细胞免疫的细胞是( )

    A. 嗜碱粒细胞 B. B 淋巴细胞

    C. 嗜酸粒细胞 D. 中性粒细胞

    E. T 淋巴细胞

54. 区分有粒白细胞与无粒白细胞的主要依据是
( )

    A. 细胞大小不同

    B. 细胞有无吞噬功能

    C. 细胞核有无分叶

    D. 胞质内有无特殊颗粒

    E. 胞质内有无嗜天青颗粒

55. 红细胞进入血液循环的平均寿命是( )

    A. 7 ~ 14 天 B. 60 天 C. 80 天

    D. 100 天 E. 120 天

56. 在机体中起重要的防御作用,自身受损坏死后
成为脓细胞的是( )

    A. 单核细胞 B. 中性粒细胞

    C. 嗜碱粒细胞 D. 嗜酸粒细胞

    E. 淋巴细胞

57. 关于中性粒细胞的描述,错误的是( )

    A. 占白细胞总数的比例最高

    B. 细胞核呈杆状或分叶状

    C. 胞质的颗粒内含有肝素和组胺

    D. 胞质中含有嗜天青颗粒和特殊颗粒

E. 在急性化脓性细菌感染时明显增多

58. 参与过敏反应的细胞是( )
    A. 成纤维细胞　　B. 巨噬细胞
    C. 脂肪细胞　　　D. 嗜碱粒细胞和肥大细胞
    E. 中性粒细胞

59. 与急性阑尾炎的诊断最相符的是( )
    A. 单核细胞增多　　B. 白细胞减少
    C. 红细胞增多　　　D. 嗜酸粒细胞增多
    E. 中性粒细胞增多

60. 患有过敏性疾病或寄生虫疾病的患者,血液中数量明显增多的是( )
    A. 淋巴细胞　　　　B. 嗜碱粒细胞
    C. 嗜酸粒细胞　　　D. 单核细胞
    E. 中性粒细胞

61. 参与体液免疫的细胞是( )
    A. T淋巴细胞　　　B. B淋巴细胞
    C. 嗜酸粒细胞　　　D. 中性粒细胞
    E. 嗜碱粒细胞

62. 关于血小板的描述,错误的是( )
    A. 胞质内无细胞核和细胞器
    B. 是体积最小的血细胞
    C. 常聚集成群分布
    D. 寿命为7~14天
    E. 在止血和凝血过程中起重要作用

63. 血细胞最早发生的部位是( )
    A. 骨髓　　　B. 肝　　　C. 淋巴结
    D. 脾　　　　E. 卵黄囊壁的血岛

64. 胚胎后期最主要的造血器官是( )
    A. 卵黄囊壁的血岛　B. 脾
    C. 肝　　　　　　　D. 红骨髓
    E. 胸腺

65. 造血干细胞最早起源于( )
    A. 胎儿脾脏　　　　B. 胎儿肝脏
    C. 胎儿胸腺　　　　D. 胎儿骨髓
    E. 卵黄囊壁的血岛

66. 巨核细胞存在于( )内
    A. 肝　　　B. 骨髓　　　C. 脾
    D. 胸腺　　E. 淋巴结

67. 下列搭配错误的是( )
    A. 肥大细胞——常沿小血管和小淋巴管分布
    B. 浆细胞——来源于T淋巴细胞
    C. 网状纤维——又称嗜银纤维

D. 胶原纤维——又称白纤维
E. 弹性纤维——又称黄纤维

68. 3种肌组织共同的结构特点是( )
    A. 肌浆内均含有肌原纤维
    B. 均有明暗相间的横纹
    C. 均为多核细胞
    D. 均含有粗、肌丝
    E. 均为随意肌

69. 关于骨骼肌细胞的描述,错误的是( )
    A. 呈细长圆柱状
    B. 为多核细胞
    C. 核呈扁椭圆形
    D. 肌浆内有大量的肌原纤维
    E. 有明暗相间的横纹和分支

70. 骨骼肌细胞与心肌细胞在光镜下的区别应除外( )
    A. 肌细胞粗细不同　　B. 有无横纹
    C. 有无闰盘　　　　　D. 肌细胞有无分支
    E. 细胞核的位置和数目

71. 骨骼肌细胞收缩和舒张功能的基本结构单位是( )
    A. 肌原纤维　　B. 粗肌丝　　C. 肌节
    D. 肌浆网　　　E. 细肌丝

72. 骨骼肌细胞内的终池由( )
    A. 肌膜内陷形成　　　B. 滑面内质网形成
    C. 粗面内质网形成　　D. 高尔基复合体形成
    E. 滑面内质网和高尔基复合体形成

73. 肌节包括( )
    A. I带+A带
    B. 相邻两条M线之间的肌原纤维
    C. 1/2I带+A带+1/2I带
    D. 1/2A带+I带+1/2A带
    E. 相邻两闰盘间的肌原纤维

74. 肌细胞收缩的主要结构基础是( )
    A. 横小管　　B. 肌浆网　　C. 线粒体
    D. 肌膜　　　E. 粗、细肌丝

75. 电镜下,骨骼肌细胞内只有粗肌丝而无细肌丝的结构是( )
    A. A带　　　　B. H带　　　C. I带
    D. Z线　　　　E. H带以外的A带内

76. 骨骼肌细胞收缩时,长度不变的是( )
    A. I带　　　　　B. I带和H带

C. A 带　　　　D. A 带和 H 带

E. H 带

77. 肌浆网是指肌细胞内的(　　)

A. 线粒体　　　　B. 肌丝

C. 高尔基复合体　　D. 粗面内质网

E. 滑面内质网

78. 骨骼肌细胞内储存 Ca^{2+} 的结构是(　　)

A. 肌浆　　B. 横小管　C. 肌浆网

D. 粗面内质网　E. 肌膜

79. 有闰盘的肌组织是(　　)

A. 横纹肌　　B. 心肌　　C. 平滑肌

D. 骨骼肌　　E. 血管壁平滑肌

80. 心肌细胞的横小管位于(　　)

A. A 带水平　　B. M 线水平　C. I 带水平

D. Z 线水平　　E. I 带与 A 带交界处

81. 心肌细胞彼此相连形成功能整体主要依靠(　　)

A. 二联体　　B. 三联体　　C. 肌丝

D. 肌浆网　　E. 闰盘

82. 与骨骼肌细胞相比较,不属于心肌细胞结构特点的是(　　)

A. 有二联体　　　　B. 肌浆网较稀疏

C. 无横纹　　　　D. 有闰盘

E. 横小管位于 Z 线水平

83. 下列搭配错误的是(　　)

A. 肌浆网——肌浆内的粗面内质网

B. 心肌细胞——有横纹和闰盘

C. 平滑肌——为不随意肌

D. 骨骼肌细胞——为多核细胞

E. 横小管——肌膜内陷形成

84. 神经元的营养和代谢中心是(　　)

A. 细胞核　　B. 树突　　C. 突触

D. 胞体　　E. 神经原纤维

85. 神经元的胞体位于(　　)

A. 白质和神经内　　B. 灰质和神经节内

C. 白质和神经节内　D. 灰质和神经内

E. 白质和灰质内

86. 神经元尼氏体分布在(　　)

A. 树突和胞体内　　B. 树突和轴突内

C. 轴突和胞体内　　D. 整个神经元内

E. 胞体内

87. 属于神经元胞体的特征性结构是(　　)

A. 突起　　　　B. 粗面内质网

C. 溶酶体　　　　D. 细胞核

E. 尼氏体

88. 神经元尼氏体的组成是(　　)

A. 粗面内质网和高尔基复合体

B. 滑面内质网和线粒体

C. 滑面内质网和游离核糖体

D. 粗面内质网和游离核糖体

E. 高尔基复合体和游离核糖体

89. 神经元的轴突内缺少(　　)

A. 微管　　B. 微丝　　C. 尼氏体

D. 滑面内质网　E. 神经丝

90. 双极神经元具有(　　)

A. 一个轴突和多个树突

B. 一个轴突和一个树突

C. 一个树突和两个轴突

D. 一个轴突和两个树突

E. 两个轴突和两个树突

91. 一个神经元的结构中不包括(　　)

A. 突触　　B. 轴突　　C. 胞体

D. 树突　　E. 尼氏体

92. 突触前膜是指(　　)

A. 轴突末端的细胞膜

B. 树突末端的细胞膜

C. 释放神经递质处的细胞膜

D. 胞体的细胞膜

E. 受体所在部位的细胞膜

93. 神经递质的受体分布于(　　)

A. 突触前膜上　　B. 突触小泡内

C. 突触小泡膜上　　D. 突触间隙内

E. 突触后膜上

94. 突触前成分内与信息传递直接相关的结构是(　　)

A. 突触小泡　　B. 神经丝　　C. 线粒体

D. 微管　　E. 微丝

95. 不与神经元形成突触联系的细胞是(　　)

A. 骨骼肌细胞　　B. 腺细胞　　C. 心肌细胞

D. 神经元　　E. 神经胶质细胞

96. 参与血-脑屏障构成的胶质细胞是(　　)

A. 星形胶质细胞　　B. 少突胶质细胞

C. 施万细胞　　D. 小胶质细胞

E. 室管膜细胞

97. 具有吞噬功能的胶质细胞是( )
    A. 星形胶质细胞　　B. 少突胶质细胞
    C. 小胶质细胞　　D. 施万细胞
    E. 卫星细胞

98. 不具有吞噬功能的细胞是( )
    A. 少突胶质细胞　　B. 巨噬细胞
    C. 中性粒细胞　　D. 小胶质细胞
    E. 单核细胞

99. 形成周围神经系统有髓神经纤维髓鞘的细胞是( )
    A. 星形胶质细胞　　B. 小胶质细胞
    C. 少突胶质细胞　　D. 神经膜细胞
    E. 卫星细胞

100. 神经-肌连接是指( )
    A. 环层小体　B. 感受器　C. 运动终板
    D. 内脏效应器　E. 肌梭

101. 运动终板分布于( )
    A. 心肌　　B. 骨骼肌　　C. 平滑肌
    D. 血管壁　　E. 致密结缔组织

102. 能感受痛觉的神经末梢是( )
    A. 触觉小体　B. 环层小体　C. 肌梭
    D. 运动终板　E. 游离神经末梢

103. 环层小体的功能主要是感受( )
    A. 触觉　　B. 压觉　　C. 冷觉
    D. 痛觉　　E. 温觉

104. 在骨骼肌细胞中发挥感觉功能的是( )
    A. 触觉小体　B. 环层小体　C. 肌梭
    D. 运动终板　E. 游离神经末梢

105. 下列搭配错误的是( )
    A. 神经细胞——神经元
    B. Nissl body——嗜染质
    C. 树突——接受刺激
    D. 轴丘——有尼氏体
    E. 轴突——传导冲动

[A2 型题]
106. 患者,女性,36 岁。患慢性肝炎多年,近日发现牙龈出血,皮肤有许多出血点而来医院就诊。经检查后确诊为肝硬化、脾功能亢进、全血细胞减少。临床上所说的全血细胞是指( )
    A. 血浆和红细胞、白细胞
    B. 血浆和血细胞
    C. 血浆和红细胞

    D. 血浆和白细胞
    E. 红细胞、白细胞和血小板

107. 患者,女性,23 岁。突然出现发作性呼吸困难,怀疑哮喘,去医院就诊时已经缓解。有助于诊断的血象变化是( )
    A. 白细胞计数增高　B. 嗜碱粒细胞增多
    C. 淋巴细胞增多　　D. 嗜酸粒细胞增多
    E. 单核细胞增多

108. 患者,男性,26 岁。因寒战、高热、咳嗽、胸痛而来医院就诊。胸透显示右上肺有云絮状阴影。查痰肺炎球菌(+),该患者血常规检查情况如何( )
    A. 嗜酸粒细胞增多　B. 淋巴细胞增多
    C. 中性粒细胞增多　D. 单核细胞增多
    E. 嗜碱粒细胞增多

四、简答题
1. 简述上皮组织的结构特点及其功能。
2. 纤毛和微绒毛有何异同点？在光镜下它们是怎样的？
3. 简述结缔组织的结构特点。
4. 浆细胞与淋巴细胞有何关系？
5. 嗜碱粒细胞与肥大细胞有何异同点？
6. 简述软骨的分类及各类软骨的结构特点。
7. 简述血细胞的分类及其正常值。
8. 心肌细胞与骨骼肌细胞超微结构有何主要区别？
9. 树突与轴突有何区别？在 HE 染色的标本中,如何区别树突与轴突？

五、案例分析

案例. 患儿,男性,8 岁。在周末参加春游活动后,出现鼻、眼睑发痒,流清涕,打喷嚏,呼气性呼吸困难而急诊入院。血常规检查:嗜酸粒细胞比例增高(10%)。临床诊断:外源性支气管哮喘。在讨论中提出了以下问题:
1. 参与过敏反应的细胞有哪些？
2. 患过敏性疾病时,血液中的哪种细胞增多？
3. 释放肝素、组胺和白三烯的细胞有哪些？
4. 当机体受到细菌感染时,血液中的哪种细胞数量增多？其中以何者比例为高？

参考答案

一、名词解释

1. **内皮**　衬贴在心、血管和淋巴管腔面的单层扁平上皮称为内皮。
2. **间皮**　分布在胸膜、腹膜和心包膜表面的单层扁平上皮称为间皮。
3. **微绒毛**　是上皮细胞游离面的细胞膜和细胞质伸出的微细指状突起。其主要功能是扩大细胞的表面积，有利于细胞的物质吸收。
4. **外分泌腺**　分泌物经导管排到身体的表面或体内有腔器官腔面的腺体，称为外分泌腺，又称有管腺，如汗腺、唾液腺等。
5. **网织红细胞**　是指外周血中未完全成熟的红细胞。细胞内残留部分核糖体，用煌焦油蓝染色，其胞质内出现蓝色细网，故称网织红细胞。临床上网织红细胞的计数可作为了解骨髓造血功能的一项重要指标。在成人，网织红细胞占红细胞总数的 0.5% ~1.5%，新生儿较多，可达 3% ~6%。
6. **骨单位**　又称哈弗斯系统，位于内、外环骨板之间，是由中央管和周围多层同心圆排列的环形骨板构成的圆筒状结构，是骨干内起支持作用的主要结构和营养单位。
7. **肌节**　相邻两条 Z 线之间的一段肌原纤维称为肌节。每个肌节由 1/2 I 带 + A 带 + 1/2 I 带组成，它是肌细胞收缩和舒张功能的基本结构单位。
8. **横小管**　又称 T 小管，是由肌膜向肌浆内凹陷形成的微细小管，其走行方向与肌细胞的长轴垂直。
9. **三联体**　骨骼肌细胞中，每条横小管与其两侧的终池合称三联体。
10. **肌浆网**　是肌细胞内特化的滑面内质网，位于相邻横小管之间，包绕在每一条肌原纤维的周围，大部分走行方向与肌细胞的长轴一致，故又称纵小管。肌浆网的功能是调节肌浆内 Ca^{2+} 的浓度，在肌细胞的收缩过程中起重要作用。
11. **闰盘**　心肌细胞连接处称为闰盘，在 HE 染色的标本中，呈着色较深的带状结构。电镜下由桥粒、中间连接和缝隙连接构成。在心肌细胞间起机械连接和信息传递作用。
12. **Nissl body**　又称嗜染质，光镜下，是分布于神经

元胞体和树突内的呈嗜碱性的斑块状或细颗粒状物质。电镜下由发达的粗面内质网和游离核糖体组成。其主要功能是合成蛋白质和神经递质。
13. **轴丘**　轴突的起始部位呈圆锥形，称为轴丘。光镜下，轴丘内无尼氏体，染色淡。
14. **突触**　是神经元与神经元之间、或神经元与非神经细胞之间一种特化的细胞连接，是神经元传递信息的重要结构。
15. **神经纤维**　由神经元的轴突和包在其外面的神经胶质细胞构成。根据包裹轴突的神经胶质细胞是否形成髓鞘，可分为有髓神经纤维和无髓神经纤维两类。

二、填空题

1. 多　少　极性
2. 单层上皮　复层上皮　单层扁平上皮　单层立方上皮　单层柱状上皮　假复层纤毛柱状上皮　复层扁平上皮　变移上皮
3. 复层扁平上皮　假复层纤毛柱状上皮　单层扁平上皮　单层立方上皮　变移上皮　单层柱状上皮
4. 微绒毛　纤毛　紧密连接　中间连接　桥粒　缝隙连接　缝隙连接
5. 微绒毛　纹状缘　刷状缘
6. 单细胞腺　消化道　呼吸道
7. 血液　淋巴　固有结缔组织　软骨组织　骨组织
8. 疏松结缔组织　致密结缔组织　脂肪组织　网状组织
9. 成纤维细胞　基质　纤维
10. 胶原纤维　弹性纤维　网状纤维　胶原纤维　弹性纤维
11. 单核细胞　B 淋巴细胞　免疫球蛋白(或抗体)　体液　过敏反应
12. 粗面内质网　肥大细胞　嗜碱粒细胞
13. 纤维　透明软骨　弹性软骨　纤维软骨
14. 血浆　血细胞
15. 红细胞　白细胞　血小板　红细胞
16. 细胞核　细胞器　血红蛋白　结合与运输 O_2 和 CO_2　120
17. 有粒白细胞　无粒白细胞　中性粒细胞　嗜酸粒细胞　嗜碱粒细胞　淋巴细胞　单核细胞

中性粒细胞　嗜碱粒细胞　嗜碱粒细胞　单核
细胞

18. 中性粒细胞　单核细胞　淋巴细胞

19. $(4\sim10)\times10^9/L$　$50\%\sim70\%$　细菌　嗜酸粒细胞

20. 肌纤维　肌膜

21. 骨骼肌　心肌　平滑肌　骨骼肌

22. 细长圆柱　横纹　多　短柱　分支　横纹

23. 细肌丝　粗肌丝

24. 细肌丝　粗肌丝　粗肌丝　细肌丝

25. 肌动蛋白分子　原肌球蛋白分子　肌钙蛋白分子　肌球蛋白分子

26. Z线　中间连接　桥粒　连接　缝隙连接　信息传递

27. 神经细胞　神经胶质细胞　神经元　结构和功能单位　接受刺激　传导冲动　整合信息

28. 树突　轴突　胞体　树突

29. 多极神经元　双极神经元　假单极神经元

30. 运动神经元　感觉神经元　中间神经元　感觉神经元　运动神经元　中间神经元

31. 突触前成分　突触间隙　突触后成分　细胞间的缝隙连接

32. 星形胶质细胞　少突胶质细胞　小胶质细胞　室管膜细胞

33. 有髓神经纤维　无髓神经纤维　有髓神经纤维

34. 白质　脑神经　脊神经　内脏神经

35. 游离神经末梢　触觉小体　环层小体　肌梭

三、单项选择题

1. B　2. E　3. C　4. D　5. E　6. B　7. C　8. B

9. E　10. B　11. B　12. D　13. A　14. D　15. C

16. C　17. B　18. A　19. B　20. D　21. E　22. C

23. C　24. B　25. A　26. B　27. D　28. C　29. C

30. D　31. C　32. B　33. D　34. B　35. C　36. B

37. C　38. B　39. E　40. C　41. A　42. B　43. B

44. D　45. A　46. C　47. B　48. A　49. D　50. D

51. E　52. B　53. C　54. B　55. C　56. B　57. C

58. D　59. E　60. C　61. B　62. A　63. E　64. D

65. E　66. B　67. B　68. D　69. B　70. E　71. C

72. B　73. C　74. B　75. B　76. C　77. E　78. C

79. B　80. D　81. E　82. C　83. A　84. D　85. B

86. A　87. E　88. D　89. C　90. B　91. A　92. C

93. E　94. A　95. E　96. A　97. C　98. A　99. D

100. C　101. B　102. E　103. B　104. C　105. D

106. E　107. D　108. C

四、简答题

1. 简述上皮组织的结构特点及其功能。

上皮组织的结构特点是：①细胞多，细胞外基质少，细胞排列紧密；②上皮细胞具有明显的极性；③上皮组织内大都无血管；④上皮组织内一般有丰富的感觉神经末梢。上皮组织具有保护、吸收、分泌和排泄等功能。

2. 纤毛和微绒毛有何异同点？在光镜下它们是怎样的？

纤毛和微绒毛都是细胞游离面细胞膜和细胞质共同伸出的指状突起。纤毛比微绒毛粗而长，光镜下清晰可见。电镜下，纤毛内有纵向排列的微管，故纤毛具有摆动功能。微绒毛电镜下清晰可见，胞质中有许多纵向排列的微丝。光镜下所见小肠吸收细胞游离面的纹状缘和肾近端小管上皮细胞游离面的刷状缘都是整齐而又密集排列的微绒毛。微绒毛使细胞的表面积显著扩大，有利于细胞的吸收功能。

3. 简述结缔组织的结构特点。

结缔组织的结构特点是：①细胞数量少，种类多，无极性；②细胞外基质多，形态多样，包括无定形的基质、细丝状的纤维和不断循环更新的组织液；③一般都有血管分布；④均由胚胎时期的间充质分化而来。

4. 浆细胞与淋巴细胞有何关系？

浆细胞来源于B淋巴细胞。B淋巴细胞在抗原刺激下激活、增殖，转化为浆细胞。

5. 嗜碱粒细胞与肥大细胞有何异同点？

共同点：颗粒内有些成分相同，但均含有肝素和组胺，胞质内含有白三烯等；均参与过敏反应；均来源于骨髓中的同种造血干细胞。

不同点：嗜碱粒细胞存在于血液中，肥大细胞位于结缔组织内；两种细胞的形态特点、颗粒中所含成分及两种细胞的分化过程等方面都有许多不同之处。

6. 简述软骨的分类及各类软骨的结构特点。

依据软骨间质内所含纤维成分的不同，可将软骨分为透明软骨、弹性软骨和纤维软骨3种。其结构特点是：透明软骨基质内含有许多细小的胶原原纤维；弹性软骨间质内含有大量交织分布的弹性纤维;纤维软骨间质内含有大量平行或交错排列的胶原纤维束。

7. 简述血细胞的分类及其正常值。

血细胞分为红细胞、白细胞和血小板3种。根据白细胞胞质内有无特殊颗粒,可将其分为有粒白细胞和无粒白细胞。前者根据其特殊颗粒的染色性,又可分为中性粒细胞、嗜酸粒细胞和嗜碱粒细胞3种;后者分为单核细胞和淋巴细胞两种。

红细胞的正常值:男性为$(4.0 \sim 5.5) \times 10^{12}/L$,女性为$(3.5 \sim 5.0) \times 10^{12}/L$;白细胞的正常值为$(4 \sim 10) \times 10^{9}/L$,其中中性粒细胞占50% ~70%,嗜酸粒细胞占0.5% ~5%,嗜碱粒细胞占0 ~1%,单核细胞占3% ~8%,淋巴细胞占20% ~40%;血小板的正常值为$(100 \sim 300) \times 10^{9}/L$。

8. 心肌细胞与骨骼肌细胞超微结构有何主要区别?

心肌细胞由粗细不等的肌丝束组成,横小管较粗,肌浆网稀疏,不发达,多形成二联体,可见闰盘;骨骼肌细胞内肌浆网发达,终池与横小管构成三联体,无闰盘。

9. 树突与轴突有何区别?在HE染色的标本中,如何区别树突与轴突?

树突呈树枝状,有一个或多个,树突内胞质的结构与胞体相似,功能是接受刺激,并将神经冲动传向胞体;轴突只有一个,轴突和轴丘内均无尼氏体,功能是传导神经冲动。在HE染色的标本中,轴突内无尼氏体。

五、案例分析

1. 肥大细胞、嗜碱粒细胞。
2. 嗜酸粒细胞增多。
3. 肥大细胞、嗜碱粒细胞。
4. 血液中的白细胞增多,其中以中性粒细胞比例为高。

第4章　运 动 系 统

一、名词解释

1. 板障　2. 骨髓　3. 椎管　4. 椎间孔　5. 骶角
6. 骶管裂孔　7. 胸骨角　8. 翼点　9. 蝶筛隐窝
10. 椎间盘　11. 黄韧带　12. 肋弓　13. 腹直肌鞘
14. 斜角肌间隙　15. 腹股沟管

二、填空题

1. 运动系统由_____、_____和_____3部分组成。
2. 在运动中,骨起_____作用,关节是运动的_____,骨骼肌则是_____器官。
3. 骨按形态可分为_____、_____、_____和_____4类。
4. 骨质分为_____和_____。前者配布于骨的_____,后者配布于骨的_____。
5. 躯干骨包括_____、_____和_____3部分,共_____块。
6. 椎体与椎弓共同围成_____,其内的主要结构是_____;相邻椎骨的上、下切迹共同围成_____。
7. 颈椎最显著的特点是有_____,其中有_____通过。
8. 腰椎棘突呈_____,棘突间距离_____,临床上常在_____或_____棘突间隙进行腰椎穿刺。
9. 上肢带骨包括_____和_____;自由上肢骨包括_____、_____、_____和_____。
10. 关节盂位于_____骨,桡神经沟位于_____骨,尺神经沟位于_____骨,桡切迹位于_____骨,外科颈位于_____骨,结节间沟位于_____骨,外踝位于_____骨。
11. 腕骨的近侧列由桡侧向尺侧依次为_____、_____、_____和_____;远侧列由桡侧向尺侧依次为_____、_____、_____和_____。
12. 胸骨角平对第_____肋,肩胛上角平对第_____肋,肩胛下角平对第_____肋或第_____肋间隙,以上结构可作为计数_____的标志。
13. 髋骨由_____、_____和_____融合而成,3块骨汇合于_____。
14. 自由下肢骨包括_____、_____、_____和_____。
15. 脑颅骨共_____块,包括成对的_____、

_____和不成对的_____、_____、_____、_____。

16. 不成对的面颅骨是_____、_____和_____。

17. 颅底内面观有 3 个窝,由前向后依次为_____、_____和_____;筛孔位于_____窝,垂体窝位于_____窝,颈静脉孔位于_____窝。

18. 眶的交通较多,内有_____、_____和 3 个裂孔,其中借_____和_____与颅中窝相通。

19. 翼点位于_____、_____、_____和_____4 骨会合处,其内面紧邻_____。

20. 关节的基本结构包括_____、_____和_____3 部分,辅助结构主要有_____、_____和_____。

21. 相邻棘突借_____和_____相连接,属于_____连接。

22. 连接椎弓的韧带有_____、_____和横突间韧带。

23. 脊柱的 4 个生理性弯曲中,凸向后方的是_____和_____。

24. _____关节是上肢与躯干之间唯一的滑膜关节,其结构特点是关节囊内有_____构成的_____。

25. 肘关节由_____、_____和_____构成,包括_____、_____和_____3 个关节。该关节主要进行_____和_____运动,肱三头肌是该关节的_____肌。

26. 桡腕关节的关节窝由_____和_____构成,关节头由_____、_____和_____构成。

27. 骨盆界线由后向前依次由_____、_____、_____和_____构成。

28. 膝关节由_____、_____和_____构成,关节囊内具有的辅助结构是_____和_____,该关节主要进行_____和_____运动。

29. 颞下颌关节由_____与_____和_____构成,关节腔内有纤维软骨构成的_____。

30. 关节囊内有关节盘的关节是_____、_____和_____。

31. 人体内含有关节盘结构的关节是_____、_____、_____和_____。

32. 有囊内韧带的关节是_____和_____。

33. 骨骼肌由中间的_____和两端的_____构成,依据外形可将其分为_____、_____、_____和_____4 类。

34. 肌的辅助装置主要有_____、_____和_____等。

35. 咀嚼肌包括_____、_____、_____和_____,参与_____运动。

36. 胸锁乳突肌以两个头分别起自_____和_____,止于_____。一侧收缩使头_____,面_____;两侧同时收缩可使头_____。

37. 腹外侧壁的肌由浅入深依次为_____、_____、_____和_____;提睾肌由_____和_____构成。

38. 小腿三头肌由_____和_____合成,向下延续为_____,止于_____,可使踝关节_____。

39. 使前臂旋前的肌是_____和_____,使足内翻的肌是_____和_____。

40. 三角肌粗隆位于_____骨,有_____附着;桡骨粗隆位于_____骨,有_____附着;鹰嘴位于_____骨,有_____附着;臀肌粗隆位于_____骨,有_____附着;胫骨粗隆有_____附着。

三、单项选择题

[A1 型题]

1. 骨(　　)
   A. 由骨质和骨髓构成
   B. 分为躯干骨和四肢骨两部分
   C. 骨又称为骨骼
   D. 是运动的主动部分
   E. 成人共有骨 206 块

2. 骨髓(　　)
   A. 红骨髓不能转化为黄骨髓
   B. 黄骨髓不能转化为红骨髓
   C. 仅存在于长骨的骨髓腔内
   D. 胎儿和幼儿的骨髓全部是红骨髓
   E. 黄骨髓具有造血功能

3. 具有骨干、骺、关节软骨和骨髓腔的骨是(　　)
   A. 骶骨　　　　　B. 肱骨　　　　　C. 肩胛骨
   D. 肋骨　　　　　E. 胸骨
4. 不属于长骨的是(　　)
   A. 尺骨　　　　　B. 腓骨　　　　　C. 肋骨
   D. 跖骨　　　　　E. 指骨
5. 属于不规则骨的是(　　)
   A. 股骨　　　　　B. 三角骨　　　　C. 跟骨
   D. 指骨　　　　　E. 椎骨
6. 不属于躯干骨的是(　　)
   A. 髋骨　　　　　B. 胸骨　　　　　C. 骶骨
   D. 椎骨　　　　　E. 肋骨
7. 不属于椎骨的一般结构是(　　)
   A. 椎体　　　　　B. 椎弓　　　　　C. 椎孔
   D. 横突孔　　　　E. 棘突
8. 屈颈时,项部最明显的隆起是(　　)
   A. 第 1 胸椎棘突　　　　B. 第 2 胸椎棘突
   C. 第 5 颈椎棘突　　　　D. 第 6 颈椎棘突
   E. 第 7 颈椎棘突
9. 骶管麻醉的部位和必须摸认的标志是(　　)
   A. 骶前孔、骶骨的岬　　　B. 骶管裂孔、骶角
   C. 骶管、骶骨的岬　　　　D. 骶后孔、骶角
   E. 骶角
10. 颈椎特有的结构是(　　)
    A. 横突孔　　　B. 横突肋凹　C. 棘突
    D. 椎孔　　　　E. 关节突
11. 胸椎的结构特点是(　　)
    A. 横突根部有横突孔
    B. 横突末端后面有横突肋凹
    C. 椎体侧面后份有上、下肋凹
    D. 棘突间隙较大,常在此进行穿刺
    E. 棘突短而分叉
12. 胸骨角两侧平对(　　)
    A. 第 3 肋　　　B. 第 2 肋　　C. 第 1 肋
    D. 第 2 肋间隙　E. 第 4 肋间隙
13. 解剖学姿势时,下列何结构朝向前(　　)
    A. 胸椎棘突　　B. 冈上窝　　C. 肩胛下窝
    D. 肩胛骨喙突　E. 臀肌粗隆
14. 关于肩胛骨的描述,错误的是(　　)
    A. 属于上肢带骨
    B. 介于第 2～7 肋骨之间
    C. 可分为两个面、3 个缘和 3 个角

D. 肩胛下窝位于后面
   E. 肩胛冈、肩峰和喙突均可在体表摸到
15. 肩部最高点的骨性标志是(　　)
    A. 锁骨　　　　　B. 喙突　　　　　C. 肩峰
    D. 肱骨头　　　　E. 大结节
16. 锁骨(　　)
    A. 内侧 1/3 凸向前　　　B. 外侧 2/3 凸向后
    C. 上面粗糙　　　　　　D. 下面光滑
    E. 骨折多发生在中、外 1/3 交界处
17. 肱骨易发生骨折的部位是(　　)
    A. 三角肌粗隆　　　　　B. 桡神经沟
    C. 肱骨小头　　　　　　D. 外科颈
    E. 解剖颈
18. 尺骨的结构中不包括(　　)
    A. 尺切迹　　　　B. 桡切迹　　　C. 尺骨头
    D. 滑车切迹　　　E. 鹰嘴
19. 不属于腕骨的是(　　)
    A. 月骨　　　　　B. 骰骨　　　　　C. 三角骨
    D. 豌豆骨　　　　E. 大多角骨
20. 不属于下肢骨的是(　　)
    A. 髋骨　　　　　B. 髌骨　　　　　C. 骶骨
    D. 足骨　　　　　E. 胫骨
21. 两侧髂嵴最高点的连线约平对(　　)
    A. 第 1 腰椎棘突　　　　B. 第 2 腰椎棘突
    C. 第 3 腰椎棘突　　　　D. 第 4 腰椎棘突
    E. 第 5 腰椎棘突
22. 胫骨下端(　　)
    A. 向内下突起为内踝　　B. 内侧面有关节面
    C. 膨大形成内、外侧髁　D. 前面有胫骨粗隆
    E. 与足舟骨形成关节
23. 内踝骨折包括(　　)
    A. 腓骨　　　　　B. 尺骨　　　　　C. 骰骨
    D. 胫骨　　　　　E. 桡骨
24. 体表可摸到的骨性标志应除外(　　)
    A. 髂嵴　　　　　B. 坐骨结节　　　C. 髂前上棘
    D. 耻骨结节　　　E. 耻骨联合面
25. 属于面颅骨的是(　　)
    A. 筛骨　　　　　B. 上颌骨　　　　C. 枕骨
    D. 颧骨　　　　　E. 蝶骨
26. 属于脑颅骨的是(　　)
    A. 下颌骨　　　　B. 犁骨　　　　　C. 舌骨
    D. 上颌骨　　　　E. 蝶骨

27. 乳突属于下列哪块骨的结构(　　)

    A. 额骨   B. 颞骨   C. 上颌骨

    D. 颧骨   E. 枕骨

28. 内耳门属于下列哪块骨的结构(　　)

    A. 颞骨   B. 蝶骨   C. 筛骨

    D. 枕骨   E. 额骨

29. 参与颅底构成的骨应除外(　　)

    A. 额骨   B. 蝶骨   C. 顶骨

    D. 颞骨   E. 枕骨

30. 垂体窝属于下列哪块骨的结构(　　)

    A. 颞骨   B. 额骨   C. 枕骨

    D. 筛骨   E. 蝶骨

31. 不属于颅中窝的结构是(　　)

    A. 卵圆孔   B. 筛孔   C. 视神经管

    D. 圆孔   E. 棘孔

32. 不含鼻旁窦的骨是(　　)

    A. 蝶骨   B. 上颌骨   C. 筛骨

    D. 颞骨   E. 额骨

33. 人体直立时,最不容易引流的鼻旁窦是(　　)

    A. 额窦   B. 蝶窦   C. 上颌窦

    D. 前筛窦   E. 后筛窦

34. 前囟闭合的时间是(　　)

    A. 出生前   B. 生后 3 个月

    C. 生后 6 个月   D. 生后 1~1.5 岁

    E. 出生后不久

35. 体表可摸到的骨性标志应除外(　　)

    A. 胫骨粗隆   B. 乳突   C. 内踝

    D. 外踝   E. 臀肌粗隆

36. 关于关节盘的描述,错误的是(　　)

    A. 位于相邻两个关节面之间

    B. 为透明软骨板

    C. 周缘附着于关节囊

    D. 将关节腔分为两部分

    E. 可增加关节的稳固性和运动形式

37. 不属于关节的辅助结构是(　　)

    A. 囊内韧带   B. 囊外韧带   C. 关节盘

    D. 关节唇   E. 滑液

38. 沿矢状轴进行的运动是(　　)

    A. 屈和伸   B. 收和展   C. 环转

    D. 旋内   E. 旋外

39. 脊柱(　　)

    A. 由 24 块椎骨连接而成

    B. 椎间盘的厚度约占脊柱全长的 1/2

    C. 有颈、胸、腰、骶 4 个生理性弯曲

    D. 由于胸部椎间盘较薄,故该处活动幅度较大

    E. 仅能作少许屈伸运动

40. 关于椎间盘的描述,错误的是(　　)

    A. 共有 23 个

    B. 连于相邻椎体之间

    C. 各部的椎间盘厚薄不一

    D. 由纤维环构成

    E. 具有"弹性垫"样作用

41. 椎间盘髓核脱出的常见方位是(　　)

    A. 左侧   B. 右侧   C. 前方

    D. 前外侧   E. 后外侧

42. 连接在相邻椎弓板之间的韧带是(　　)

    A. 前纵韧带   B. 后纵韧带   C. 棘间韧带

    D. 黄韧带   E. 项韧带

43. 参与围成椎管后壁的结构是(　　)

    A. 后纵韧带   B. 前纵韧带   C. 棘间韧带

    D. 项韧带   E. 黄韧带

44. 脊柱的生理弯曲中,正确的是(　　)

    A. 颈曲凸向后   B. 腰曲凸向后

    C. 骶曲凸向前   D. 颈曲凸向前

    E. 胸曲凸向前

45. 腰椎穿刺时,穿刺针最后通过的韧带是(　　)

    A. 后纵韧带   B. 黄韧带   C. 棘上韧带

    D. 棘间韧带   E. 前纵韧带

46. 不参与胸廓构成的结构是(　　)

    A. 胸骨   B. 肋骨   C. 肋软骨

    D. 肩胛骨   E. 胸椎

47. 构成肋弓的是(　　)

    A. 第 5~8 肋软骨   B. 第 6~9 肋软骨

    C. 第 8~10 肋软骨   D. 第 11、12 肋软骨

    E. 第 8~12 肋软骨

48. 连接躯干骨与四肢骨之间的唯一关节是(　　)

    A. 肩锁关节   B. 胸锁关节

    C. 肩关节   D. 髋关节

    E. 耻骨联合

49. 肩关节囊最薄弱的部位在(　　)

    A. 前壁   B. 后壁   C. 上壁

    D. 下壁   E. 外侧壁

50. 关于肘关节的描述,错误的是(　　)

    A. 由肱骨下端和尺、桡骨上端构成

B. 包括肱尺、肱桡和桡尺近侧 3 个关节

C. 关节囊前、后壁薄而松弛

D. 肱三头肌是肘关节的伸肌

E. 可作屈伸和收展运动

51. 关节囊内有肌腱穿过的是(　　)

    A. 肘关节　　　B. 膝关节　　C. 肩关节

    D. 髋关节　　　E. 踝关节

52. 不参与桡腕关节构成的骨是(　　)

    A. 手舟骨　　　B. 尺骨下端　C. 桡骨下端

    D. 月骨　　　　E. 三角骨

53. 拇指的对掌运动发生在(　　)

    A. 桡腕关节　　　　B. 拇指腕掌关节

    C. 腕骨间关节　　　D. 掌骨间关节

    E. 第 1 掌指关节

54. 构成耻骨联合的结构是(　　)

    A. 透明软骨　　　　B. 弹性软骨

    C. 纤维软骨　　　　D. 致密结缔组织

    E. 骨组织

55. 不参与骨盆构成的结构是(　　)

    A. 髋骨　　　　　　B. 股骨

    C. 骶骨和尾骨　　　D. 耻骨联合

    E. 骶髂关节

56. 关于髋关节的描述,错误的是(　　)

    A. 由髋臼和股骨头构成

    B. 关节囊厚而紧张

    C. 股骨颈全部被关节囊包裹

    D. 髋臼周缘有纤维软骨构成的髋臼唇

    E. 股骨头韧带内含有营养股骨头的血管

57. 防止髋关节过度后伸的结构是(　　)

    A. 股骨头韧带　　　B. 髂股韧带

    C. 骶棘韧带　　　　D. 骶结节韧带

    E. 髂腰韧带

58. 膝关节的构成不包括(　　)

    A. 股骨下端　　B. 髌骨　　　C. 胫骨上端

    D. 腓骨上端　　E. 无上述结构

59. 关于膝关节的描述,错误的是(　　)

    A. 半月板随关节的运动而移动

    B. 内侧半月板呈"C"形

    C. 髌韧带止于胫骨粗隆

    D. 前交叉韧带能限制胫骨前移

    E. 由股骨下端和胫骨、腓骨上端构成

60. 兼有关节内软骨和囊内韧带的关节是(　　)

    A. 颞下颌关节　　　B. 肩关节

    C. 膝关节　　　　　D. 胸锁关节

    E. 髋关节

61. 不属于肌的辅助装置是(　　)

    A. 腱鞘　　　　B. 腱膜　　　C. 深筋膜

    D. 滑膜囊　　　E. 浅筋膜

62. 当上、下颌紧咬时,在下颌角前上方可以摸到的肌是(　　)

    A. 颊肌　　　　B. 颞肌　　　C. 翼内肌

    D. 翼外肌　　　E. 咬肌

63. 不属于躯干肌的是(　　)

    A. 斜方肌　　　B. 背阔肌　　C. 臀大肌

    D. 膈　　　　　E. 肋间肌

64. 背阔肌可使肩关节(　　)

    A. 外展　　　　B. 内收　　　C. 前屈

    D. 旋外　　　　E. 环转

65. 胸大肌可使肩关节(　　)

    A. 内收　　　　B. 外展　　　C. 旋外

    D. 后伸　　　　E. 环转

66. 膈的食管裂孔 (　　)

    A. 位于中心腱内　　B. 位置最低

    C. 有胸导管通过　　D. 有迷走神经通过

    E. 有下腔静脉通过

67. 最主要的呼吸肌是(　　)

    A. 胸大肌　　　B. 肋间肌　　C. 腹肌

    D. 胸小肌　　　E. 膈

68. 在肩关节外展中最重要的一对肌是(　　)

    A. 三角肌和大圆肌

    B. 三角肌和冈上肌

    C. 三角肌和肩胛下肌

    D. 大圆肌和肩胛下肌

    E. 冈上肌和肩胛下肌

69. 屈肘时,在肘窝中央可以摸到的结构是(　　)

    A. 掌长肌腱　　　　B. 肱三头肌肌腱

    C. 肱二头肌肌腱　　D. 旋前圆肌

    E. 喙肱肌

70. 肘关节的主要屈肌是(　　)

    A. 肱二头肌　　　　B. 肱三头肌

    C. 三角肌　　　　　D. 掌长肌

    E. 喙肱肌

71. 参与大腿后伸的肌是(　　)
　　A. 股四头肌　　B. 长收肌　　C. 臀大肌
　　D. 梨状肌　　　E. 大收肌

72. 既能伸髋关节,又能屈膝关节的肌是(　　)
　　A. 长收肌　　　B. 缝匠肌　　C. 股四头肌
　　D. 股二头肌和半腱肌　　E. 耻骨肌

73. 属于大腿前群肌的是(　　)
　　A. 股四头肌　　B. 股二头肌　C. 耻骨肌
　　D. 半膜肌　　　E. 半腱肌

74. 参与形成跟腱的肌是(　　)
　　A. 趾长屈肌　　B. 胫骨后肌　C. 腓骨长肌
　　D. 胫骨前肌　　E. 小腿三头肌

75. 压疮的好发部位不包括(　　)
　　A. 坐位——坐骨结节
　　B. 侧卧位——踝部
　　C. 俯卧位——膝部
　　D. 仰卧位——髂前上棘
　　E. 头高足低位——足跟

76. 下列搭配错误的是(　　)
　　A. 长骨——掌骨　　B. 短骨——月骨
　　C. 不规则骨——肋骨　D. 扁骨——胸骨
　　E. 含气骨——上颌骨

77. 下列搭配错误的是(　　)
　　A. 颈椎——有横突孔
　　B. 腰椎——棘突斜向后下方
　　C. 胸椎——有肋凹
　　D. 骶骨——有耳状面
　　E. 寰椎——无椎体

78. 下列搭配错误的是(　　)
　　A. 第1~7对肋骨——真肋
　　B. 第8~10对肋骨——假肋
　　C. 第11、12对肋骨——浮肋
　　D. 肋沟——位于外面近下缘处
　　E. 肋弓——触诊肝、脾位置的标志

79. 下列搭配错误的是(　　)
　　A. 胸骨柄——颈静脉切迹
　　B. 胸骨角——连接第2肋
　　C. 胸骨体——连接第2~7肋
　　D. 剑突——连接第8肋
　　E. 剑突——体表可触及

80. 下列搭配错误的是(　　)
　　A. 肱骨——三角肌粗隆

　　B. 桡骨——桡神经沟
　　C. 肩胛骨——喙突
　　D. 胫骨——内踝
　　E. 股骨——大转子

81. 下列搭配错误的是(　　)
　　A. 髋骨——闭孔　　B. 股骨——小转子
　　C. 髌骨——籽骨　　D. 腓骨——内踝
　　E. 跗骨——骰骨

82. 有关肌肉作用的搭配,错误的是(　　)
　　A. 三角肌——肩关节外展
　　B. 肱二头肌——屈肘关节
　　C. 股四头肌——伸膝关节
　　D. 背阔肌——肩关节旋外
　　E. 缝匠肌——屈髋关节和膝关节

83. 有关肌肉止点的搭配,错误的是(　　)
　　A. 肱二头肌——桡骨粗隆
　　B. 肱三头肌——尺骨粗隆
　　C. 髂腰肌——股骨小转子
　　D. 股二头肌——腓骨头
　　E. 股四头肌——胫骨粗隆

[A2 型题]

84. 外科手术经鼻腔入颅摘除垂体肿瘤,将累及下列何结构(　　)
　　A. 茎突　　　B. 翼突　　　C. 垂体窝
　　D. 乳突　　　E. 鸡冠

85. 临床上触摸肝、脾及听诊心脏时,要利用下列一些骨性标志来做检查,但应除外(　　)
　　A. 第5肋　　B. 胸骨角　　C. 剑突
　　D. 肋弓　　　E. 颈静脉切迹

86. 某患者右侧膝关节不慎受伤,经检查发现胫骨可以向后移位时,提示可能损伤了(　　)
　　A. 胫侧副韧带　　　B. 髌韧带
　　C. 前交叉韧带　　　D. 后交叉韧带
　　E. 腓侧副韧带

87. 某患者在踢足球时,急剧伸小腿,并作强力旋转时,左膝关节不慎受伤,经体检发现膝关节内有摩擦音,提示可能损伤了(　　)
　　A. 前交叉韧带　　B. 后交叉韧带
　　C. 半月板　　　　D. 胫侧副韧带
　　E. 腓侧副韧带

88. 在一次群众性摔跤比赛中,一位26岁的男运动员左侧锁骨中、外1/3处骨折。发现其内侧断

段向上移位,是因为下列何肌牵拉所致(　　)

   A. 斜方肌　　　B. 三角肌　　　C. 前斜角肌

   D. 胸大肌　　　E. 胸锁乳突肌

89. 患儿,女性,1 岁 6 个月。因肺炎需肌内注射青霉素,其注射部位最好选用(　　)

   A. 臀大肌　　　　　　　B. 股外侧肌

   C. 三角肌下缘　　　　　D. 臀中肌与臀小肌

   E. 肱桡肌

[A3 型题]

  90 ~ 94. 患者,女性,26 岁。妊娠 38 周,到某县医院产科就诊。检查发现骨产道(即真骨盆)狭窄,医生拟行剖宫产术。在讨论中提出了以下问题:

90. 参与骨盆构成的结构应除外(　　)

   A. 左髋骨　　　B. 第 5 腰椎　　C. 尾骨

   D. 骶骨　　　　E. 右髋骨

91. 参与骨盆界线构成的结构应除外(　　)

   A. 骶骨的岬　　B. 弓状线　　　C. 耻骨梳

   D. 髂嵴　　　　E. 耻骨联合上缘

92. 未参与骨盆下口构成的结构是(　　)

   A. 尾骨尖　　　　　　　B. 骶结节韧带

   C. 骶棘韧带　　　　　　D. 坐骨结节

   E. 耻骨下支

93. 不属于女性骨盆特征的是(　　)

   A. 骨盆上口近似椭圆形

   B. 耻骨下角为 90° ~ 100°

   C. 骨盆下口较宽大

   D. 骨盆外形短而宽

   E. 骨盆腔呈漏斗形

94. 产科剖宫产术时,子宫切口一般选择在(　　)

   A. 子宫底　　　B. 子宫颈　　　C. 子宫口

   D. 子宫峡　　　E. 子宫体

四、简答题

1. 胸骨角、肩胛下角、骶角、第 7 颈椎棘突、骶管裂孔和髂嵴各有何临床意义?

2. 椎体之间是如何连接的?

3. 胸廓是怎样构成的?

4. 男、女性骨盆的主要差别有哪些?

5. 简述肩关节的组成、结构特点及运动形式。

6. 简述膝关节的组成、结构特点及运动形式。

7. 膈有哪些裂孔? 各有何结构通过?

8. 参与呼吸运动的肌有哪些?

9. 参与前臂旋前、旋后运动的肌和关节有哪些?

10. 临床上常被选择肌内注射的肌有哪些?

五、案例分析

 案例 1. 患者,男性,16 岁。因车祸而急诊入院。体格检查:右胸部大面积皮下瘀斑。胸部 X 线见右锁骨骨折,右侧第 4、5 肋骨骨折。临床诊断:右锁骨和肋骨骨折。在讨论中提出了以下问题:

1. 何谓假肋和浮肋?

2. 锁骨和肋骨骨折一般多发生在何处?

 案例 2. 患者,女性,46 岁。1 周前因打羽毛球,在弯腰捡球时腰部突感剧痛。近日腰痛加重而来医院就诊。体格检查:腰部有钝痛,用力和咳嗽时加重。经影像学检查,诊断为腰 5 椎间盘突出。在讨论中提出了以下问题:

1. 何谓椎间盘? 成人共有多少个?

2. 限制脊柱过度前屈的韧带有哪些?

3. 腰椎间盘突出症多发生在何处? 髓核易向哪个方向突出?

 案例 3. 患儿,男性,6 岁。因右腹股沟部不时出现一包块而来医院就诊。检查发现:站立时,右腹股沟区有一鸡蛋大小的包块,咳嗽时增大,平卧时则包块消失。检查者以小指顶住阴囊皮肤插入腹股沟管皮下环内,嘱患者咳嗽,则指尖有明显的冲击感。临床诊断为右侧腹股沟斜疝。拟进行手术治疗,在讨论中提出了以下问题:

1. 参与构成腹股沟管的肌有哪些?

2. 男性腹股沟管内有何结构通过?

3. 鉴别腹股沟直疝与斜疝的标志是什么?

4. 手术时欲进行硬膜外麻醉,请问:

   (1) 腰椎穿刺时,通常选择在何处进行? 确定穿刺部位的标志是什么?

   (2) 麻醉时,穿刺针需穿经哪些结构才能到达硬膜外隙?

参考答案

一、名词解释

1. 板障　颅盖骨内、外板之间的松质称为板障。
2. 骨髓　为骨的构造之一,存在于骨髓腔和松质间隙内,分为红骨髓和黄骨髓。红骨髓具有造血功能,存在于松质和幼儿的骨髓腔内;5 岁以后长骨骨髓腔内的红骨髓被脂肪组织所代替,称为黄骨髓,并失去造血功能。
3. 椎管　全部椎骨的椎孔连接在一起所形成的纵行管状结构,称为椎管,其内容纳脊髓等。
4. 椎间孔　由相邻椎骨的上、下切迹共同围成,有脊神经和血管通过。
5. 骶角　骶管裂孔两侧向下突出的骨角称为骶角,是骶管麻醉时的骨性标志。
6. 骶管裂孔　骶管上通连椎管,下端的裂孔称为骶管裂孔,是第 4、5 骶椎的椎弓板缺如而形成的裂孔。
7. 胸骨角　胸骨柄与胸骨体连接处形成微向前凸的角称为胸骨角,两侧平对第 2 肋,可在体表扪及,是计数肋的重要标志。
8. 翼点　在颞窝底(内侧壁)的前下部,额、顶、颞、蝶骨汇合处构成"H"形的缝,称为翼点。此处骨质最为薄弱,其内面有脑膜中动脉前支通过。
9. 蝶筛隐窝　上鼻甲后上方与蝶骨体之间的窄小间隙,称为蝶筛隐窝,是蝶窦的开口处。
10. 椎间盘　是连接于相邻两椎体之间的纤维软骨盘,由中央的髓核和周围的纤维环构成。
11. 黄韧带　为连接相邻椎弓板之间的韧带,由黄色的弹性纤维构成,参与构成椎管后壁,并有限制脊柱过度前屈的作用。
12. 肋弓　第 8～10 对肋软骨的前端依次与上位肋软骨相连接而形成的弓状结构,称为肋弓,常作为腹部触诊确定肝、脾、胆囊位置的重要标志。
13. 腹直肌鞘　是由腹外斜肌、腹内斜肌和腹横肌 3 块扁肌的腱膜构成的包裹腹直肌的纤维性鞘。
14. 斜角肌间隙　由前、中斜角肌与第 1 肋之间围成的三角形间隙,称为斜角肌间隙,内有锁骨下动脉和臂丛通过。
15. 腹股沟管　位于腹股沟韧带内侧半的上方,长 4～5cm,为男性精索或女性子宫圆韧带所通过的一条由腹前壁下部肌、腱膜与筋膜之间的斜行裂隙。

二、填空题

1. 骨　骨连接　骨骼肌
2. 杠杆作用　枢纽　运动的动力
3. 长骨　短骨　扁骨　不规则骨
4. 骨密质　骨松质　表层　内部
5. 椎骨　胸骨　肋骨　51
6. 椎孔　脊髓　椎间孔
7. 横突孔　椎动、静脉
8. 长方形板状　较大　第 3、4　第 4、5 腰椎
9. 锁骨　肩胛骨　肱骨　尺骨　桡骨　手骨
10. 肩胛　肱　肱　尺　肱　腓
11. 手舟骨　月骨　三角骨　豌豆骨　大多角骨　小多角骨　头状骨　钩骨
12. 2　2　7　7　肋序数
13. 髂骨　坐骨　耻骨　髋臼
14. 股骨　髌骨　胫骨　腓骨　足骨
15. 8　颞骨　顶骨　额骨　枕骨　蝶骨　筛骨
16. 下颌骨　犁骨　舌骨
17. 颅前窝　颅中窝　颅后窝　颅前　颅中　颅后
18. 眶上裂　眶下裂　视神经管　眶上裂　视神经管
19. 额骨　顶骨　颞骨　蝶骨.　脑膜中动脉前支
20. 关节面　关节囊　关节腔　韧带　关节盘　关节唇
21. 棘上韧带　棘间韧带　纤维
22. 棘上韧带　棘间韧带　黄韧带
23. 胸曲　骶曲
24. 胸锁　纤维软骨　关节盘
25. 肱骨下端　尺骨上端　桡骨上端　肱桡关节　肱尺关节　桡尺近侧关节　屈　伸　伸
26. 桡骨下端的关节面　尺骨头下方的关节盘　手舟骨　月骨　三角骨
27. 骶骨的岬　弓状线　耻骨梳　耻骨结节　耻骨联合上缘
28. 股骨下端　胫骨上端　髌骨　前后交叉韧带　内外侧半月板　屈　伸
29. 下颌骨的下颌头　颞骨的下颌窝　关节结节　关节盘
30. 颞下颌关节　胸锁关节　膝关节
31. 颞下颌关节　胸锁关节　膝关节　桡腕关节
32. 髋关节　膝关节

33. 肌腹　肌腱　长肌　短肌　阔肌　轮匝肌
34. 筋膜　滑膜囊　腱鞘
35. 咬肌　颞肌　翼内肌　翼外肌　咀嚼
36. 胸骨柄前面　锁骨的胸骨端　颞骨的乳突　向同侧倾斜　转向对侧　后仰
37. 腹外侧肌　腹内斜肌　腹横肌　腹内斜肌　腹横肌
38. 腓肠肌　比目鱼肌　跟腱　跟骨结节　跖屈
39. 旋前圆肌　旋前方肌　胫骨前肌　胫骨后肌
40. 肱　三角肌　桡　肱二头肌　尺　肱三头肌　股　臀大肌　髌韧带

三、单项选择题

1. E　2. D　3. B　4. C　5. E　6. A　7. D　8. E
9. B　10. A　11. C　12. B　13. C　14. D　15. C
16. E　17. D　18. A　19. B　20. C　21. D　22. A
23. D　24. E　25. B　26. E　27. B　28. A　29. C
30. E　31. B　32. D　33. C　34. D　35. E　36. D
37. E　38. B　39. C　40. D　41. E　42. D　43. E
44. B　45. B　46. D　47. C　48. B　49. E　50. E
51. C　52. B　53. E　54. C　55. B　56. E　57. B
58. D　59. E　60. C　61. B　62. E　63. C　64. B
65. A　66. D　67. E　68. C　69. D　70. A　71. C
72. D　73. A　74. E　75. D　76. C　77. B　78. D
79. D　80. B　81. D　82. D　83. B　84. C　85. E
86. D　87. B　88. E　89. D　90. B　91. D　92. C
93. E　94. D

四、简答题

1. 胸骨角、肩胛下角、骶角、第 7 颈椎棘突、骶管裂孔和髂嵴各有何临床意义？
胸骨角两侧平对第 2 肋、肩胛下角平对第 7 肋或第 7 肋间隙,两者在体表均可触及,是计数肋序数的重要标志;骶管麻醉常以骶角作为标志;第 7 颈椎棘突常作为针灸取穴和计数椎骨序数的标志;骶管裂孔是骶管麻醉的部位;髂嵴的最高点约与第 4 腰椎棘突相对,是腰椎穿刺时确定穿刺部位的标志,髂前上棘是重要的体表标志和穿刺抽取红骨髓的常选部位。
2. 椎体之间是如何连接的？
椎体之间借椎间盘及前、后纵韧带相连接。
3. 胸廓是怎样构成的？
胸廓是由 12 块胸椎、12 对肋、1 块胸骨和它们之间的骨连接共同构成的。

4. 男女性骨盆的主要差别有哪些？

男、女性骨盆的主要差别

结构特点	男性骨盆	女性骨盆
骨盆外形	窄而长	宽而短
骨盆上口	心形、较小	椭圆形、较大
骨盆下口	较窄小	较宽大
骨盆腔	漏斗形	圆桶形
耻骨下角	70° ~75°	90° ~100°

5. 简述肩关节的组成、结构特点及运动形式。
(1) 肩关节由肱骨头与肩胛骨的关节盂构成。
(2) 结构特点：①肱骨头大,关节盂浅而小,关节盂周缘附有关节唇,使关节窝略有加深;②关节囊薄而松弛,关节囊的前、后和上壁均有韧带和肌腱加强,下壁最薄弱,肱骨头常向前下方脱出;③关节囊内有肱二头肌长头腱通过。
(3) 运动形式:可作屈、伸、收、展、旋内、旋外和环转运动。

6. 简述膝关节的组成、结构特点及运动形式。
(1) 膝关节由股骨下端、胫骨上端和髌骨构成。
(2) 结构特点：①关节囊薄而松弛;②关节囊外有韧带加强,前方为股四头肌肌腱及髌韧带,内侧为胫侧副韧带,外侧为腓侧副韧带;③关节囊内有前、后交叉韧带和内、外侧半月板。
(3) 运动形式:主要作屈、伸运动,在半屈位时,小腿尚可作轻度的旋转运动。

7. 膈有哪些裂孔？各有何结构通过？
膈有主动脉裂孔、食管裂孔和腔静脉孔 3 个裂孔。主动脉裂孔有主动脉和胸导管通过,食管裂孔有食管和迷走神经通过,腔静脉孔有下腔静脉通过。

8. 参与呼吸运动的肌有哪些？
膈是主要的呼吸肌,平静呼吸时,肋间外肌提肋助吸气,肋间内肌降肋助呼气;深呼吸时,胸大肌、胸小肌、前锯肌提肋助深吸气;腹肌收缩增加腹压助呼气。

9. 参与前臂旋前、旋后运动的肌和关节有哪些？
参与前臂旋前运动的肌为旋前圆肌和旋前方肌;旋后运动的肌为旋后肌和肱二头肌;关节有桡尺近侧关节和桡尺远侧关节。

10. 临床上常被选择肌内注射的肌有哪些？

有臀大肌、三角肌、臀中肌与臀小肌和股外侧肌。

五、案例分析

案例1分析:

1. 第 8 ~ 10 对肋的前端与胸骨不直接相连,称为假肋;第 11 ~ 12 对肋的前端游离于腹壁肌层中,称为浮肋。

2. 锁骨骨折多发生在中、外 1/3 交界处,肋骨骨折多发生在第 4 ~ 7 肋骨。

案例2分析:

1. 椎间盘是连接于相邻两椎体之间的纤维软骨盘,由中央的髓核和周围的纤维环构成。成人共有 23 个。

2. 有后纵韧带、黄韧带、棘间韧带和棘上韧带。

3. 临床上以第 4、5 腰椎间隙和第 5 腰椎至第 1 骶椎间隙的椎间盘突出发病率最高,占 90% ~ 96% 。髓核易向后方或后外侧突出。

案例3分析:

1. 有腹外斜肌、腹内斜肌和腹横肌。

2. 腹股沟管内男性有精索通过。

3. 腹壁下动脉可作为鉴别腹股沟直疝与斜疝的标志。

4. (1) 腰椎穿刺时,通常选择在第 3 ~ 4 或第 4 ~ 5 腰椎棘突间隙进行;髂嵴的最高点可作为确定穿刺部位的标志。

   (2) 麻醉时,穿刺针需依次穿经皮肤、浅筋膜、棘上韧带、棘间韧带、黄韧带、椎管内骨膜才能到达硬膜外隙。

第 5 章　消 化 系 统

一、名词解释

1. 上消化道　2. 皱襞　3. 咽峡　4. 咽淋巴环
5. 十二指肠大乳头　6. 小肠绒毛　7. 回盲瓣
8. Mc Burney 点　9. 齿状线　10. 肝门　11. 肝胰壶腹　12. 胆囊三角　13. 肝小叶　14. 胆小管
15. 肝门管区

二、填空题

1. 消化系统由_____和_____两部分组成。

2. 消化管壁由内向外依次分为_____、_____、_____和_____4 层,其中_____结构差异最大。

3. 口腔被上、下牙弓和牙龈分为_____和_____两部分。当上、下牙咬合时,两部分之间可通过_____彼此相通。

4. 腭分为前 2/3 的_____和后 1/3 的_____两部分,腭垂位于_____。

5. 乳牙有_____个,恒牙有_____个;牙由_____、_____、_____和_____构成。

6. 每个牙在外形上分为_____、_____和_____3 部分。

7. 牙周组织包括_____、_____和_____。

8. 舌分为前 2/3 的_____和后 1/3 的_____两部分;舌乳头中含有味蕾的是_____、

9. 双侧颏舌肌同时收缩,舌尖伸向_____;单侧收缩,舌尖伸向_____。

10. 咽峡由_____、_____、_____和_____共同围成,是_____与_____的分界。

11. 咽的前壁不完整,自上而下分别与_____、_____和_____相交通,相应地将咽分为_____、_____和_____3 部分,其中后两部分是_____和_____的共同通道。

12. 吃鱼时,不小心鱼刺卡在咽部,一般多停留在_____。

13. 咽鼓管咽口位于_____侧壁,腭扁桃体位于_____侧壁,梨状隐窝位于_____两侧。

14. 食管全长_____cm,按行程可分为_____、_____和_____3 部。

15. 胃的上、下缘分别称为_____和_____。上缘最低处的转角称_____;胃的入口称_____,与_____相接;出口称_____,与_____相续。

16. 胃在中等程度充盈时,大部分位于_____,小部分位于_____;胃小弯处的角切迹为_____和_____的分界,胃大弯处的中间沟为_____和_____的分界。

17. 胃底腺壁细胞功能失调,将导致_____和

_____分泌减少。

18. 扩大小肠吸收面积的结构是_____、_____和_____。

19. 结肠分为_____、_____、_____和_____4部分,其中,有系膜的为_____和_____。

20. 口腔黏膜的上皮为_____,食管黏膜的上皮为_____,小肠黏膜的上皮为_____。

21. 食管腺位于管壁的_____内,胃底腺位于_____内,十二指肠腺位于_____内,结肠腺位于_____内。

22. 胃底腺的主细胞分泌_____,壁细胞分泌_____和_____;胰岛的A细胞分泌_____,B细胞分泌_____,D细胞分泌_____,PP细胞分泌_____。

23. 腹部手术时区分结肠和小肠的主要标志是_____、_____和_____。

24. 小肠绒毛内有3种重要结构,即_____、_____和_____。

25. 小肠绒毛是由_____和_____向肠腔突出而形成的,吸收细胞表面的微绒毛是由_____和_____突出形成的。

26. 贯穿肝小叶中央的血管称_____,肝血窦的窦壁上皮为_____,胆小管的管壁是由_____构成的。

27. 肝小叶是肝的_____单位,其中_____、_____、_____和_____以_____为中心向周围呈放射状排列。

28. 窦周隙是指_____与_____之间的狭窄间隙,内有散在的_____和_____,前者具有_____和_____的功能。

29. 胆汁由_____分泌,依次流经_____、_____和_____出肝。

30. 肝门管区位于_____内,含有_____、_____和_____3种管道。

31. 胰横卧于_____,相当于_____水平。

32. 胰岛在结构上属于_____,_____部胰岛较多。

三、单项选择题

[A1型题]

1. 上消化道是指(   )的一段消化管
   A. 口腔和咽　　　　　B. 从口腔到食管
   C. 从口腔到胃　　　　D. 从口腔到空肠
   E. 从口腔到十二指肠

2. 不属于实质性器官的是(   )
   A. 肾　　　B. 胃　　　C. 卵巢
   D. 胰　　　E. 肺

3. 消化管壁的4层结构中不包括(   )
   A. 黏膜　　　B. 外膜　　　C. 肌层
   D. 固有层　　E. 黏膜下层

4. 表示左上颌第2前磨牙的是(   )
   A. Ⅴ⌐　　　B. ⌐Ⅴ　　　C. ⌐5
   D. 5⌐　　　E. ⌐√5

5. 牙露于口腔内的部分称为(   )
   A. 牙冠　　　B. 牙根　　　C. 牙颈
   D. 牙槽骨　　E. 牙髓

6. 恒牙中首先长出的是(   )
   A. 尖牙　　　B. 第1前磨牙　C. 中切牙
   D. 第1磨牙　　E. 侧切牙

7. 构成牙冠浅层的结构是(   )
   A. 牙质　　　B. 釉质　　　C. 牙骨质
   D. 牙周膜　　E. 牙龈

8. 小儿乳牙出齐的时间是(   )
   A. 1~1.5岁　B. 1.5~2岁　C. 2~2.5岁
   D. 2.5~3岁　E. 3~3.5岁

9. 检查口腔时,通常看不到的结构是(   )
   A. 牙　　　B. 咽隐窝　　　C. 腭垂
   D. 舌下阜　E. 菌状乳头

10. 不属于舌下面的结构是(   )
    A. 舌下襞　　B. 界沟　　　C. 舌系带
    D. 舌下阜　　E. 舌下腺的开口

11. 腮腺导管开口于(   )
    A. 舌下阜
    B. 舌下襞
    C. 平对上颌第2磨牙颊黏膜处
    D. 舌系带
    E. 舌根

12. 下颌下腺和舌下腺共同开口于(   )
    A. 舌系带　　B. 舌下阜　　　C. 舌下襞
    D. 舌扁桃体　E. 舌根

13. 咽(   )
    A. 是上窄下宽的肌性管道
    B. 于第6颈椎体下缘处续于气管
    C. 分为鼻咽、口咽和喉咽3部分

D. 喉咽向下移行于喉腔

E. 下鼻甲后方 1cm 处有咽隐窝

14. 能归属于消化道和呼吸道的器官是(　　)

A. 口腔　　　B. 咽　　　　C. 食管

D. 鼻腔　　　E. 喉腔

15. 鼻咽癌的好发部位在(　　)

A. 咽鼓管圆枕　　　B. 咽隐窝

C. 腭扁桃体窝　　　D. 梨状隐窝

E. 下鼻甲后方约 1cm 处

16. 咽腔异物容易滞留的部位是(　　)

A. 口咽　　　B. 咽隐窝　　　C. 腭扁桃体窝

D. 梨状隐窝　　　E. 蝶筛隐窝

17. 关于食管的描述,错误的是(　　)

A. 分为颈部、胸部和腹部 3 部分

B. 咽与食管的分界处平第 5 颈椎体下缘

C. 第 1 处狭窄距中切牙约 15cm

D. 食管腺位于黏膜下层

E. 第 3 处狭窄位于穿膈处

18. 食管的第 2 处狭窄距中切牙约(　　)

A. 15cm　　　B. 25cm　　　C. 30cm

D. 40cm　　　E. 50cm

19. 关于胃的描述,错误的是(　　)

A. 在中等程度充盈时,大部分位于左季肋区

B. 胃底在临床上又称为胃穹隆

C. 角切迹是胃体与幽门部之间的分界标志

D. 环行平滑肌在幽门处增厚形成幽门括约肌

E. 通常将胃分为胃底、胃体和幽门部 3 部分

20. 为患者鼻饲时,其胃管插入的长度为(　　)

A. 40cm　　　B. 45～50cm　　　C. 45～55cm

D. 42～50cm　　　E. 50～60cm

21. 当行胃镜检查时,为避免胃镜进入呼吸道,常需嘱患者作(　　)

A. 深呼吸　　　　B. 咳嗽动作

C. 发"啊"音　　　D. 吞咽动作

E. 转动头部位置

22. 胃的分部不包括(　　)

A. 胃底　　　B. 胃体　　　C. 贲门部

D. 幽门部　　　E. 幽门窦

23. 胃癌的好发部位是(　　)

A. 贲门部

B. 胃后壁

C. 幽门部和胃小弯附近

D. 胃大弯

E. 胃体

24. 分泌胃蛋白酶原的是(　　)

A. 胃底腺　　　B. 贲门腺　　　C. 幽门腺

D. 食管腺　　　E. 十二指肠腺

25. 分泌盐酸和内因子的细胞是(　　)

A. 主细胞　　　B. 壁细胞　　　C. 内分泌细胞

D. 杯形细胞　　　E. 颈黏液细胞

26. 盐酸的主要作用是(　　)

A. 激活胃蛋白酶原

B. 参与蛋白质的消化

C. 杀菌作用

D. 激活胃蛋白酶原和杀菌作用

E. 稀释毒物

27. 巨幼红细胞性贫血的发生与下列何种因素有关(　　)

A. 主细胞分泌的内因子减少

B. 主细胞减少,胃蛋白酶原缺乏

C. 壁细胞减少,内因子缺乏

D. 壁细胞不能加工维生素 B_{12}

E. 壁细胞分泌的盐酸减少

28. 内因子与维生素 B_{12} 的吸收有关,它是由下列哪种细胞产生的(　　)

A. 胃酶细胞　　　　B. 潘氏细胞

C. 颈黏液细胞　　　D. 肠腺细胞

E. 壁细胞

29. 关于小肠的描述,错误的是(　　)

A. 是消化吸收的重要场所

B. 回肠有集合淋巴小结

C. 空肠的环行皱襞高而密

D. 小肠的末段称为回肠

E. 小肠均具有肠系膜

30. 关于十二指肠的描述,错误的是(　　)

A. 是小肠的起始段,分为 4 部分

B. 十二指肠腺位于固有层内

C. 十二指肠球是溃疡的好发部位

D. 降部的后内侧壁上有十二指肠大乳头

E. 整段呈"C"字形包绕胰头

31. 手术时确定空肠起始部的重要标志是(　　)

A. 十二指肠纵襞　　　B. Treitz 韧带

C. 十二指肠大乳头　　　D. 角切迹

E. 幽门窦

32. 累及小肠环行皱襞和绒毛的消化道肿瘤将影响
　（　　）
　　A. 排便　　B. 乳化作用　　C. 蠕动
　　D. 吸收　　E. 吞咽

33. 若在小肠做一切口以解除梗阻,必须首先切开
　肠壁的（　　）
　　A. 黏膜　　B. 固有层　　C. 外膜
　　D. 肌层　　E. 黏膜下层

34. 小肠腺的标志性细胞是（　　）
　　A. 柱状细胞　　　　B. 未分化细胞
　　C. 内分泌细胞　　　D. 潘氏细胞
　　E. 杯形细胞

35. 无杯形细胞分布的结构是（　　）
　　A. 胃黏膜的上皮
　　B. 小肠腺
　　C. 回肠黏膜的上皮
　　D. 十二指肠黏膜的上皮
　　E. 结肠黏膜的上皮

36. 小肠绒毛的中轴内没有（　　）
　　A. 中央乳糜管　　　B. 毛细血管
　　C. 骨骼肌细胞　　　D. 疏松结缔组织
　　E. 纵行的平滑肌细胞

37. 小肠光镜下区别于大肠的最主要特征是（　　）
　　A. 杯形细胞较少　　B. 有许多肠绒毛
　　C. 无环行皱襞　　　D. 无结肠带
　　E. 肠腺较短小

38. 关于阑尾的描述,错误的是（　　）
　　A. 为有系膜的器官
　　B. 多位于右髂窝内
　　C. 阑尾动脉来自回结肠动脉
　　D. Mc Burney 点为阑尾的体表投影
　　E. 3 条结肠带均在阑尾根部集中

39. 关于大肠的描述,错误的是（　　）
　　A. 盲肠位于右髂窝内
　　B. 结肠分为 4 部分
　　C. 各部均具有结肠带、结肠袋和肠脂垂
　　D. 乙状结肠是溃疡和肿瘤的好发部位
　　E. Mc Burney 点为阑尾根部的体表投影

40. 为缓解便秘,可帮助患者做腹部环形按摩,其正
　确顺序是（　　）
　　A. 升结肠、横结肠、乙状结肠、降结肠
　　B. 升结肠、横结肠、降结肠、乙状结肠

　　C. 乙状结肠、降结肠、升结肠、横结肠
　　D. 降结肠、横结肠、乙状结肠、升结肠
　　E. 横结肠、升结肠、降结肠、乙状结肠

41. 结肠带、结肠袋和肠脂垂存在于（　　）
　　A. 肛管和结肠　　　　B. 直肠和肛管
　　C. 盲肠和结肠　　　　D. 结肠和直肠
　　E. 盲肠和直肠

42. 关于直肠的描述,错误的是（　　）
　　A. 无结肠带
　　B. 并不是直的
　　C. 骶曲凸向前,会阴曲凸向后
　　D. 无肠系膜
　　E. 女性直肠的前方与子宫、阴道等相邻

43. 肛管腔面黏膜与皮肤的分界标志是（　　）
　　A. 白线　　B. 肛梳　　C. 痔环
　　D. 齿状线　　E. 直肠横襞

44. 相当于肛门内、外括约肌之间的结构是（　　）
　　A. 白线　　B. 肛梳　　C. 肛柱
　　D. 直肠横襞　　E. 齿状线

45. 直肠肛管手术后的大便失禁,主要是因为切断
　了（　　）
　　A. 肛门内括约肌　　B. 直肠下份纵行肌
　　C. 齿状线　　　　　D. 肛门外括约肌
　　E. 白线

46. 可作为直肠镜检的定位标志是（　　）
　　A. 肛瓣　　B. 白线　　C. 齿状线
　　D. 直肠横襞　　E. 肛梳

47. 临床上行肛管排气时,插入肛门的合适深度是
　（　　）
　　A. 7 ~ 10cm　B. 15 ~ 18cm　C. 10 ~ 12cm
　　D. 18 ~ 22cm　E. 12 ~ 15cm

48. 消化腺不包括（　　）
　　A. 腮腺　　B. 肝　　C. 脾
　　D. 胰　　E. 舌下腺

49. 人体内最大的腺体是（　　）
　　A. 甲状腺　　B. 肝　　C. 腮腺
　　D. 胰　　E. 舌下腺

50. 关于肝的描述,错误的是（　　）
　　A. 大部分位于右季肋区和腹上区
　　B. 上界在右锁骨中线平第 5 肋
　　C. 肝静脉为出肝门的重要结构
　　D. 右侧纵沟的前份有胆囊窝

E. 主要功能之一是分泌胆汁

51. 关于肝小叶的描述,错误的是(　　)
    A. 中央静脉是肝小叶的中轴
    B. 贮脂细胞散在分布于窦周隙内
    C. 肝血窦内的血液是动、静脉混合血
    D. 相邻肝板之间为肝血窦
    E. 肝细胞分泌的胆汁流经肝血窦

52. 下列哪两种管道在肝内是互相交通的(　　)
    A. 肝血窦与中央静脉
    B. 胆小管与中央静脉
    C. 小叶间静脉与胆小管
    D. 胆小管与窦周隙
    E. 胆小管与肝血窦

53. 肝细胞内合成胆汁的部位是(　　)
    A. 高尔基复合体　　B. 微体
    C. 粗面内质网　　　D. 滑面内质网
    E. 线粒体

54. 肝细胞内具有解毒功能的细胞器是(　　)
    A. 溶酶体　　B. 微体　　C. 滑面内质网
    D. 粗面内质网　E. 线粒体

55. 肝细胞内合成蛋白质的主要结构是(　　)
    A. 高尔基复合体　　B. 线粒体
    C. 滑面内质网　　　D. 粗面内质网
    E. 微体

56. 肝血窦内定居的细胞是(　　)
    A. 肝巨噬细胞　　B. 贮脂细胞
    C. 肝细胞　　　　D. 白细胞
    E. 红细胞

57. 窦周隙位于(　　)
    A. 肝血窦内皮细胞之间
    B. 肝血窦内皮细胞与肝细胞之间
    C. 肝血窦之间
    D. 相邻肝细胞之间
    E. 胆小管与肝细胞之间

58. 贮脂细胞的功能之一是(　　)
    A. 合成维生素E　B. 储存维生素E
    C. 储存维生素A　D. 合成维生素A
    E. 合成维生素C

59. 在肝纤维化病变中,贮脂细胞的结构类似于(　　)
    A. 脂肪细胞　　B. 肝巨噬细胞
    C. 浆细胞　　　D. 肥大细胞
    E. 成纤维细胞

60. 关于胆囊的描述,错误的是(　　)
    A. 位于肝下面的胆囊窝内
    B. 呈长梨形
    C. 容量为40~60ml
    D. 为分泌和浓缩胆汁的主要器官
    E. 分为胆囊底、体、颈、管4部分

61. Murphy征阳性多见于(　　)
    A. 胆总管结石　　B. 急性胰腺炎
    C. 急性胆囊炎　　D. 胃溃疡穿孔
    E. 十二指肠溃疡穿孔

62. 肝胰壶腹开口于(　　)
    A. 十二指肠上部　　B. 十二指肠大乳头
    C. 十二指肠水平部　D. 十二指肠升部
    E. 十二指肠空肠曲

63. 胆囊三角是手术中寻找下列何结构的标志(　　)
    A. 肝门静脉右支　　B. 胆总管
    C. 肝总管　　　　　D. 胆囊动脉
    E. 肝固有动脉左支

64. 关于胰的描述,错误的是(　　)
    A. 是人体内的第二大消化腺
    B. 胰头被十二指肠环抱
    C. 胰管与胆总管汇合成肝胰壶腹
    D. 分为胰头、颈、体和尾4部分
    E. 内、外分泌部的分泌物均由胰管排入十二指肠

65. 与消化腺无关的导管是(　　)
    A. 腮腺导管　B. 胰管　　　C. 胆总管
    D. 泪小管　　E. 胆小管

66. 不属于肝外胆道的是(　　)
    A. 胆囊　　B. 胆总管　　C. 胰管
    D. 肝左、右管　E. 肝总管

67. 在胰岛内,其分泌物能使血糖降低的是(　　)
    A. A细胞　　B. B细胞　　C. D细胞
    D. PP细胞　E. C细胞

68. 胰岛较多的部位在(　　)
    A. 胰头和胰体　　B. 胰头
    C. 胰体　　　　　D. 胰尾
    E. 胰头和胰尾

69. 糖尿病的发生与下列哪种细胞有关(　　)
    A. A细胞　　　　B. B细胞
    C. 浆液性细胞　　D. D细胞
    E. PP细胞

70. 下列有关舌的搭配错误的是(　　)
　　A. 舌上面——界沟
　　B. 舌下面——舌系带
　　C. 舌内肌——平滑肌
　　D. 菌状乳头——含有味蕾
　　E. 舌外肌——骨骼肌
　　F. 梨状隐窝——位于喉咽部

71. 下列有关黏膜上皮的搭配错误的是(　　)
　　A. 口腔——复层扁平上皮
　　B. 食管——复层扁平上皮
　　C. 胃——单层柱状上皮
　　D. 小肠——单层柱状上皮
　　E. 肛管——复层扁平上皮

72. 下列关于食管的搭配错误的是(　　)
　　A. 胸部——长 18~20cm
　　B. 第 2 处狭窄——距中切牙 15cm
　　C. 上 1/3 段肌层——骨骼肌
　　D. 下 1/3 段肌层——平滑肌
　　E. 第 3 处狭窄——距中切牙 40cm

73. 下列搭配错误的是(　　)
　　A. A 细胞——分泌胰高血糖素
　　B. 壁细胞——分泌盐酸和内因子
　　C. 主细胞——分泌胃蛋白酶
　　D. B 细胞——分泌胰岛素
　　E. 肝细胞——分泌胆汁

[A2 型题]

74. 患者,男性,40 岁。患胃溃疡多年,近日症状加重而急诊入院。经各项检查,临床诊断为胃溃疡合并胃穿孔。最有可能发生胃溃疡的部位通常在(　　)
　　A. 胃体　　B. 胃底　　C. 贲门部
　　D. 幽门部　　E. 幽门部和胃小弯附近

75. 患者,女性,42 岁。患慢性胆囊炎多年,需要经十二指肠引流术采取胆汁。用十二指肠引流管插入十二指肠,需要进入多长才能到达十二指肠大乳头处(　　)
　　A. 45cm　　B. 55cm　　C. 65cm
　　D. 75cm　　E. 85cm

76. 患者,男性,28 岁。患急性阑尾炎拟行阑尾切除术。打开腹腔后寻找阑尾最可靠的方法是(　　)
　　A. 沿盲肠前壁寻找
　　B. 沿回肠末端寻找
　　C. 以麦氏点为标志寻找

　　D. 沿结肠带寻找
　　E. 沿盲肠后壁寻找

77. 患者,男性,56 岁。因近日大便带血而来医院就诊。经检查诊断为痔疮。鉴别内、外痔的标志是(　　)
　　A. 白线　　　B. 齿状线　　　C. 痔环
　　D. 肛柱　　　E. 肛瓣

四、简答题

1. 唾液腺有哪几对? 其导管各开口于何处?
2. 简述咽的分部和交通。
3. 食管的 3 处狭窄各位于何处? 距中切牙的距离分别是多少厘米?
4. 胃的位置、形态和分部如何?
5. 简述小肠黏膜的结构特点。
6. 简述肝的位置和脏面的解剖结构。
7. 肝细胞分泌的胆汁是如何输送到十二指肠的?
8. 临床上插胃管时需经过哪些器官和生理性狭窄?
9. 经口腔插入纤维胆道镜到十二指肠降部,应依次经过哪些器官和哪几处狭窄?
10. 一幼儿误食一分硬币后,不久在粪便中出现,请按顺序写出该硬币需经过哪些器官和狭窄才能排出体外(5 个狭窄)?
11. 怀疑阑尾炎或胆囊炎时,查体应触压体表的哪些部位? 为什么?

五、案例分析

■☞ 案例 1. 患者,男性,38 岁。患胃溃疡 8 余年,饮酒 30 分钟后突然出现剧烈上腹部疼痛。X 线检查:显示腹腔内有游离气体。临床诊断为急性胃穿孔。拟进行胃大部切除术,施行空肠与胃残端吻合术。在讨论中提出了以下问题:
1. 胃溃疡和胃癌最有可能发生在何处?
2. 胃小弯处的角切迹是哪两部分之间的分界标志?
3. 手术中确认空肠起始部的重要标志是什么?
4. 做胃切除时需结扎胃的动脉,分布到胃的动脉有哪些?
5. 经左上腹作腹直肌切口,需经过哪些层次才能打开腹膜腔?
6. 开腹后发现,胃溃疡在后壁穿孔,内容物流入胃后的网膜囊内,试问胃后壁有哪些重要结构与其毗邻?

■☞ **案例2.** 患者,男性,20岁。因24小时前无明显诱因出现脐周钝痛,5小时后疼痛转移至右下腹而急诊入院。体格检查:右下腹麦氏点压痛阳性,反跳痛存在。血常规检查:Hb126g/L,WBC11×10⁹/L,中性粒细胞0.82。临床诊断为急性阑尾炎。在讨论中提出了以下问题:

1. 阑尾位于何处?
2. 何谓Mc Burney点?
3. 打开腹膜腔后,如何区分大肠和小肠?如何才能准确迅速地找到阑尾?
4. 阑尾动脉来自何动脉?如何寻找阑尾血管?
5. 若是麦氏切口,需经哪些层次才能到达腹膜腔?

■☞ **案例3.** 患者,男性,46岁。突发右上腹剧烈绞痛,伴恶心、呕吐而急诊入院。体格检查:右上腹压痛明显,墨菲征阳性。B超检查:胆囊体积明显增大,并见结石阴影。血常规检查:WBC12×10⁹/L,中性粒细胞0.80。临床诊断为急性胆囊炎、胆结石。经抗感染治疗待病情好转后拟行胆囊切除术。在讨论中提出了以下问题:

1. 胆囊位于何处?有何功能?
2. 在何部位可隔腹前壁触及胆囊底?
3. 墨菲征阳性有何临床意义?
4. 手术中需结扎胆囊动脉,胆囊动脉来自何处?手术中如何寻找胆囊动脉?
5. 肝外胆道系统包括哪些?
6. 若对此患者行胆总管手术切开取石,选择经右侧腹直肌切口,请问:该切口由浅入深需依次经过哪些结构(用箭头表示)才能暴露胆总管?切开胆总管时需注意周围的哪些结构,它们与胆总管的位置关系如何?

参考答案

一、名词解释

1. **上消化道** 临床上,通常把从口腔至十二指肠的

一段消化管称为上消化道。

2. **皱襞** 在食管、胃、小肠和大肠等部位的黏膜和部分黏膜下层共同向管腔内突起形成的结构,称为皱襞,可扩大黏膜的表面积。

3. **咽峡** 由腭垂、腭帆游离缘、两侧的腭舌弓及舌根共同围成,是口腔与咽的分界。

4. **咽淋巴环** 鼻咽后上方的咽扁桃体、两侧的咽鼓管扁桃体、腭扁桃体和前下方的舌扁桃体共同构成咽淋巴环,对消化道和呼吸道具有防御和保护作用。

5. **十二指肠大乳头** 在十二指肠降部后内侧壁的内面有一纵行的黏膜皱襞,称为十二指肠纵襞,纵襞下端的圆形隆起,称为十二指肠大乳头,距中切牙约75cm,为胆总管和胰管的共同开口处。

6. **小肠绒毛** 是由小肠黏膜的上皮和固有层共同向肠腔内突起形成的结构,可以扩大小肠的吸收面积。

7. **回盲瓣** 是由回肠末端突入盲肠所形成的上、下两个半月形黏膜皱襞。可阻止小肠内容物过快地流入大肠,并可防止盲肠内容物反流至回肠。

8. **Mc Burney点** 是阑尾根部的体表投影,位于脐与右髂前上棘连线的中、外1/3交点处。

9. **齿状线** 将各肛柱下端与各肛瓣边缘所连接成的锯齿状环行线,称为齿状线或肛皮线,是内痔与外痔的分界线。

10. **肝门** 是指位于肝脏面中间部的横沟,是肝固有动脉、肝门静脉、肝左右管和神经及淋巴管等进出的门户。

11. **肝胰壶腹** 胆总管在斜穿十二指肠降部后内侧壁与胰管汇合,形成略为膨大的肝胰壶腹(又称Vater壶腹),开口于十二指肠大乳头。

12. **胆囊三角** 胆囊管、肝总管与肝的脏面围成的三角形区域,称为胆囊三角。三角内常有胆囊动脉通过,因此该三角是胆囊手术中寻找胆囊动脉的标志。

13. **肝小叶** 是肝的基本结构单位,呈多角形棱柱体,包括中央静脉、肝索、肝血窦、窦周隙和胆小管,以中央静脉为中心向四周呈放射状排列。

14. **胆小管** 是相邻肝细胞间局部细胞膜凹陷形成的微细小管。

15. **肝门管区** 是指相邻肝小叶之间的结缔组织内,小叶间动脉、小叶间静脉和小叶间胆管通过的区域。

二、填空题

1. 消化管　消化腺

2. 黏膜　黏膜下层　肌层　外膜　黏膜

3. 口腔前庭　固有口腔　第3磨牙后方的间隙

4. 硬腭　软腭　软腭

5. 20　32　牙质　釉质　牙骨质　牙髓

6. 牙冠　牙根　牙颈

7. 牙周膜　牙槽骨　牙龈

8. 舌体　舌根　菌状乳头　叶状乳头　轮廓乳头

9. 前下方　对侧

10. 腭垂　腭帆游离缘　两侧的腭垂弓　舌根　口腔　咽

11. 鼻腔　口腔　喉腔　鼻咽　口咽　喉咽　消化道　呼吸道

12. 梨状隐窝

13. 鼻咽　口咽　喉口

14. 25　颈部　胸部　腹部

15. 胃小弯　胃大弯　角切迹　贲门　食管　幽门　十二指肠

16. 左季肋区　腹上区　胃体　幽门部　幽门窦　幽门管

17. 盐酸　内因子

18. 环行皱襞　绒毛　微绒毛

19. 升结肠　横结肠　降结肠　乙状结肠　横结肠　乙状结肠

20. 复层扁平上皮　复层扁平上皮　单层柱状上皮

21. 黏膜下层　胃底和胃体的固有层　黏膜　固有层

22. 胃蛋白酶原　盐酸　内因子　胰高血糖素　胰岛素　生长抑素　胰多肽

23. 结肠带　结肠袋　肠脂垂

24. 中央乳糜管　毛细血管　纵行平滑肌

25. 上皮　固有层　细胞膜　细胞质

26. 中央静脉　内皮细胞　肝细胞膜

27. 结构和功能　肝板(肝索)　肝血窦　窦周隙　胆小管　中央静脉

28. 肝血窦内皮细胞　肝细胞　贮脂细胞　网状纤维　储存维生素A　产生网状纤维

29. 肝细胞　胆小管　小叶间胆管　肝左、右管

30. 肝小叶之间的结缔组织　小叶间动脉　小叶间静脉　小叶间胆管

31. 腹后壁　第1~2腰椎

32. 内分泌细胞团　胰尾

三、单项选择题

1. E　2. B　3. D　4. C　5. A　6. D　7. B　8. C
9. B　10. B　11. C　12. B　13. C　14. B　15. B
16. D　17. B　18. B　19. E　20. D　21. D　22. E
23. C　24. A　25. B　26. D　27. C　28. E　29. E
30. B　31. B　32. D　33. C　34. D　35. A　36. C
37. B　38. D　39. C　40. B　41. D　42. C　43. D
44. A　45. D　46. D　47. B　48. C　49. B　50. C
51. E　52. A　53. D　54. C　55. B　56. A　57. B
58. C　59. B　60. D　61. B　62. B　63. D　64. B
65. D　66. C　67. B　68. D　69. B　70. C　71. E
72. B　73. C　74. E　75. D　76. D　77. B

四、简答题

1. 唾液腺有哪几对？其导管各开口于何处？

唾液腺有腮腺、下颌下腺和舌下腺3对。腮腺导管开口于平对上颌第2磨牙相对的颊黏膜上；下颌下腺导管开口舌下阜；舌下腺大管开口于舌下阜，小管开口于舌下襞。

2. 简述咽的分部和交通。

咽分为鼻咽、口咽和喉咽3部分。各部的交通如下：鼻咽→鼻后孔→鼻腔，咽鼓管咽口→咽鼓管→中耳鼓室；口咽→咽峡→口腔；喉咽→喉口→喉腔，向下通食管。

3. 食管的3处狭窄各位于何处？距中切牙的距离分别是多少cm？

食管全长有3处生理性狭窄：第1狭窄位于食管的起始处，距中切牙约15cm；第2狭窄位于食管与左主支气管交叉处，距中切牙约25cm；第3狭窄位于食管穿膈的食管裂孔处，距中切牙约40cm。

4. 胃的位置、形态和分部如何？

胃在中等程度充盈时，大部分位于左季肋区，小部分位于腹上区。胃是一肌性囊状器官，分为前后两壁、上下两缘和出入两口。前壁朝向前上方，后壁朝向后下方；下缘大部分凸向左下方称胃大弯，上缘凹向右上方称胃小弯，其最低点的明显转折处称为角切迹；胃的入口称贲门，与食管相连，出口称幽门，与十二指肠相续。胃可分为贲门部、胃底、胃体和幽门部4部分。幽门部以胃大弯侧的中间沟为界分为右侧的幽门管和左侧的幽门窦。

5. 简述小肠黏膜的结构特点。

小肠黏膜的结构特点主要体现在两个方面:一是小肠腔面有许多环行皱襞和绒毛;二是固有层内含有大量的肠腺和丰富的淋巴组织。①环行皱襞,从距幽门约 5cm 处开始出现,在十二指肠末段和空肠头段最发达,至回肠中段以下基本消失。②绒毛,是小肠的特征性结构。环行皱襞、绒毛和柱状细胞游离面的微绒毛是扩大小肠吸收表面积的结构。③肠腺,由吸收细胞、杯形细胞、潘氏细胞、内分泌细胞和干细胞组成,潘氏细胞是小肠的标志性细胞。十二指肠腺位于黏膜下层内。④淋巴组织,在十二指肠和空肠多为孤立淋巴小结,在回肠则为集合淋巴小结。

6. 简述肝的位置和脏面的解剖结构。

肝大部分位于右季肋区和腹上区,小部分位于左季肋区。

肝脏面的解剖结构:肝脏面的中部有一呈"H"形的沟,即两条纵沟和一条横沟。其中位于中间的横沟称为肝门,是肝固有动脉、肝门静脉、肝左右管及神经和淋巴管等进出的门户;左侧纵沟的前部有肝圆韧带通过,后部容纳静脉韧带;右侧纵沟的前部容纳胆囊,后部容纳下腔静脉。脏面借"H"形的沟分为左叶、右叶、方叶和尾状叶 4 个叶。

7. 肝细胞分泌的胆汁是如何输送到十二指肠的?

禁食时,肝胰壶腹括约肌保持收缩状态,胆囊舒张。肝细胞分泌的胆汁→胆小管→小叶间胆管→肝左、右管→肝总管→胆总管→胆囊管→胆囊储存、浓缩。

进食后,在食物的刺激下,通过神经系统的调节,肝胰壶腹括约肌舒张,胆囊收缩,胆汁经胆囊管→胆总管→肝胰壶腹→十二指肠大乳头→十二指肠降部。

8. 临床上插胃管时需经过哪些器官和生理性狭窄?

依次经过的器官是:口腔→口咽→喉咽→食管→胃。依次经过的狭窄是:食管的第 1 狭窄处(食管的起始处,距中切牙约 15cm)→食管的第 2 狭窄(食管与左主支气管交叉处,距中切牙约 25cm)→食管的第 3 个狭窄(食管穿膈的食管裂孔处,距中切牙约 40cm)。

9. 经口腔插入纤维胆道镜到十二指肠降部,应依次经过哪些器官和哪几处狭窄?

依次经过的器官是:口腔→口咽→喉咽→食管→胃→十二指肠上部→十二指肠降部。依次经过的狭窄是:食管的第 1 个狭窄处(食管的起始处,距中切牙约 15cm)→食管的第 2 个狭窄(食管与左主支气管交叉处,距中切牙约 25cm)→食管的第 3 个狭窄(食管穿膈食管裂孔处,距中切牙约 40cm)→胃的幽门(幽门括约肌)。

10. 一幼儿误食一分硬币后,不久在粪便中出现,请按顺序写出该硬币需经过哪些器官和狭窄才能排出体外(5 个狭窄)。

硬币依次经过的器官为:口腔→口咽→喉咽→食管→胃→十二指肠→空肠→回肠→盲肠→升结肠→横结肠→降结肠→乙状结肠→直肠→肛管→肛门→体外。硬币依次经过的狭窄为:①食管的第 1 狭窄;②食管的第 2 狭窄;③食管的第 3 狭窄;④幽门瓣(幽门括约肌);⑤回盲瓣。

11. 怀疑阑尾炎或胆囊炎时,查体应触压体表的哪些部位?为什么?

怀疑阑尾炎时,查体应在脐与右髂前上棘连线中、外 1/3 交点处触压,因为该处为阑尾根部的体表投影。阑尾炎时,此处常有压痛。怀疑胆囊炎时,查体应在右腹直肌外侧缘与右侧肋弓相交处或右锁骨中线与右肋弓相交处稍下方触压,因为该处是胆囊底的体表投影。胆囊炎时,此处常有压痛。

五、案例分析

案例 1 分析:

1. 胃溃疡和胃癌最有可能发生在幽门部胃小弯侧。

2. 胃小弯处的角切迹是胃体与幽门部之间的分界标志。

3. 手术中确认空肠起始部的重要标志是 Treitz 韧带。

4. 分布到胃的动脉有胃左动脉、胃右动脉、胃网膜右动脉、胃网膜左动脉、胃短动脉和胃后动脉。

5. 经左上腹作腹直肌切口,需经过皮肤、浅筋膜、腹直肌鞘前层、腹直肌、腹直肌鞘后层、腹横筋膜、腹膜外脂肪和壁腹膜才能打开腹膜腔。

6. 胃后壁隔网膜囊与胰、左肾上腺、左肾、脾和横结肠及其系膜等相毗邻。

案例 2 分析:

1. 阑尾通常与盲肠一起位于右髂窝内。

2. 参考答案见本章名词解释第 8 题。

3. 打开腹膜腔后,鉴别大、小肠的主要依据是盲肠和结肠均具有结肠带、结肠袋和肠脂垂 3 个特征性结构。鉴于阑尾位置变化颇多,手术中有时寻找困难,由于 3 条结肠带均在阑尾根部汇集,故沿结肠带向下追踪,是寻找阑尾的可靠方法。
4. 阑尾动脉来自肠系膜下动脉的分支回结肠动脉。阑尾血管走行于阑尾系膜的游离缘内,故切除阑尾时,应从系膜游离缘进行血管结扎。
5. 若是麦氏切口,需经皮肤、浅筋膜、腹外斜肌腱膜、腹内斜肌、腹横肌、腹横筋膜和壁腹膜才能到达腹膜腔。

案例 3 分析:
1. 胆囊位于肝下面的胆囊窝内,具有储存和浓缩胆汁的功能。
2. 在右腹直肌外侧缘与右侧肋弓相交处或右锁骨中线与右肋弓交点稍下方可隔腹前壁触及胆囊底。
3. 墨菲征阳性提示可能患有胆囊炎。
4. 胆囊动脉由肝固有动脉的右支发出。由于胆囊动脉一般在胆囊三角内通过,故胆囊三角是胆囊手术中寻找胆囊动脉的标志。
5. 肝外胆道系统包括肝左管、肝右管、肝总管、胆囊和胆总管。
6. 皮肤→浅筋膜→腹直肌鞘前层→腹直肌→腹直肌鞘后层→腹横筋膜→腹膜外脂肪→壁腹膜→腹膜腔,切口肝十二指肠韧带,暴露胆总管。切开胆总管时需注意其左侧有肝固有动脉,左后方有肝门静脉。

第 6 章　呼 吸 系 统

一、名词解释

1. 上呼吸道　2. 嗅区　3. 声门裂　4. 喉室
5. 气管杈　6. 气管隆嵴　7. 肺门　8. 支气管肺段
9. 肺小叶　10. 肺泡隔　11. 气-血屏障　12. 胸膜腔　13. 纵隔

二、填空题

1. 呼吸系统由_____和_____两部分组成。
2. 呼吸道包括_____、_____、_____、_____和_____。
3. 鼻腔的黏膜按功能分为_____和_____两部分。过敏性鼻炎时,鼻腔分泌物内可见_____和_____。
4. 鼻旁窦包括_____、_____、_____和_____ 4 对,其中易患慢性炎症的是_____。
5. 开口于中鼻道的鼻旁窦是_____、_____和_____,开口于上鼻道的是_____,开口于蝶筛隐窝的是_____。
6. 喉软骨包括成对的_____和不成对的_____、_____和_____。
7. 喉黏膜形成上、下两对矢状位的皱襞,即_____和_____。
8. 喉腔被_____和_____分为_____、

_____和_____ 3 部分。
9. 气管在_____平面分为左、右主支气管,其分叉处称为_____。
10. 左主支气管的特点是_____、_____和_____;右主支气管的特点是_____、_____和_____,其临床意义是_____。
11. 气管管壁由内向外依次分为_____、_____和_____ 3 层,腔面衬以_____上皮,管壁的支持性结构由_____软骨构成。
12. 肺位于_____内,在_____两侧。右肺借_____和_____将其分为_____、_____和_____ 3 叶;左肺借_____分为_____和_____两叶。
13. 肺导气部包括_____、_____、_____、_____和_____ 5 部分,无_____功能;呼吸部包括_____、_____、_____和_____,其共同特点是管壁上都有_____,具有_____功能。
14. 终末细支气管的结构特点是:上皮为_____,无_____、无_____、无_____、平滑肌形成_____。
15. _____是支气管树的终末部分,为多面形_____,是肺进行_____的场所。
16. 肺泡上皮由_____和_____组成,肺泡表

面大部分由_____覆盖,_____分泌表面
活性物质。

17. 壁胸膜依其贴附部位不同分为 _____、
_____、_____和_____4 部分。

18. 人体直立时,胸膜腔的最低部位是_____,它
为_____和_____转折处形成的半环状
间隙。

19. 肺下界的体表投影,在锁骨中线与_____相
交,在腋中线与_____相交,在肩胛线与
_____相交。

20. 纵隔通常以_____平面为界,分为_____
和_____,后者又以_____为界,分为
_____、_____和_____3 部分。

三、单项选择题

[A1 型题]

1. 上、下呼吸道的分界器官是( )
   A. 气管权   B. 咽   C. 鼻
   D. 喉   E. 气管

2. 上呼吸道包括( )
   A. 口腔、咽、喉   B. 鼻、咽、喉
   C. 鼻、咽、喉、气管   D. 口腔、咽、喉、气管
   E. 咽和喉

3. 不属于外鼻的结构是( )
   A. 鼻根   B. 鼻背   C. 鼻尖
   D. 鼻翼   E. 鼻阈

4. 鼻腔黏膜的易出血区位于( )
   A. 呼吸区   B. 下鼻甲
   C. 鼻中隔前下部   D. 中鼻甲
   E. 嗅区

5. 关于鼻旁窦的描述,错误的是( )
   A. 黏膜与鼻腔黏膜相延续
   B. 各鼻道均有鼻旁窦的开口
   C. 均开口于鼻腔
   D. 蝶窦开口于蝶筛隐窝
   E. 包括额窦、上颌窦、筛窦和蝶窦

6. 关于上颌窦的描述,错误的是( )
   A. 是容积最大的一对
   B. 开口于中鼻道
   C. 开口位置高于窦底
   D. 窦腔内的分泌物容易引流
   E. 易患慢性炎症

7. 在上鼻道和中鼻道均有开口的鼻旁窦是( )
   A. 筛窦   B. 额窦
   C. 筛窦和蝶窦   D. 上颌窦
   E. 蝶窦

8. 关于喉的描述,错误的是( )
   A. 位于颈前部中份的皮下
   B. 声门裂与发音无关
   C. 喉随吞咽活动而上、下移动
   D. 向下与气管相延续
   E. 喉室属于喉中间腔的结构

9. 喉结是下列( )上的结构
   A. 会厌软骨   B. 环状软骨   C. 甲状软骨
   D. 杓状软骨   E. 舌骨

10. 上呼吸道最狭窄处位于( )
    A. 鼻后孔   B. 喉口   C. 前庭裂
    D. 声门裂   E. 喉中间腔

11. 喉腔最狭窄的部位在( )
    A. 喉口   B. 喉中间腔   C. 声门裂
    D. 声门下腔   E. 前庭裂

12. 如果一个解剖学家想了解气管、食管、颈部肌肉
    和颈椎之间的位置关系,最适合的切面应该是
    ( )
    A. 垂直面   B. 矢状面
    C. 正中矢状面   D. 冠状面
    E. 横切面

13. 关于气管的描述,错误的是( )
    A. 颈部位置表浅可触及
    B. 气管软骨呈完整的环行
    C. 胸部较长,位于食管的前方
    D. 在胸骨角平面分为左、右主支气管
    E. 分叉处称为气管权

14. 气管权平对( )平面
    A. 颈静脉切迹   B. 胸骨柄
    C. 胸骨角   D. 剑突
    E. 胸骨体与剑突结合处

15. 进行支气管镜检查时,气管权的定位标志是( )
    A. 气管分叉处   B. 左主支气管
    C. 气管隆嵴   D. 声门裂
    E. 右主支气管

16. 分布于气管和主支气管的上皮是( )
    A. 变移上皮   B. 复层扁平上皮
    C. 单层立方上皮   D. 单层柱状上皮

E. 假复层纤毛柱状上皮

17. 关于肺的描述,错误的是(　　)
　　A. 前缘锐利,后缘钝圆
　　B. 右肺较左肺粗短
　　C. 左肺分上、下两叶
　　D. 两肺均有斜裂和水平裂
　　E. 内侧面与纵隔相邻

18. 左肺(　　)
　　A. 位于左胸膜腔内　　B. 有斜裂和水平裂
　　C. 分为上、中、下 3 叶　　D. 较右肺粗短
　　E. 前缘的下部有心切迹

19. 构成肺的结构单位是(　　)
　　A. 肺叶　　　B. 肺泡　　　C. 肺小叶
　　D. 肺段　　　E. 肺泡管

20. 肺小叶是哪级支气管及其分支和肺泡构成的
　　(　　)
　　A. 呼吸性细支气管　　B. 终末细支气管
　　C. 小支气管　　　　　D. 细支气管
　　E. 肺段支气管

21. 不属于肺呼吸部的结构是(　　)
　　A. 肺泡囊　　　　　B. 肺泡
　　C. 终末细支气管　　D. 呼吸性细支气管
　　E. 肺泡管

22. 肺导气部的终末部分是 (　　)
　　A. 肺段支气管　　　B. 小支气管
　　C. 细支气管　　　　D. 肺泡管
　　E. 终末细支气管

23. 多个肺泡的共同开口处是(　　)
　　A. 肺泡囊　　　　　B. 肺泡
　　C. 肺泡管　　　　　D. 细支气管
　　E. 肺泡孔

24. 在支气管树中,肺泡最早出现于(　　)
　　A. 终末细支气管　　B. 呼吸性细支气管
　　C. 肺泡管　　　　　D. 肺泡囊
　　E. 细支气管

25. 能分泌表面活性物质的细胞是(　　)
　　A. Ⅰ型肺泡细胞　　B. 杯形细胞
　　C. Ⅱ型肺泡细胞　　D. 尘细胞
　　E. Ⅰ型肺泡细胞和Ⅱ型肺泡细胞

26. 无呼吸功能的管道是(　　)
　　A. 肺泡囊　　　　　B. 肺泡
　　C. 肺泡管　　　　　D. 呼吸性细支气管

E. 终末细支气管

27. 肺内进行气体交换的场所是(　　)
　　A. 呼吸性细支气管　　B. 终末细支气管
　　C. 肺泡　　　　　　　D. 肺泡囊
　　E. 肺泡管

28. 对进出肺泡内的气体量起调节作用的是(　　)
　　A. 肺叶支气管
　　B. 肺段支气管
　　C. 小支气管和细支气管
　　D. 小支气管
　　E. 细支气管和终末细支气管

29. 肺内出现的尘细胞是(　　)
　　A. 吞噬细菌的巨噬细胞
　　B. 吞噬病毒的巨噬细胞
　　C. 功能活跃的成纤维细胞
　　D. 吞噬尘埃颗粒的巨噬细胞
　　E. 功能活跃的中性粒细胞

30. 胸膜是(　　)
　　A. 覆盖于左、右肺表面的浆膜
　　B. 覆盖于膈上面的浆膜
　　C. 脏胸膜与壁胸膜的总称
　　D. 被覆于胸壁内面的浆膜
　　E. 位于纵隔两侧的浆膜

31. 胸膜腔(　　)
　　A. 由壁胸膜围成
　　B. 借呼吸道与外界相交通
　　C. 肺位于胸膜腔内
　　D. 腔内压力高于大气压
　　E. 左、右各一,互不相通

32. 肺下界的体表投影在肩胛线处与(　　)
　　A. 第 6 肋相交　　B. 第 7 肋相交
　　C. 第 8 肋相交　　D. 第 9 肋相交
　　E. 第 10 肋相交

33. 胸膜下界的体表投影在腋中线处与(　　)
　　A. 第 6 肋相交　　B. 第 7 肋相交
　　C. 第 8 肋相交　　D. 第 9 肋相交
　　E. 第 10 肋相交

34. 关于纵隔的描述,错误的是(　　)
　　A. 前界为胸骨
　　B. 以胸骨角平面为界分为上纵隔和下纵隔
　　C. 下纵隔又分为前、中和后纵隔
　　D. 两侧界为左、右肺

E. 中纵隔内有心、心包等

35. 下列搭配错误的是（　　）
   A. 额窦——开口于中鼻道
   B. 上颌窦——开口于下鼻道
   C. 蝶窦——开口于蝶筛隐窝
   D. 前筛窦——开口于中鼻道
   E. 鼻泪管——开口于下鼻道

36. 下列搭配错误的是（　　）
   A. 气管隆嵴——位于气管权内面
   B. 左肺——分为 2 个叶
   C. 右肺——分为 3 个叶
   D. 左肺——分为 9 个肺段
   E. 右肺——分为 10 个肺段

[A2 型题]

37. 患者,男性,58 岁。近来间歇性头痛,擤鼻涕
   时常带血。经医院检查被确诊为鼻咽癌。鼻咽
   癌的好发部位通常在（　　）
   A. 梨状隐窝　　　　　　B. 咽隐窝
   C. 咽鼓管圆枕　　　　　D. 鼻咽部
   E. 下鼻甲后方约 1cm 处

38. 患儿,女性,3 岁。因呼吸困难而来医院就诊。
   诊断为喉部水肿导致的喉阻塞,病变部位最有
   可能发生在（　　）
   A. 喉前庭　　B. 喉中间腔　C. 喉口
   D. 声门下腔　　E. 喉室

39. 患者,男性,72 岁。患肺气肿多年,3 年前被诊
   断为肺源性心脏病。近日症状加重,出现右心
   衰竭、呼吸功能不全。为提供一条呼吸支持治
   疗的途径,拟行气管切开术,切开的具体部位通
   常选择在（　　）
   A. 第 1~3 气管软骨环前正中线处
   B. 第 2~4 气管软骨环前正中线处
   C. 第 3~5 气管软骨环前正中线处
   D. 第 4~6 气管软骨环前正中线处
   E. 第 5~7 气管软骨环前正中线处

40. 患者,男性,15 岁。因车祸而导致血胸,行胸膜
   腔闭式引流的部位在（　　）
   A. 腋前线第 3~4 肋间隙
   B. 腋中线第 4~5 肋间隙
   C. 肩胛线第 6~8 肋间隙
   D. 锁骨中线第 2 肋间隙
   E. 腋后线第 7~8 肋间隙

四、简答题

1. 构成喉的软骨有哪些? 喉结位于何处?
2. 气管内异物易坠入哪一侧主支气管? 为什么?
3. 简述肺导气部管壁结构的变化规律。
4. 何谓肋膈隐窝? 有何临床意义?
5. 人体吸入的 O_2 经过呼吸系统的哪些解剖结构才
   能到达肺泡毛细血管内进行气体交换?

五、案例分析

■☞ **案例 1.** 患者,男性,12 岁。患感冒后经常
出现鼻塞、流涕等不适症状。经耳鼻咽喉科医
生检查,考虑可能患有鼻炎或副鼻窦炎。在讨
论中提出了以下问题:
1. 鼻旁窦有哪几对? 各开口于何处?
2. 鼻腔外侧壁有哪些重要结构?
3. 中鼻道的分泌物可能来自于何处?
4. 患者站立时,分泌物最不容易引流的鼻旁窦
   是哪一对?
5. 与牙齿毗邻最近的鼻旁窦是什么?
6. 鼻腔黏膜发炎若不及时治疗,其炎症可以蔓
   延到何处?

■☞ **案例 2.** 患者,男性,68 岁。因持续性咳
嗽、咯血痰伴右侧胸痛而来医院就诊。胸部 X
线片显示:右肺下叶有一块状阴影,右侧肋膈隐
窝处也有阴影。支气管镜检查见右肺下叶支气
管内有一肿块,取材活检,病理诊断为鳞状上皮
癌。临床诊断:肺癌,右侧胸膜腔积液。在讨论
中提出了以下问题:
1. 出入肺门的结构有哪些? 何谓肺根?
2. 胸膜下界和肺下缘的体表投影分别位于何处?
3. 支气管镜检查时,判断气管分叉的重要标志
   是什么?
4. 支气管镜检查时依次经过哪些结构才能到达
   右肺下叶支气管腔内?
5. 胸膜腔积液常聚集于何处? 临床上常选用的
   穿刺点在何处? 穿刺针依次经过哪些结构才
   能到达胸膜腔内?

参考答案

一、名词解释

1. 上呼吸道　临床上,通常把鼻、咽、喉称为上呼吸道。
2. 嗅区　是指位于上鼻甲内侧面及其相对鼻中隔部分的黏膜,具有嗅觉功能。
3. 声门裂　是指位于两侧声襞之间的裂隙,是喉腔最狭窄的部位。
4. 喉室　喉中间腔向两侧延伸至前庭襞与声襞间的梭形隐窝称为喉室。
5. 气管杈　气管在胸骨角平面(平对第4胸椎体下缘)分为左、右主支气管,分叉处称为气管杈。
6. 气管隆嵴　气管杈内面有一向上突出的半月形纵嵴称为气管隆嵴,是支气管镜检查的定位标志。
7. 肺门　肺内侧面中部有一长椭圆形凹陷,称为肺门,是主支气管、肺动脉、肺静脉、支气管动脉、支气管静脉、神经和淋巴管等进出肺之处。
8. 支气管肺段　每一肺段支气管及其所属的肺组织,称为支气管肺段,简称肺段。
9. 肺小叶　每一细支气管连同它的各级分支和肺泡构成一个锥形小叶,称为肺小叶,是肺病理变化的结构单位。
10. 肺泡隔　相邻肺泡之间的薄层结缔组织构成肺泡隔,内有丰富的毛细血管、大量的弹性纤维以及散在分布的肺巨噬细胞等。
11. 气-血屏障　又称呼吸膜,是肺泡腔内的O_2与肺泡隔毛细血管内血液携带的CO_2之间进行气体交换所通过的结构,由肺泡表面活性物质层、Ⅰ型肺泡细胞与基膜、薄层结缔组织、毛细血管基膜与内皮构成。
12. 胸膜腔　脏胸膜与壁胸膜在肺根处相互移行,形成一个完全封闭的潜在性浆膜囊腔隙,称为胸膜腔,左右各一,互不相通。
13. 纵隔　是左、右纵隔胸膜之间全部器官、结构和结缔组织的总称。

二、填空题

1. 呼吸道　肺
2. 鼻　咽　喉　气管　主支气管
3. 嗅区　呼吸区　肥大细胞　嗜碱粒细胞　嗜酸粒细胞
4. 额窦　蝶窦　筛窦　上颌窦　上颌窦
5. 额窦　上颌窦　前、中筛窦　后筛窦　蝶窦
6. 杓状软骨　甲状软骨　环状软骨　会厌软骨
7. 前庭襞　声襞
8. 前庭襞(裂)　声襞(声门裂)　喉前庭　喉中间腔　声门下腔
9. 胸骨角　气管杈
10. 细　长　走向倾斜　粗　短　走向陡直　气管内异物多坠入右主支气管
11. 黏膜　黏膜下层　外膜　假复层纤毛柱状　透明
12. 胸腔　纵隔　斜裂　水平裂　上　中　下　斜裂　上　下
13. 肺叶支气管　肺段支气管　小支气管　细支气管　终末细支气管　气体交换　呼吸性细支气管　肺泡管　肺泡囊　肺泡　肺泡　气体交换
14. 单层(纤毛)柱状上皮　杯形细胞　混合腺　软骨片　完整的环行肌层
15. 肺泡　囊泡　气体交换
16. Ⅰ型肺泡细胞　Ⅱ型肺泡细胞　Ⅰ型肺泡细胞　Ⅱ型肺泡细胞
17. 肋胸膜　膈胸膜　纵隔胸膜　胸膜顶
18. 肋膈隐窝　肋胸膜　膈胸膜
19. 第6肋　第8肋　第10肋
20. 胸骨角　上纵隔　下纵隔　心包　前纵隔　中纵隔　后纵隔

三、单项选择题

1. D 2. B 3. E 4. C 5. B 6. D 7. A 8. B
9. C 10. D 11. C 12. E 13. B 14. C 15. C
16. E 17. D 18. E 19. C 20. D 21. C 22. E
23. A 24. B 25. C 26. E 27. C 28. E 29. D
30. C 31. E 32. E 33. E 34. D 35. B 36. D
37. B 38. D 39. C 40. E

四、简答题

1. 构成喉的软骨有哪些?喉结位于何处?
喉软骨构成喉的支架,包括不成对的甲状软骨、环状软骨、会厌软骨和成对的杓状软骨。喉结位于甲状软骨前角上端处。

2. 气管内异物易坠入哪一侧主支气管?为什么?
气管内异物易坠入右主支气管。因为右主支气管较左主支气管短、粗,走向陡直,以及气管隆嵴常偏向左侧,故误入气管腔内的异物多坠入右主

支气管。

3. 简述肺导气部管壁结构的变化规律。

肺导气部各级支气管是肺外支气管的延续和分支,但随着支气管的反复分支,其管径逐渐变细,管壁变薄,管壁结构也发生了规律性变化,主要表现在以下3个方面:①黏膜上皮由假复层纤毛柱状上皮逐渐变成单层柱状上皮,杯形细胞逐渐减少,最后消失;②黏膜下层的腺体逐渐减少,最后消失;③外膜中的"C"形软骨逐渐变小、减少,最后消失;而管壁中的平滑肌却逐渐增多,最后形成完整的环行肌层。

在终末细支气管管壁特点为"三无一多",即上皮为单层柱状上皮,杯形细胞、腺体和软骨全部消失,平滑肌已形成完整的环行肌层。

4. 何谓肋膈隐窝?有何临床意义?

肋胸膜与膈胸膜相互转折处形成半环形的胸膜隐窝,称为肋膈隐窝。肋膈隐窝是胸膜腔的最低部位,胸膜腔积液首先聚积于此,故临床上常在此处进行胸膜腔穿刺抽液或进行胸膜腔闭式引流。

5. 人体吸入的 O_2 经呼吸系统的哪些解剖结构才能到达肺泡毛细血管内进行气体交换?

O_2→鼻腔→咽→喉腔→气管→左、右主支气管→肺叶支气管→肺段支气管→小支气管→细支气管→终末细支气管→呼吸性细支气管→肺泡管→肺泡囊→肺泡→气-血屏障→毛细血管。

五、案例分析

案例1分析:

1. 鼻旁窦包括额窦、蝶窦、筛窦和上颌窦4对。其中,额窦开口于中鼻道;前、中筛窦开口于中鼻

道,后筛窦开口于上鼻道;蝶窦开口于蝶筛隐窝;上颌窦开口于中鼻道。

2. 鼻腔外侧壁的形态结构复杂,自上而下有上、中、下3个鼻甲突向鼻腔,3个鼻甲的下方各有一裂隙,分别称为上、中、下鼻道。上鼻甲后上方与蝶骨体之间的凹陷称为蝶筛隐窝。

3. 来自额窦、前中筛窦和上颌窦。

4. 上颌窦。

5. 上颌窦。

6. 炎症可以经鼻旁窦的开口处蔓延到各鼻旁窦,还可以经咽鼓管咽口、咽鼓管蔓延到中耳鼓室,并可经乳突窦蔓延到乳突小房。

案例2分析:

1. 出入肺门的结构有主支气管、肺动脉、肺静脉、支气管动脉、支气管静脉、神经和淋巴管,出入肺门的结构被结缔组织包绕构成肺根。

2. 肺下界的体表投影在锁骨中线处与第6肋相交、腋中线处与第8肋相交、肩胛线处与第10肋相交;胸膜下界的体表投影比肺低两个肋。

3. 气管隆嵴。

4. 鼻孔→鼻前庭→固有鼻腔→鼻后孔→鼻咽→口咽→喉咽→喉口→喉腔→气管→气管杈→右主支气管→右肺下叶支气管。

5. 肋膈隐窝是胸膜腔的最低部位,故胸膜腔积液首先聚集于此处。临床上通常在腋中线或腋后线第7~8肋间隙下位肋骨的上缘进针。穿经结构由浅入深依次为皮肤、浅筋膜、深筋膜、肌层、肋间组织、胸内筋膜和壁胸膜进入胸膜腔。

第7章 泌尿系统

一、名词解释

1. 肾门 2. 肾窦 3. 肾区 4. 肾柱 5. 肾单位 6. 滤过屏障 7. 球旁细胞 8. 致密斑 9. 输尿管间襞

二、填空题

1. 泌尿系统由 _____、_____、_____ 和 _____ 4部分组成。

2. 肾门约平 _____ 平面,第12肋斜越左肾后面的 _____、右肾后面的 _____。

3. 肾位于 _____ 的两侧,左肾的位置略 _____ 于右肾,左肾上端平 _____,下端平 _____。

4. 肾的被膜由内向外依次为 _____、_____ 和 _____,临床上行肾囊封闭时是将药物注入 _____。

5. 在肾的冠状切面上,肾实质可分为浅层的 _____

和深部_____,后者由_____构成。

6. 肾形成尿液的结构和功能单位是_____,由_____和_____组成,前者包括_____和_____;后者分为_____、_____和_____3 部分。其中_____是滤过血液的重要结构,_____具有刷状缘。

7. 泌尿小管包括_____和_____。

8. 尿液由_____产生,经_____、_____和_____排出体外。

9. 在男性,尿液由肾乳头流出后,依次经_____、_____、_____、_____和尿道的_____部、_____部和_____部排出体外。

10. 球旁复合体位于_____,由_____、_____和_____组成,其中_____分泌肾素,_____是 Na^+ 感受器。

11. 膀胱分为_____、_____、_____和_____4 部分。膀胱充盈时,膀胱穿刺的常选部位在_____处。

12. 输尿管有 3 处生理性狭窄,自上而下分别位于_____、_____和_____。

13. 膀胱的后方,在男性与_____、_____和_____相邻;在女性则与_____和_____相邻;男性膀胱颈下部邻_____,女性则邻_____。

三、单项选择题

[A1 型题]

1. 人体内最重要的排泄器官是( )
   A. 皮肤　　　 B. 肺　　　 C. 肝
   D. 肾　　　 E. 大肠

2. 关于肾位置的描述,错误的是( )
   A. 右肾略低于左肾
   B. 属于腹膜外位器官
   C. 肾门约平对第 1 腰椎体平面
   D. 位于脊柱腰部的两侧
   E. 第 12 肋斜越左肾后面的上部

3. 关于肾形态的描述,错误的是( )
   A. 形似蚕豆形
   B. 左侧肾蒂较右侧短
   C. 是人体内最重要的排泄器官
   D. 肾门位于内侧缘中部
   E. 前面较凸,后面平坦

4. 紧邻肾上端的结构是( )
   A. 胰头　　　 B. 贲门　　　 C. 幽门
   D. 肝门　　　 E. 肾上腺

5. 肾窦的内容物应除外( )
   A. 输尿管　　　　 B. 脂肪组织
   C. 肾动脉的分支　　 D. 肾小盏
   E. 肾静脉的属支

6. 出入肾门的结构不包括( )
   A. 肾静脉　　 B. 输尿管　　 C. 肾盂
   D. 肾动脉　　 E. 神经

7. 肾蒂内主要结构的排列关系,由前向后依次为( )
   A. 肾静脉、肾动脉和肾盂
   B. 肾静脉、肾盂和肾动脉
   C. 肾动脉、肾静脉和肾盂
   D. 肾动脉、肾盂和肾静脉
   E. 肾盂、肾动脉和肾静脉

8. 肾蒂内主要结构的排列关系,由上而下依次为( )
   A. 肾静脉、肾动脉和肾盂
   B. 肾静脉、肾盂和肾动脉
   C. 肾动脉、肾静脉和肾盂
   D. 肾动脉、肾盂和肾静脉
   E. 肾盂、肾动脉和肾静脉

9. 紧贴肾表面的被膜是( )
   A. 肾筋膜　　 B. 纤维囊　　 C. 脂肪囊
   D. 脏腹膜　　 E. 胸腰筋膜

10. 临床上作肾囊封闭时是将药物注入( )
    A. 肾髓质　　 B. 脂肪囊　　 C. 纤维囊
    D. 肾皮质　　 E. 肾筋膜

11. 肾的固定装置不健全时,肾可向何方向游走( )
    A. 向外侧　　 B. 向内侧　　 C. 向下方
    D. 向两侧　　 E. 向前方

12. 关于肾冠状切面的描述,错误的是( )
    A. 肾皮质主要位于肾实质的浅层
    B. 肾柱属于肾髓质的结构
    C. 肾髓质由肾锥体构成
    D. 肾大盏汇合成肾盂
    E. 肾乳头周围包有肾小盏

13. 肾皮质形成的结构是( )
    A. 肾盂　　 B. 肾锥体　　 C. 肾柱
    D. 肾大盏　　 E. 肾乳头

14. 移行为输尿管的结构是( )
   A. 肾小盏　　B. 肾盂　　　C. 肾大盏
   D. 肾小管　　E. 肾乳头

15. 肾乳头管流出的尿液首先排入( )
   A. 肾大盏　　B. 肾小盏　　C. 输尿管
   D. 肾盂　　　E. 肾窦

16. 肾形成尿液的结构和功能单位是( )
   A. 肾皮质　　B. 肾柱　　　C. 肾小体
   D. 肾单位　　E. 肾锥体

17. 不参与肾单位构成的结构是( )
   A. 肾小管　　B. 肾小体　　C. 集合管
   D. 血管球　　E. 肾小囊

18. 调节酸碱平衡最重要的器官是( )
   A. 胃　　　　B. 肾　　　　C. 肝
   D. 肺　　　　E. 小肠

19. 关于肾小囊结构的描述,错误的是( )
   A. 脏层由足细胞构成
   B. 壁层为单层扁平上皮
   C. 脏层参与滤过膜的构成
   D. 囊腔内有巨噬细胞
   E. 囊腔内的滤液称为原尿

20. 滤过血液的重要结构是( )
   A. 肾小管　　B. 肾小体　　C. 肾小囊
   D. 集合管　　E. 细段

21. 对原尿进行重吸收的主要场所在( )
   A. 肾小囊　　B. 近端小管　C. 远端小管
   D. 细段　　　E. 集合管

22. 不属于光镜下近曲小管结构特点的是( )
   A. 胞质呈嗜酸性
   B. 上皮细胞游离面有刷状缘
   C. 细胞呈立方形或锥体形
   D. 相邻细胞分界不清
   E. 腔小而规则

23. 致密斑是下列( )结构的一部分
   A. 入球微动脉　　　B. 出球微动脉
   C. 近端小管　　　　D. 远端小管
   E. 集合管

24. 球旁细胞由下列( )演变而来
   A. 球外系膜细胞
   B. 足细胞
   C. 入球微动脉的平滑肌细胞
   D. 致密斑

E. 出球微动脉的平滑肌细胞

25. 分泌肾素的结构是( )
   A. 球旁细胞　　　　B. 致密斑
   C. 球外系膜细胞　　D. 肾小管上皮细胞
   E. 肾小球

26. 下列搭配错误的是( )
   A. 近曲小管——微绒毛最发达
   B. 远曲小管——刷状缘整齐排列
   C. 细段上皮——单层扁平上皮
   D. 致密斑——Na^+感受器
   E. 膀胱——上皮为变移上皮

27. 关于输尿管的描述,错误的是( )
   A. 起于肾门,终于膀胱
   B. 属于腹膜外位器官
   C. 全长有3处生理性狭窄
   D. 越过髂血管的前方进入盆腔
   E. 为一对细长的肌性管道

28. 输尿管的第2个狭窄位于( )
   A. 输尿管起始处　　B. 跨越髂血管处
   C. 腰大肌表面　　　D. 穿膀胱壁处
   E. 输尿管中部

29. 关于膀胱的描述,错误的是( )
   A. 前方是耻骨联合
   B. 空虚时近似三棱锥体形
   C. 空虚时黏膜均形成皱襞
   D. 成人膀胱容量为 350～500ml
   E. 女性膀胱的后方与子宫和阴道相邻

30. 男性膀胱下方紧邻( )
   A. 尿生殖膈　　B. 精囊　　　C. 输精管末端
   D. 尿道球腺　　E. 前列腺

31. 膀胱充盈时,穿刺进针的部位通常选择在( )
   A. 耻骨联合下缘处
   B. 耻骨联合上方 1～2cm 处
   C. 耻骨联合两侧
   D. 耻骨联合处
   E. 脐区

32. 临床上膀胱镜检时,寻找输尿管口的标志是( )
   A. 尿道内口　　　　B. 膀胱三角
   C. 输尿管间襞　　　D. 膀胱尖
   E. 膀胱颈

33. 关于女性尿道的描述,错误的是( )
   A. 较男性尿道短、宽、直

B. 长 3~5cm,仅具有排尿功能

C. 后方紧贴阴道前壁

D. 尿道外口开于阴道口与肛门之间

E. 穿过尿生殖膈

34. 女性尿道易引起逆行感染,主要是因为女性尿道( )

A. 较长　　B. 紧贴阴道　　C. 抵抗力弱

D. 较短、宽而直　　E. 较细

35. 尿道阴道括约肌位于( )

A. 尿道内口　　B. 膀胱颈　　C. 尿生殖膈内

D. 尿道壁内　　E. 膀胱壁内

36. 女性尿道后方毗邻( )

A. 子宫　　B. 直肠　　C. 阴道

D. 肛管　　E. 膀胱底

37. 为女性患者导尿,尿管插入尿道的深度应该是( )

A. 3~5cm　　B. 4~6cm　　C. 6~8cm

D. 8~10cm　　E. 10~12cm

[A2 型题]

38. 患者,男性,56 岁。经 B 超探查,诊断为右肾盂结石。经输液治疗 3 天后,结石排出体外。请问结石自肾盂排出体外的过程中,不易滞留的部位是( )

A. 输尿管的壁内段

B. 尿道内口

C. 肾盂与输尿管移行处

D. 输尿管与髂血管的交叉处

E. 输尿管在小骨盆入口处的上方

39. 患者,男性,73 岁。经膀胱镜检发现患有膀胱肿瘤,膀胱肿瘤的好发部位通常在( )

A. 膀胱尖　　　　B. 膀胱体

C. 两输尿管口之间　　D. 膀胱三角

E. 膀胱颈

四、简答题

1. 出入肾门的结构有哪些?

2. 肾小囊腔内的原尿经过哪些结构形成终尿并排出体外?

3. 球旁复合体包括哪些?其中何者是 Na^+ 感受器?

4. 输尿管的生理性狭窄分别位于何处?有何临床意义?

5. 膀胱分为哪几部分?

6. 女性膀胱后方和下方的毗邻如何?

7. 男性膀胱后方和下方的毗邻如何?

8. 何谓膀胱三角?有何临床意义?

五、案例分析

■☞ 案例. 患者,女性,42 岁。因突发腰痛伴腹痛而急诊入院。体格检查:左肾区叩击痛明显,左下腹有轻度压痛。尿常规检查可见红细胞,经 B 超探查,左肾盂有直径 1.1cm 大小之高密度阴影。临床诊断:左肾盂结石。在讨论中提出了以下问题:

1. 肾与第 12 肋的位置关系如何?

2. 肾的固定因素有哪些?

3. 肾窦的内容物包括哪些?

4. 尿液从肾乳头排出体外要经过哪些结构?

参考答案

一、名词解释

1. 肾门　肾内侧缘中部凹陷,称为肾门,是肾动脉、肾静脉、肾盂、神经和淋巴管出入之处。

2. 肾窦　肾门向肾实质内凹陷形成的潜在性腔隙称为肾窦,其内容纳肾动脉的分支、肾静脉的属支、肾小盏、肾大盏、肾盂、神经、淋巴管和脂肪组织等。

3. 肾区　临床上常将竖脊肌外侧缘与第 12 肋之间形成的夹角处,称为肾区或脊肋角。临床上常在此处叩诊。

4. 肾柱　是指肾皮质深入到肾锥体之间的部分。

5. 肾单位　是肾形成尿液的结构和功能单位,由肾小体和肾小管组成。前者包括血管球和肾小囊,后者包括近端小管、细段和远端小管。

6. 滤过屏障　当血液流经血管球毛细血管时,由于毛细血管内血压较高,血浆内部分物质经有孔内皮、基膜和足细胞裂孔膜滤入肾小囊腔,这 3 层结构统称为滤过屏障或滤过膜。

7. 球旁细胞　入球微动脉接近肾小体血管极处,管壁中膜的平滑肌细胞转变成上皮样细胞,称为球旁细胞,它能分泌肾素。

8. 致密斑　远端小管靠近肾小体血管极侧的上皮细胞增高、变窄,形成一个椭圆形斑,称为致密斑。它是 Na^+ 感受器,能敏锐地感受远端小管内

Na$^+$浓度的变化。

9. 输尿管间襞　在膀胱三角的底,两输尿管口之间的横行黏膜皱襞称为输尿管间襞,膀胱镜下所见为一苍白带,可作为临床上寻找输尿管口的标志。

二、填空题

1. 肾　输尿管　膀胱　尿道
2. 第1腰椎体　中部　上部
3. 脊柱腰部　高　第12胸椎体上缘　第3腰椎体上缘
4. 纤维囊　脂肪囊　肾筋膜　脂肪囊
5. 肾皮质　肾髓质　肾锥体
6. 肾单位　肾小体　肾小管　血管球　肾小囊　近端小管　细段　远端小管　肾小体　近曲小管
7. 肾小管　集合管
8. 肾　输尿管　膀胱　尿道
9. 肾小盏　肾大盏　肾盂　输尿管　膀胱　前列腺　膜　海绵体
10. 肾小体血管极处　球旁细胞　致密斑　球外系膜细胞　球旁细胞　致密斑
11. 膀胱尖　膀胱体　膀胱底　膀胱颈　耻骨联合上方1~2cm
12. 肾盂与输尿管移行处　跨越髂血管处　穿膀胱壁处
13. 精囊　输精管壶腹　直肠　子宫　阴道　前列腺　尿生殖膈

三、单项选择题

1. D　2. E　3. B　4. E　5. A　6. B　7. A　8. C
9. B　10. B　11. C　12. B　13. C　14. B　15. B
16. D　17. C　18. B　19. D　20. B　21. B　22. E
23. D　24. C　25. A　26. B　27. A　28. B　29. C
30. E　31. B　32. C　33. D　34. D　35. C　36. C
37. B　38. E　39. D

四、简答题

1. 出入肾门的结构有哪些?
出入肾门的结构有肾动脉、肾静脉、肾盂、神经和淋巴管。

2. 肾小囊腔内的原尿经过哪些结构形成终尿并排出体外?
肾小囊腔内的原尿→近曲小管→近端小管直部→细段→远端小管直部→远曲小管→弓形集合管→直集合管→乳头管(终尿)→乳头孔→肾小盏→肾大盏→肾盂→输尿管→膀胱→尿道→体外。

3. 球旁复合体包括哪些?其中何者是Na$^+$感受器?
球旁复合体包括球旁细胞、致密斑和球外系膜细胞。其中致密斑是Na$^+$感受器。

4. 输尿管的生理性狭窄分别位于何处?有何临床意义?
输尿管全长有3个生理性狭窄狭窄,第1个位于输尿管起始处;第2个位于小骨盆入口,跨越髂血管处;第3个位于输尿管穿经膀胱壁处,此处为最狭窄处。这些狭窄为结石容易滞留的部位。

5. 膀胱分为哪几部分?
膀胱分为膀胱尖、膀胱体、膀胱底和膀胱颈4部分。

6. 女性膀胱后方和下方的毗邻如何?
女性膀胱后方毗邻子宫和阴道,下方邻接尿生殖膈。

7. 男性膀胱后方和下方的毗邻如何?
男性膀胱的后方毗邻精囊、输精管壶腹和直肠,下方邻接前列腺。

8. 何谓膀胱三角?有何临床意义?
在膀胱底内面,两输尿管口与尿道内口之间的三角形区域称为膀胱三角。其黏膜始终平滑无皱襞,是肿瘤、结核和炎症的好发部位,也是膀胱镜检的重点区域。

五、案例分析

1. 第12肋斜越左肾后面的中部、右肾后面的上部。
2. 肾的正常位置靠多种因素维持,肾被膜、肾血管、肾的毗邻器官、腹内压以及腹膜等对肾均起固定作用。
3. 肾窦内主要容纳肾动脉的分支、肾静脉的属支、肾小盏、肾大盏、肾盂及脂肪组织等。
4. 肾乳头→肾小盏→肾大盏→肾盂→输尿管→膀胱→尿道→体外。

第8章 男性生殖系统

一、名词解释
1. 鞘膜腔　2. 射精管　3. 精索　4. 前尿道

二、填空题
1. 男性的生殖腺是_____,具有产生_____和分泌_____的功能。其上端和后缘与_____相邻接。
2. 生精上皮由_____和_____构成。
3. 生精细胞的发育分化过程分为_____、_____、_____、_____和_____5个阶段。
4. 精子由睾丸内的_____产生,经睾丸输出小管输送至_____暂存,当射精时经_____、_____和_____排出体外。
5. 射精管由_____和_____汇合而成,穿过_____实质,开口于_____。
6. 男性生殖器的附属腺体包括_____、_____和_____。
7. 阴茎悬垂于_____的前下方,分为_____、_____和_____3部分。
8. 男性尿道分为_____、_____和_____3部分;其3处狭窄分别位于_____、_____和_____;两个弯曲是_____和_____,其中恒定不变的是_____。
9. 男性直肠指诊可触及_____、_____和_____。

三、单项选择题
1. 不属于男性内生殖器的是(　　　)
   A. 附睾　　　B. 睾丸　　　C. 前列腺
   D. 阴茎　　　E. 尿道球腺
2. 睾丸(　　　)
   A. 呈圆形　　　B. 前缘与附睾相邻
   C. 下端连输精管　D. 后缘有血管、神经出入
   E. 除前缘外均被覆有鞘膜
3. 男性的生殖腺是(　　　)
   A. 附睾　　B. 睾丸　　C. 前列腺
   D. 精囊　　E. 尿道球腺
4. 产生精子的部位在(　　　)
   A. 直精小管　　　B. 睾丸网

C. 睾丸间质细胞　　D. 生精小管
E. 附睾

5. 雄激素是由睾丸内的哪种细胞分泌的?(　　　)
   A. 精子细胞　　　B. 间质细胞
   C. 生精细胞　　　D. 支持细胞
   E. 次级精母细胞
6. 在青春期之前,生精小管壁中一般只有(　　　)
   A. 精原细胞
   B. 支持细胞
   C. 支持细胞和精原细胞
   D. 支持细胞和初级精母细胞
   E. 支持细胞和次级精母细胞
7. 进行第2次成熟分裂的生精细胞是(　　　)
   A. 精原细胞　　　B. 初级精母细胞
   C. 次级精母细胞　D. 精子细胞
   E. 精子
8. 关于睾丸间质细胞的描述,错误的是(　　　)
   A. 位于生精小管之间的疏松结缔组织中
   B. 来源于精原细胞
   C. 细胞质呈嗜酸性
   D. 合成分泌雄激素
   E. 受间质细胞刺激素的调控
9. 精子由男性生殖管道排出的正确顺序是(　　　)
   A. 附睾、输精管、尿道、射精管
   B. 输精管、射精管、尿道、附睾
   C. 附睾、输精管、射精管、尿道
   D. 附睾、射精管、输精管、尿道
   E. 射精管、附睾、输精管、尿道
10. 与精子排出无关的结构是(　　　)
    A. 男性尿道　B. 膀胱　　C. 输精管
    D. 附睾　　　E. 射精管
11. 关于附睾的功能,描述错误的是(　　　)
    A. 储存精子　　　B. 营养精子
    C. 运输精子　　　D. 产生精子
    E. 促进精子成熟
12. 下列管道中,无明显狭窄者是(　　　)
    A. 食管　　B. 输精管　　C. 输卵管
    D. 输尿管　E. 男性尿道

13. 射精管开口于(　　)
    A. 尿道膜部　　　　B. 尿道海绵体部
    C. 尿道球部　　　　D. 尿道前列腺部
    E. 膀胱

14. 输精管结扎的常选部位是(　　)
    A. 睾丸部　　　　B. 腹股沟管部
    C. 精索部　　　　D. 起始部
    E. 盆部

15. 精索内不含有(　　)
    A. 射精管　　　　B. 睾丸动脉
    C. 蔓状静脉丛　　D. 神经
    E. 输精管

16. 射精前精子储存在(　　)内
    A. 射精管　　B. 精囊　　C. 前列腺
    D. 尿道前列腺部　　E. 附睾

17. 输精管的分部不包括(　　)
    A. 精索部　　　　B. 睾丸部
    C. 腹股沟管部　　D. 盆部
    E. 附睾部

18. 关于前列腺的描述,错误的是(　　)
    A. 位于膀胱颈与尿生殖膈之间
    B. 有尿道和射精管穿过
    C. 后方与直肠相邻
    D. 为男性的生殖腺之一
    E. 诊断前列腺增生最简单的方法是直肠指诊

19. 男性直肠指诊时,能触及的器官是(　　)
    A. 阑尾　　B. 前列腺　　C. 输尿管
    D. 射精管　　E. 尿道球腺

20. 男性尿道的最宽处位于(　　)
    A. 尿道球部　B. 前列腺部　C. 膜部
    D. 海绵体部　E. 舟状窝

21. 男性尿道最狭窄的部位是(　　)
    A. 海绵体部　B. 膜部　　C. 前列腺部
    D. 尿道内口　E. 尿道外口

22. 为男性患者导尿时,提起阴茎与腹前壁成60°角,可使(　　)
    A. 耻骨前弯扩大　　B. 耻骨前弯消失
    C. 尿道外口扩张　　D. 耻骨下弯扩大
    E. 耻骨下弯消失

23. 为成年男性患者导尿时,导尿管插入尿道的深度为(　　)
    A. 4~6cm　　B. 8~10cm　　C. 10~12cm
    D. 18~20cm　E. 20~22cm

24. 包皮环切术时,应避免损伤(　　)
    A. 阴茎包皮　B. 皮肤　　C. 阴茎头
    D. 包皮系带　E. 阴茎海绵体

四、简答题
1. 简述精子的产生部位及排出体外的途径。
2. 为男性患者插导尿管,依次经过哪些狭窄和弯曲?
3. 男性较小的肾盂结石需经过哪些狭窄和弯曲才能排出体外?结石易在什么位置滞留?

参考答案

一、名词解释
1. 鞘膜腔　睾丸鞘膜的脏、壁两层在睾丸后缘处相互移行成密闭的腔隙,称为鞘膜腔,内有少量浆液。
2. 射精管　由输精管末端与精囊的排泄管汇合而成,长约2cm,向前下斜穿前列腺,开口于尿道的前列腺部。
3. 精索　是从睾丸上端延伸至腹股沟管深环处的一对柔软的圆索状结构,主要由输精管、睾丸动脉、蔓状静脉丛、神经、淋巴管和外面包裹的3层被膜等构成。
4. 前尿道　临床上将男性尿道的海绵体部称为前尿道。

二、填空题
1. 睾丸　精子　雄激素　附睾
2. 生精细胞　支持细胞
3. 精原细胞　初级精母细胞　次级精母细胞　精子细胞　精子
4. 生精小管　附睾　输精管　射精管　尿道
5. 输精管的末端　精囊排泄管　前列腺　尿道前列腺部
6. 精囊　前列腺　尿道球腺
7. 耻骨联合　阴茎头　阴茎体　阴茎根
8. 前列腺部　膜部　海绵体部　尿道内口　尿道膜部　尿道外口　耻骨下弯　耻骨前弯　耻骨下弯
9. 前列腺　精囊　输精管末端

三、单项选择题
1. D　2. D　3. B　4. D　5. B　6. C　7. C　8. B
9. C　10. B　11. D　12. B　13. D　14. C　15. A

16. E　17. E　18. D　19. B　20. A　21. E　22. B
23. E　24. D

四、简答题

1. 简述精子的产生部位及排出体外的途径。

　　睾丸的生精小管产生精子→直精小管→睾丸网→睾丸输出小管→附睾→输精管→射精管→尿道前列腺部→尿道膜部→尿道海绵体部→尿道外口→体外。

2. 为男性患者插导尿管,依次经过哪些狭窄和弯曲?

　　为男性患者插导尿管时,应将阴茎提起,使之与腹壁间呈60°角,耻骨前弯消失,尿道形成一个凹侧向上的大弯曲,即耻骨下弯。导管依次经过尿道外口、尿道膜部、尿道内口3个狭窄和一个弯曲即耻骨下弯而进入膀胱腔内。

3. 男性较小的肾盂结石需经过哪些狭窄和弯曲才能排出体外?结石易在什么位置滞留?

　　结石需经过输尿管的3个狭窄(即输尿管的起始处、跨越髂血管处和穿经膀胱壁处)和男性尿道的3个狭窄(即尿道内口、膜部和尿道外口)以及男性尿道的两个弯曲(耻骨下弯和耻骨前弯)才能排出体外。结石易在输尿管和尿道的狭窄处滞留。

第 9 章　女性生殖系统

一、名词解释

1. 排卵　2. 输卵管伞　3. 黄体　4. 阴道穹
5. 阴道前庭　6. Cooper 韧带　7. 产科会阴

二、填空题

1. 女性内生殖器由_____、_____、_____和_____组成。

2. 女性的生殖腺是_____,属于腹膜_____位器官,它能产生_____和分泌_____、_____激素。

3. 卵巢位于_____,上端借_____连于骨盆入口侧缘,下端借_____连于子宫底的两侧。

4. 卵巢的正常位置主要依靠_____和_____韧带的维持。

5. 卵巢的实质分为周围的_____和中央的_____。

6. 卵泡的发育按其结构变化,一般分为_____、_____和_____3个阶段。

7. 卵丘的组成包括_____、_____和_____。

8. 黄体分为_____黄体和_____黄体,它们在卵巢内的维持时间分别为_____和_____,两种黄体最终均退化为_____。

9. 临床上常将_____和_____统称为子宫附件。

10. 输卵管由内侧向外侧依次分为_____、_____、_____和_____4部分。卵子通常在_____受精,手术时识别输卵管的标志是_____。

11. 子宫位于_____的中央,介于_____与_____之间,呈_____位,下接_____,两侧连有_____、_____和_____。

12. 子宫依其形态自上而下分为_____、_____和_____3部分,后者又分为_____和_____两部分。

13. 子宫内腔包括上方的_____和下方的_____。

14. 维持子宫前倾前屈位的韧带是_____和_____。

15. 子宫壁由外向内依次分为_____、_____和_____3层,在月经周期中,可以脱落出血的是_____。

16. 月经周期中,子宫内膜的周期性变化分为_____、_____和_____3个时期,分别相当于月经周期的_____天、_____天和_____天,其中_____期最适宜于受精卵的植入,_____期又称为卵泡期。

17. 子宫底部和体部的内膜,依其结构和功能特点分为浅表的_____和深层的_____。

18. 输卵管黏膜的上皮是_____,子宫内膜的上皮是_____,阴道黏膜的上皮是_____。

19. 阴道前庭是位于两侧_____之间的矢状位裂隙,其前部有_____口,后部有_____。

20. 乳房主要由_____、_____、_____和

_____构成。

21. 乳房手术时应尽量作_____切口,以减少对_____和_____的损伤。乳腺癌时,皮肤常呈_____样变,是乳腺癌早期诊断的常见体征。

22. 广义的会阴呈菱形,前部为_____三角,后部为_____三角;前者在男性有_____穿过,女性有_____和_____穿过;后者有_____穿过。

23. 内脏器官中,具有3个狭窄的器官是_____、_____和_____。

24. 写出下列器官的开口部位:①腮腺导管开口于_____;②舌下腺导管开口于_____;③胰管开口于_____;④胆总管开口于_____;⑤输尿管开口于_____;⑥射精管开口于_____;⑦尿道球腺开口于_____;⑧前庭大腺导管开口于_____;⑨鼻泪管开口于_____。

25. 写出下列结构的狭窄部位:①食管的第1狭窄位于_____;②输尿管的第2狭窄位于_____;③男性尿道的第3狭窄位于_____;④喉腔的最狭窄部位于_____;⑤输卵管的狭窄部位于_____。

26. 写出下列物质的产生部位:①肝素由_____和_____产生;②唾液主要由_____、_____和_____产生;③盐酸和内因子由_____产生;④胆汁由_____产生;⑤胰岛素由_____产生;⑥胰高血糖素由_____产生;⑦肺泡表面活性物质由_____产生;⑧肾素由_____产生。

三、单项选择题

[A1 型题]

1. 关于卵巢的描述,错误的是( )
   A. 为女性的生殖腺
   B. 位于髂内、外动脉之间
   C. 大小和形态与年龄变化无关
   D. 属于腹膜内位器官
   E. 寻找卵巢血管的重要标志是卵巢悬韧带

2. 透明带最早出现于( )
   A. 原始卵泡
   B. 初级卵泡
   C. 闭锁卵泡
   D. 次级卵泡
   E. 成熟卵泡

3. 卵泡腔最早出现于( )
   A. 初级卵泡
   B. 原始卵泡
   C. 成熟卵泡
   D. 闭锁卵泡
   E. 次级卵泡

4. 卵泡细胞和卵泡膜的膜细胞能分泌( )
   A. 缩宫素
   B. 睾酮
   C. 孕激素
   D. 雌激素
   E. 雄激素

5. 初级卵母细胞的第1次成熟分裂发生在( )
   A. 初级卵泡
   B. 次级卵泡
   C. 排卵前36~48小时
   D. 排卵前24~36小时
   E. 排卵后36~48小时

6. 排卵一般发生在月经周期的( )
   A. 月经期
   B. 增生期
   C. 第16天左右
   D. 第14天左右
   E. 第15天左右

7. 黄体的发育和存在时间的长短取决于( )
   A. 黄体的血液供应情况
   B. 雌激素分泌量的多少
   C. 输卵管运动的速度
   D. 孕激素分泌量的多少
   E. 排出的卵是否受精

8. 妊娠黄体的维持时间是( )
   A. 14天左右
   B. 28天左右
   C. 3个月
   D. 6个月
   E. 60天

9. 卵巢的白体是( )
   A. 排卵后组织修复而成
   B. 间质细胞退化后形成
   C. 卵泡闭锁后形成
   D. 排卵后组织塌陷而成
   E. 黄体退化而成

10. 关于输卵管的描述,错误的是( )
    A. 是输送卵子和受精的部位
    B. 分为4部分
    C. 与腹膜腔不相通
    D. 黏膜上皮为单层柱状上皮
    E. 输卵管壶腹是受精的部位

11. 输卵管的分部不包括( )
    A. 输卵管伞
    B. 输卵管子宫部
    C. 输卵管峡
    D. 输卵管壶腹
    E. 输卵管漏斗

12. 输卵管结扎的常选部位是(　　)
　　A. 输卵管子宫部　　B. 输卵管峡
　　C. 输卵管壶腹　　　D. 输卵管漏斗
　　E. 输卵管伞

13. 临床上识别输卵管的标志是(　　)
　　A. 输卵管的长度　　B. 输卵管壶腹
　　C. 输卵管峡　　　　D. 输卵管伞
　　E. 输卵管子宫部

14. 关于子宫的描述,错误的是(　　)
　　A. 呈前后略扁倒置的梨形
　　B. 呈轻度的前倾前屈位
　　C. 内膜受卵巢激素影响终身都发生周期性
　　　变化
　　D. 属于腹膜间位器官
　　E. 分为底、体和颈 3 部分

15. "子宫下段"是由子宫的哪部分形成的(　　)
　　A. 子宫角　　B. 子宫体　　C. 子宫底
　　D. 子宫颈　　E. 子宫峡

16. 与女性内生殖器邻近的器官是(　　)
　　A. 肾　　　　B. 肛门　　　C. 大肠
　　D. 膀胱　　　E. 阴蒂

17. 子宫炎症和肿瘤的好发部位是(　　)
　　A. 子宫底　　　　　B. 子宫体
　　C. 子宫颈阴道上部　D. 子宫颈阴道部
　　E. 子宫峡

18. 维持子宫前倾的主要韧带是(　　)
　　A. 子宫圆韧带　　　B. 子宫阔韧带
　　C. 子宫主韧带　　　D. 骶子宫韧带
　　E. 骨盆漏斗韧带

19. 固定子宫的韧带应除外(　　)
　　A. 骶子宫韧带　　　B. 子宫圆韧带
　　C. 骨盆漏斗韧带　　D. 子宫主韧带
　　E. 子宫阔韧带

20. 分泌期通常是指月经周期的(　　)
　　A. 5~14 天　　B. 14~28 天　　C. 16~28 天
　　D. 15~28 天　E. 1~4 天

21. 子宫内膜的增生期发生在月经周期的(　　)
　　A. 第 1~4 天　　　　B. 第 5~10 天
　　C. 第 5~14 天　　　D. 第 15~24 天
　　E. 第 15~28 天

22. 成熟卵泡内的卵细胞是(　　)
　　A. 卵原细胞　　　　B. 次级卵母细胞

　　C. 初级卵母细胞　　D. 成熟卵细胞
　　E. 第 1 极体

23. 子宫内膜处于分泌期时,卵巢处于(　　)
　　A. 生长卵泡期　　　B. 成熟卵泡期
　　C. 排卵前期　　　　D. 黄体期
　　E. 排卵期

24. 成年女性月经周期为 28 天,6 月 1 日来月经,本月排卵的时间大约在(　　)
　　A. 6 月 21 日　　B. 6 月 28 日　　C. 7 月 1 日
　　D. 6 月 16 日　　E. 6 月 14 日

25. 在月经期,血液中含量迅速下降的激素是(　　)
　　A. 黄体生成素　　　B. 孕激素
　　C. 卵泡刺激素　　　D. 雌激素
　　E. 雌激素和孕激素

26. 月经周期中最适于受精卵植入的时期是(　　)
　　A. 分泌期　　B. 增生期　　C. 修复期
　　D. 月经期　　E. 卵泡期

27. 子宫内膜由分泌期进入月经期的主要原因是(　　)
　　A. 子宫腺分泌
　　B. 月经黄体退化
　　C. 螺旋动脉破裂
　　D. 排出的卵未受精
　　E. 雌激素和孕激素水平下降

28. 下列搭配错误的是(　　)
　　A. 输卵管峡——结扎的常选部位
　　B. 输卵管壶腹——受精部位
　　C. 子宫颈阴道部——肿瘤的好发部位
　　D. 子宫主韧带——维持子宫前屈
　　E. 子宫圆韧带——维持子宫前倾

29. 关于阴道的描述,错误的是(　　)
　　A. 位于盆腔的中央
　　B. 是排出月经和娩出胎儿的唯一通道
　　C. 阴道后穹最深,紧邻直肠子宫陷凹
　　D. 上端宽阔,包绕子宫颈的全部
　　E. 黏膜上皮为复层扁平上皮

30. 从阴道后穹向上穿刺,针尖可刺入(　　)
　　A. 直肠　　　　B. 膀胱子宫陷凹
　　C. 子宫腔　　　D. 膀胱腔
　　E. 直肠子宫陷凹

31. 不属于女阴的结构是(　　)
　　A. 前庭大腺　　B. 小阴唇　　C. 大阴唇

D. 阴阜　　　E. 阴蒂

32. 外阴局部受损最易形成血肿的部位是(　　)

　　A. 阴蒂　　　B. 阴阜　　　C. 尿道口

　　D. 大阴唇　　E. 小阴唇

33. 性成熟的女性生殖器官中不发生周期性变化的是(　　)

　　A. 卵巢　　　B. 子宫　　　C. 外生殖器

　　D. 阴道　　　E. 输卵管

34. 关于乳房的描述,错误的是(　　)

　　A. 位于胸前部,胸肌筋膜的深面

　　B. 乳头约平第4肋间隙或第5肋

　　C. 输乳管以乳头为中心呈放射状排列

　　D. Cooper 韧带对乳房起支持和固定作用

　　E. 乳房皮肤呈橘皮样改变,是乳腺癌早期诊断的常见体征

35. 构成乳房的结构不包括(　　)

　　A. 皮肤　　　B. 胸大肌　　　C. 乳腺

　　D. 脂肪组织　　E. 结缔组织

36. 乳房手术应采用放射状切口,主要是因为(　　)

　　A. 便于延长切口

　　B. 可避免切断 Cooper 韧带

　　C. 可减少对输乳管和乳腺叶的损伤

　　D. 易找到发病部位

　　E. 减少损伤皮肤的血管和神经

[A2 型题]

37. 患者,男性,60 岁。患慢性前列腺炎伴前列腺肥大,需做前列腺按摩。前列腺液自腺体排出后首先应到达(　　)

　　A. 尿道前列腺部　　　B. 尿道海绵体部

　　C. 尿道膜部　　　　　D. 尿道内口

　　E. 尿道球部

[A3 型题]

　38 ~ 40. 患者,女性,53 岁。患卵巢癌,经检查需行卵巢癌根治术。在讨论中提出了以下问题:

38. 关于卵巢的描述,错误的是(　　)

　　A. 为女性的生殖腺

　　B. 左、右各一

　　C. 没有内分泌功能

　　D. 上端与输卵管伞相接触

　　E. 前缘中部有神经、血管出入

39. 手术过程中,首先要结扎并切断卵巢血管,卵巢动脉来源于(　　)

　　A. 肾动脉　　　　　B. 腹主动脉

　　C. 髂内动脉　　　　D. 髂外动脉

　　E. 髂总动脉

40. 手术时,寻找卵巢血管的重要标志是(　　)

　　A. 卵巢固有韧带　　　B. 输卵管

　　C. 子宫圆韧带　　　　D. 卵巢悬韧带

　　E. 子宫主韧带

　41 ~ 44. 患者,女性,44 岁。患有多发性子宫肌瘤,需行子宫全切术。在讨论中提出了以下问题:

41. 关于子宫的描述,错误的是(　　)

　　A. 位于盆腔的中央

　　B. 呈前后略扁的倒置梨形

　　C. 介于膀胱与直肠之间

　　D. 子宫腔位于子宫体内

　　E. 子宫分为底、体、峡和颈 4 部分

42. 相当于男性腹股沟管内精索所占据的解剖位置,在女性为(　　)

　　A. 子宫圆韧带　　　B. 子宫阔韧带

　　C. 子宫主韧带　　　D. 骶子宫韧带

　　E. 卵巢固有韧带

43. 防止子宫向下脱垂的主要结构是(　　)

　　A. 子宫圆韧带　　　B. 子宫主韧带

　　C. 子宫阔韧带　　　D. 骶子宫韧带

　　E. 卵巢固有韧带

44. 结扎并切断子宫动脉是该手术的重要步骤,子宫动脉来源于(　　)

　　A. 髂总动脉　　　　B. 腹主动脉

　　C. 髂内动脉　　　　D. 髂外动脉

　　E. 卵巢动脉

四、简答题

1. 输卵管分为哪几部分? 受精和结扎的部位分别在何处?

2. 简述子宫的位置、形态及分部。

3. 子宫内膜的周期性变化分哪几期? 在月经期脱落的是子宫内膜的哪一层?

4. 内脏器官中,具有括约功能的肌有哪些? 各属于什么肌?

五、案例分析

■☞案例1.某产妇,28 岁,妊娠 38 周,近日到某市医院产科就诊。经检查发现骨产道(即真骨盆)狭窄,医生拟决定行剖宫产术。在讨论中提出了以下问题:
1. 骨盆是如何构成的?
2. 维持子宫正常位置的韧带有哪些? 各有何作用?
3. 行剖宫产术时,子宫切口一般选择在何处?

■☞案例2.某初产妇,因产后乳腺脓肿需进行切开引流术。在讨论中提出了以下问题:
1. 乳房是如何构成的?
2. 乳房皮肤呈"橘皮样"变,是诊断何种疾病的早期体征?
3. 应如何选择乳房手术切口? 为什么?

参考答案

一、名词解释

1. 排卵　成熟卵泡破裂,从卵泡壁脱落的次级卵母细胞连同透明带、放射冠与卵泡液一起排出到腹膜腔的过程称为排卵。正常排卵发生在月经周期的第 14 天左右。
2. 输卵管伞　输卵管漏斗的游离缘有许多细长的指状突起,称为输卵管伞,具有"拾卵"作用,是手术中识别输卵管的标志。
3. 黄体　排卵后,残留在卵巢内的卵泡壁连同血管一起向卵泡腔塌陷,在腺垂体分泌的黄体生成素作用下,逐渐发育成为一个体积较大而又富有血管的内分泌细胞团,新鲜时呈黄色,故称为黄体。黄体细胞主要分泌孕激素和雌激素。
4. 阴道穹　阴道上端宽阔,包绕子宫颈阴道部,两者之间形成的环形凹陷,称为阴道穹。
5. 阴道前庭　是位于两侧小阴唇之间呈矢状位的裂隙,前部有尿道外口,后部有阴道口。

6. Cooper 韧带　在乳腺与皮肤和胸肌筋膜之间,连有许多结缔组织纤维小束,称为 Cooper 韧带或乳房悬韧带,对乳房起支持和固定作用。
7. 产科会阴　临床上,常将阴道口后端与肛门之间狭小区域的软组织称为产科会阴。

二、填空题

1. 卵巢　输卵管　子宫　阴道　前庭大腺
2. 卵巢　内　卵子　雌激素　孕
3. 盆腔内　卵巢悬韧带　卵巢固有韧带
4. 卵巢悬韧带　卵巢固有
5. 皮质　髓质
6. 原始卵泡　生长卵泡　成熟卵泡
7. 初级卵母细胞　透明带　放射冠
8. 月经　妊娠　14 天左右　6 个月　白体
9. 卵巢　输卵管
10. 输卵管子宫部　输卵管峡　输卵管壶腹　输卵管漏斗　输卵管壶腹　输卵管伞
11. 盆腔　膀胱　直肠　轻度的前倾前屈位　阴道　输卵管　子宫阔韧带　卵巢
12. 子宫底　子宫体　子宫颈　子宫颈阴道上部　子宫颈阴道部
13. 子宫腔　子宫颈管
14. 子宫圆韧带　骶子宫韧带
15. 外膜　肌层　内膜　内膜的功能层
16. 增生期　分泌期　月经期　第 5~14　第 15~28　第 1~4　分泌　增生
17. 功能层　基底层
18. 单层柱状上皮　单层柱状上皮　复层扁平上皮
19. 小阴唇　尿道外口　阴道口
20. 皮肤　乳腺　结缔组织　脂肪组织
21. 放射状　输乳管　乳腺叶　橘皮
22. 尿生殖　肛门　尿道　尿道　阴道　肛管
23. 食管　输尿管　男性尿道
24. 平对上颌第 2 磨牙的颊黏膜上　舌下阜和舌下襞　十二指肠大乳头　十二指肠大乳头　膀胱底　尿道前列腺部　尿道球部　阴道前庭　下鼻道
25. 食管的起始处　跨越髂血管处　尿道外口　声门裂　输卵管峡
26. 肥大细胞　嗜碱粒细胞　腮腺　下颌下腺　舌下腺　壁细胞　肝细胞　B 细胞　A 细胞　Ⅱ型肺泡细胞　球旁细胞

三、单项选择题

1. C　2. B　3. E　4. D　5. C　6. D　7. E　8. D
9. E　10. C　11. A　12. B　13. D　14. C　15. E
16. D　17. D　18. A　19. C　20. D　21. C　22. B
23. D　24. E　25. E　26. A　27. E　28. D　29. D
30. E　31. A　32. D　33. C　34. A　35. B　36. C
37. A　38. C　39. B　40. D　41. E　42. A　43. B
44. C

四、简答题

1. 输卵管分为哪几部分？受精和结扎的部位分别在何处？

　　输卵管由内侧向外侧依次分为输卵管子宫部、输卵管峡、输卵管壶腹和输卵管漏斗4部。受精的部位在输卵管壶腹，结扎术常选择在输卵管峡部进行。

2. 简述子宫的位置、形态及分部。

　　子宫位于盆腔的中央，在膀胱与直肠之间，呈轻度的前倾前屈位。

　　成人未孕子宫呈前、后略扁的倒置梨形。自上而下依次分为子宫底、子宫体和子宫颈（分为子宫颈阴道部和子宫颈阴道上部）3部分。子宫的内腔分为位于子宫体内的子宫腔和位于子宫颈内的子宫颈管两部分。

3. 子宫内膜的周期性变化分哪几期？在月经期脱落的是子宫内膜的哪一层？

　　子宫内膜的周期性变化包括月经期、增生期和分泌期；其中子宫内膜的功能层在月经期可剥脱，随着经血从阴道排出。

4. 内脏器官中，具有括约功能的肌有哪些？各属于什么肌？

　　内脏器官中，具有括约功能的肌有：口轮匝肌（骨骼肌）、贲门括约肌（平滑肌）、幽门括约肌（平滑肌）、肝胰壶腹括约肌（平滑肌）、肛门内括约肌（平滑肌）、肛门外括约肌（骨骼肌）、尿道内括约肌（平滑肌）和尿道阴道括约肌（骨骼肌）。

五、案例分析

案例1分析：

1. 骨盆是由骶骨、尾骨和左右髋骨连接而成的盆形骨环。

2. 维持子宫正常位置的韧带有：①子宫阔韧带，限制子宫向侧方移位；②子宫圆韧带，维持子宫前倾的主要韧带；③子宫主韧带，防止子宫下垂的主要结构；④骶子宫韧带，维持子宫的前屈。

3. 行剖宫产术时，子宫切口一般选择在子宫峡处。

案例2分析：

1. 乳房由皮肤、乳腺、结缔组织和脂肪组织构成。

2. 乳房皮肤呈"橘皮样"变，是诊断乳腺癌的早期体征。

3. 由于各乳腺叶和输乳管均以乳头为中心呈放射状排列，故乳房手术应尽量作放射状切口，以减少对输乳管和乳腺的损伤。

第10章　腹　　膜

一、名词解释

1. 腹膜腔　2. 大网膜　3. 小网膜　4. 直肠子宫陷凹

二、填空题

1. 女性腹膜腔借_____，经_____、_____和_____与外界间接相通。

2. 腹膜与腹、盆腔脏器的关系分为_____、_____和_____3类。

3. 腹膜在脏器与腹壁或盆壁之间以及脏器之间相互移行，形成了各种不同的结构，其中重要的有_____、_____、_____和_____。

4. 小网膜分为左侧的_____和右侧的_____两部分，后者右缘游离，内含有_____、_____和_____3个重要结构。

5. 网膜孔位于_____,它是_____和_____的唯一通道。

6. 腹膜形成的系膜有_____、_____、_____和_____。

7. 在站立或半卧位时,腹膜腔的最低部位,在男性是_____,女性是_____。

三、单项选择题

1. 关于腹膜腔的描述,错误的是(　　)
   A. 由脏腹膜和壁腹膜相互移行围成
   B. 腹膜腔内容纳腹腔脏器
   C. 为不规则的潜在性腔隙
   D. 男性腹膜腔完全封闭
   E. 女性腹膜腔有潜在途径通向外界

2. 可减少腹膜对有害物质吸收的体位是(　　)
   A. 头低足高位　　　　B. 侧卧位
   C. 俯卧位　　　　　　D. 半卧位
   E. 平卧位

3. 不经过腹膜腔就能进行手术的器官是(　　)
   A. 胃　　　　B. 阑尾　　　　C. 肾
   D. 小肠　　　E. 乙状结肠

4. 必须经过腹膜腔才能进行手术的器官是(　　)
   A. 肾　　　　B. 膀胱　　　　C. 直肠
   D. 阑尾　　　E. 子宫

5. 腹膜内位器官应除外(　　)
   A. 空肠　　　B. 子宫　　　　C. 胃
   D. 横结肠　　E. 卵巢

6. 属于腹膜间位器官的是(　　)
   A. 肝　　　　B. 空肠　　　　C. 胃
   D. 胰　　　　E. 脾

7. 属于腹膜外位器官的是(　　)
   A. 胃　　　　B. 子宫　　　　C. 脾
   D. 肾　　　　E. 肝

8. 由4层腹膜形成的结构是(　　)
   A. 肝胃韧带　　　　B. 小网膜
   C. 大网膜　　　　　D. 乙状结肠系膜
   E. 肝十二指肠韧带

9. 与小网膜构成无关的结构是(　　)
   A. 肝门　　　　　　B. 胃小弯
   C. 十二指肠上部　　D. 胰
   E. 腹膜

10. 不属于腹膜形成的结构是(　　)
    A. 小肠系膜　　　　B. 肝圆韧带

    C. 肝胃韧带　　　　D. 直肠膀胱陷凹
    E. 肝镰状韧带

11. 没有系膜的器官是(　　)
    A. 阑尾　　B. 空肠　　　　C. 降结肠
    D. 乙状结肠　E. 横结肠

12. 与直肠子宫陷凹相邻的是(　　)
    A. 结肠　　　　　　B. 阴道前穹
    C. 阴道后穹　　　　D. 阴道左侧穹
    E. 阴道右侧穹

13. 站立时女性腹膜腔的最低部位是(　　)
    A. 坐骨肛门窝　　　B. 肝肾隐窝
    C. 膀胱子宫陷凹　　D. 直肠膀胱陷凹
    E. 直肠子宫陷凹

四、简答题

1. 人体内有哪些浆膜腔?

2. 腹膜形成的主要结构有哪些?

3. 在男、女性盆腔内各有哪些腹膜陷凹? 有何临床意义?

五、案例分析

■☞ 案例. 患者,女性,27岁。因突感全腹剧痛并伴恶心、呕吐而来医院就诊。体温39.5℃,脉搏120次/分,腹胀明显,全腹压痛和反跳痛,腹肌紧张,叩诊有移动性浊音,经B超检查确诊为急性腹膜炎。在讨论中提出了以下问题:
1. 女性腹膜腔通过哪些结构与外界相交通?
2. 为什么腹膜炎患者宜采取半卧位?
3. 应在何处穿刺抽取腹膜腔积液进行诊断?

参考答案

一、名词解释

1. 腹膜腔　脏、壁腹膜相互移行,共同围成不规则的潜在性腔隙,称为腹膜腔。

2. 大网膜　是连于胃大弯与横结肠之间的4层腹膜结构,形似围裙,悬垂于横结肠和空、回肠的前面。

3. 小网膜　是连于肝门与胃小弯和十二指肠上部之间的双层腹膜结构,由左侧的肝胃韧带和右侧的肝十二指肠韧带构成。

4. 直肠子宫陷凹　是指腹膜在直肠与子宫之间移

行反折形成较大而恒定的凹陷,与阴道后穹仅有阴道壁和腹膜相隔,为女性腹膜腔的最低部位,故腹膜腔积液常聚集于此。

二、填空题

1. 输卵管腹腔口 输卵管 子宫 阴道
2. 腹膜内位器官 腹膜间位器官 腹膜外位器官
3. 网膜 系膜 韧带 陷凹
4. 肝胃韧带 肝十二指肠韧带 肝固有动脉 肝门静脉 胆总管
5. 肝十二指肠韧带右侧游离缘后方 网膜囊 腹膜腔
6. 小肠系膜 阑尾系膜 横结肠系膜 乙状结肠系膜
7. 直肠膀胱陷凹 直肠子宫陷凹

三、单项选择题

1. B 2. D 3. C 4. D 5. B 6. A 7. D 8. C
9. D 10. B 11. C 12. C 13. E

四、简答题

1. 人体内有哪些浆膜腔?

人体内的浆膜腔有心包腔、胸膜腔、腹膜腔和睾丸鞘膜腔。

2. 腹膜形成的主要结构有哪些?

腹膜形成的主要结构有网膜、韧带、系膜和陷凹。

3. 在男、女性盆腔内各有哪些腹膜陷凹?有何临床意义?

在男性盆腔内有直肠膀胱陷凹,在女性盆腔内有直肠子宫陷凹和膀胱子宫陷凹。在站立或半卧位时,男性的直肠膀胱陷凹和女性的直肠子宫陷凹为腹膜腔的最低部位,故腹膜腔积液多聚集于此,临床上可进行直肠穿刺和阴道后穹穿刺以进行诊断和治疗。

五、案例分析

1. 女性腹膜腔借输卵管腹腔口,经输卵管、子宫、阴道与外界间接相通。
2. 因为上腹部腹膜的吸收能力强于下腹部,故腹膜炎或腹部手术后的患者多采取半卧位,使有害液体流至下腹部,以减缓腹膜对有害物质的吸收。
3. 在站位或坐位时,女性的直肠子宫陷凹为腹膜腔的最低部位,故腹膜腔积液多聚集于此。临床上可经阴道后穹穿刺,以诊断盆腔内的一些疾病。

第 11 章　脉 管 系 统

一、名词解释

1. 动脉　2. 静脉　3. 血液循环　4. 体循环
5. 微循环　6. 卵圆窝　7. 心包腔　8. 窦房结
9. 动脉韧带　10. 颈动脉窦　11. 主动脉小球
12. 静脉角　13. 静脉瓣　14. 危险三角
15. 乳糜池

二、填空题

1. 脉管系统包括_____和_____两部分。
2. 心血管系统由_____和_____组成,后者又分为_____、_____和_____3部分。
3. 心位于_____内,约2/3在正中线的_____侧,1/3在正中线的_____侧。
4. 心尖由_____构成,朝向_____,在左侧第_____肋间隙,左锁骨中线内侧_____cm处可触及心尖搏动。
5. 心的前面大部分被_____和_____遮盖,故临床上进行心内注射时,选择在_____侧第_____肋间隙,并紧贴_____左缘进针,才不致损伤_____和_____。
6. 室间隔前、后缘分别对应于心表面的_____和_____。
7. 右心房的上壁有_____口,下壁有_____口;右心房的出口是_____。
8. 左心室的入口是_____,入口处附有_____;出口是_____,出口周缘附有_____。
9. 心腔内防止血液反流的结构为_____、_____、_____和_____,其中防止血液反流入心房的结构为_____和_____。
10. 出心的血管是_____和_____,入心的血管是_____、_____、_____、_____、_____和冠状窦。
11. 心壁的构造,由内向外依次为_____、_____和_____,其中_____向心腔内折叠形成心瓣膜。

12. 房间隔缺损好发于_____,室间隔缺损好发于_____。

13. 心的传导系统由_____构成,包括_____、_____、_____和_____。

14. 营养心的动脉是_____和_____,发自_____。

15. 心包分为_____和_____两部分,而心包腔则是_____的脏、壁两层互相移行形成的潜在性腔隙。

16. 根据管径的大小可将动脉分为_____、_____、_____和_____4级,其中_____管壁的3层结构最为典型。

17. 毛细血管主要由_____和_____构成。电镜下,根据内皮细胞等结构的不同,将其分为_____、_____和_____3类。

18. 主动脉依据行程分为_____、_____和_____。

19. 升主动脉起始部发出的分支是_____和_____,主动脉弓的凸侧从右向左依次发出_____、_____和_____三大分支。

20. 左颈总动脉起自_____,右颈总动脉起自_____;左锁骨下动脉起自_____,右锁骨下动脉起自_____。

21. 主动脉小球属_____感受器,颈动脉窦壁内有_____感受器,颈动脉小球属_____感受器。

22. 颈内动脉经_____入颅腔,主要营养_____和_____。

23. 营养甲状腺的动脉是_____和_____,分别来自_____和_____。

24. 脑膜中动脉属_____的分支,经_____入颅腔,分布于_____,其中前支经过_____的内面上行。

25. 椎动脉起自_____,穿经_____的横突孔,经_____入颅腔,分支分布于_____和_____。

26. 上肢动脉的主干自上而下依次为_____、_____、_____和_____。

27. 腹主动脉不成对的脏支是_____、_____和_____,成对的脏支是_____、_____和_____。

28. 腹腔干由_____发出,其三大分支是_____、_____和_____。

29. 肠系膜上动脉的主要分支有_____、_____、_____、_____和_____;肠系膜下动脉的分支有_____、_____和_____。

30. 营养肾上腺的动脉是_____、_____和_____,分别来自_____、_____和_____。

31. 直肠上动脉来自_____,阑尾动脉来自_____,胆囊动脉来自_____。

32. 子宫动脉由_____发出,在距子宫颈外侧约_____cm处,越过_____前上方。

33. 下肢动脉的主干依次为_____、_____、_____和_____。

34. 腘动脉为_____动脉的延续,向下移行为_____动脉,后者又分为_____和_____;股动脉为_____动脉的延续,向下移行为_____,后者又分为_____和_____。

35. 当下肢外伤出血时,可在_____中点稍下方压迫_____进行止血。

36. 营养腹直肌的动脉是_____和_____,分别来自_____和_____。

37. 在体表可摸到搏动的动脉有_____、_____、_____、_____、_____和_____等。

38. 体循环的静脉包括_____、_____和_____。

39. 上腔静脉由_____和_____汇合而成,向下注入_____,在注入右心房前还收纳_____。

40. 头臂静脉由同侧的_____和_____汇合而成,汇合处形成的夹角称为_____,是_____和_____注入静脉的部位。

41. 颈外静脉注入_____,头静脉注入_____,贵要静脉注入_____,大隐静脉注入_____。

42. 上肢较为恒定的浅静脉主干是_____、_____和_____。

43. 奇静脉起自_____侧_____静脉,注入_____,沿途收集_____、_____、

_____和_____的血液。奇静脉是沟通_____和_____的重要途径之一。

44. 下腔静脉由_____和_____汇合而成,上行穿经_____入胸腔,注入_____。

45. 大隐静脉起自_____,经_____前方上行,注入_____。

46. 右睾丸静脉注入_____,左卵巢静脉注入_____,肾静脉注入_____,肝静脉注入_____。

47. 肝门静脉由_____和_____汇合而成,在肝十二指肠韧带内与_____和_____伴行,在肝门处分为左、右两支,分别进入_____和_____,它收集_____的静脉血。

48. 肝门静脉系与上、下腔静脉系间的吻合:通过_____与_____吻合,通过_____与_____吻合,通过_____与_____吻合。

49. 淋巴系统由_____、_____和_____组成。

50. 淋巴管道包括_____、_____、_____和_____。

51. 淋巴器官包括_____、_____、_____和_____。

52. 右淋巴导管由_____、_____和_____合成,注入_____,收集_____,即身体_____区域的淋巴。

53. 乳糜池是位于_____前方的一个囊状膨大,由_____、_____和_____汇合而成,它是_____的起始部。

54. 胸导管始于第1腰椎体前方的_____,向上穿_____入胸腔,最终注入_____,在注入之前还收纳_____、_____和_____的淋巴。它收集人体约_____区域的淋巴。

55. 脾位于_____,其长轴与_____相一致。

56. 写出下列临床上常用的重要标志:项部计数椎骨序数和针灸取穴的重要标志是_____;骶管麻醉时确定骶管裂孔的标志是_____;胸前壁计数肋骨序数的重要标志是_____;背部计数肋骨和胸椎序数的标志是_____;腰椎穿刺的定位标志是_____;口腔与咽的分界标志是_____;寻找咽鼓管咽口的标志是_____;腹部触诊确定肝、脾、胆囊位置的重要标志是_____;手术中确认空肠起始部的重要标志是_____;腹部手术时鉴别大肠和小肠的主要依据是_____;手术中寻找阑尾的重要标志是_____;选择阑尾手术切口的标志点是_____;直肠镜检的定位标志是_____;区分内痔与外痔的重要标志是_____;胆囊手术中寻找胆囊动脉的标志是_____;计数气管软骨环的重要标志是_____;气管镜检查的定位标志是_____;寻找输尿管口的标志是_____;直肠指检时,判断前列腺肥大的标志是_____消失;寻找卵巢血管的标志是_____;识别输卵管的标志是_____;心房与心室在心表面的分界标志是_____;左、右心室在心表面的分界标志是_____;脾大时,触诊脾的标志是_____;鼓膜内陷的重要标志是_____。

三、单项选择题

[A1 型题]

1. 不属于心血管系统的是( )
   A. 动脉　　　B. 静脉　　　C. 心
   D. 毛细淋巴管　E. 毛细血管

2. 肺循环起始于( )
   A. 左心室　　B. 右心室　　C. 右心房
   D. 左心房　　E. 主动脉

3. 体循环起止于( )
   A. 右心室→左心房　　B. 左心房→左心室
   C. 左心室→右心房　　D. 右心室→肺动脉
   E. 左心室→主动脉

4. 心位于胸腔的( )
   A. 前纵隔内　B. 中纵隔内　C. 后纵隔内
   D. 上纵隔内　E. 下纵隔内

5. 构成心右缘的结构是( )
   A. 右心房和右心室　　B. 右心室
   C. 右心房　　　　　　D. 右心房和上腔静脉
   E. 右心室和下腔静脉

6. 参与构成心底的结构是( )
   A. 右心房和右心室　B. 左心房和左心室
   C. 左心房和右心室　D. 右心房和左心室
   E. 左心房和右心室

7. 心房与心室的表面分界标志是( )
   A. 心尖切迹　B. 后室间沟　C. 冠状沟
   D. 前室间沟　E. 后房间沟

8. 分隔左、右心房的结构是(　　)
　　A. 冠状沟　　　B. 后室间沟　　　C. 前室间沟
　　D. 房间隔　　　E. 室间隔

9. 卵圆窝位于房间隔的(　　)
　　A. 左心房面中下部　　B. 右心房面上部
　　C. 右心房面中下部　　D. 右心房面下部
　　E. 左心房面上部

10. 不属于右心室的结构是(　　)
　　A. 二尖瓣　　　B. 腱索　　　C. 三尖瓣
　　D. 肺动脉口　　E. 乳头肌

11. 左心室的入口是(　　)
　　A. 冠状窦　　　　　　B. 上腔静脉
　　C. 主动脉口　　　　　D. 左房室口
　　E. 右房室口

12. 防止左心室的血液反流至左心房的结构是(　　)
　　A. 二尖瓣　　　B. 三尖瓣　　　C. 主动脉瓣
　　D. 肺动脉瓣　　E. 冠状窦瓣

13. 二尖瓣位于(　　)
　　A. 主动脉口　　　　　B. 肺动脉口
　　C. 左房室口　　　　　D. 右房室口
　　E. 冠状窦口

14. 心室舒张时,防止血液反流的装置是(　　)
　　A. 主动脉瓣和肺动脉瓣
　　B. 肺动脉瓣和二尖瓣
　　C. 二尖瓣和三尖瓣
　　D. 主动脉瓣和三尖瓣
　　E. 主动脉瓣和二尖瓣

15. 开口于左心房的肺静脉口通常有几个(　　)
　　A. 1 个　　　B. 2 个　　　C. 3 个
　　D. 4 个　　　E. 5 个

16. 哪条静脉内流动的是动脉血(　　)
　　A. 上腔静脉　　B. 肺静脉　　C. 下腔静脉
　　D. 肝静脉　　　E. 冠状窦

17. 关于心腔的描述,错误的是(　　)
　　A. 右心室位于右心房的左前下方
　　B. 上、下腔静脉均开口于右心房
　　C. 左心室的出口为肺动脉口
　　D. 右房室口周缘的纤维环上附有三尖瓣
　　E. 卵圆窝是房间隔缺损的好发部位

18. 构成心瓣膜的结构是(　　)
　　A. 心内膜　　　B. 内皮　　　C. 心肌膜
　　D. 致密结缔组织　　　　E. 心外膜

19. 构成心纤维环的结构是(　　)
　　A. 疏松结缔组织　　　　B. 致密结缔组织
　　C. 心肌纤维　　　　　　D. 透明软骨
　　E. 网状组织

20. 不属于心传导系统的结构是(　　)
　　A. 窦房结　　B. 房室结　　C. 房室束
　　D. 浦肯野纤维网　　E. 心肌纤维

21. 心的正常起搏点是(　　)
　　A. 房室结　　　B. 窦房结　　　C. 左束支
　　D. 右束支　　　E. 房室束

22. 冠状动脉起自(　　)
　　A. 冠状窦　　　　　　B. 冠状沟
　　C. 升主动脉根部　　　D. 主动脉弓
　　E. 胸主动脉

23. 关于冠状动脉的描述,错误的是(　　)
　　A. 只是营养心的动脉
　　B. 起自升主动脉根部
　　C. 前室间支来自左冠状动脉
　　D. 后室间支来自右冠状动脉
　　E. 旋支来自右冠状动脉

24. 最易发生动脉粥样硬化的血管是(　　)
　　A. 肾动脉　　B. 肝动脉　　C. 桡动脉
　　D. 主动脉　　E. 冠状动脉和脑基底动脉

25. 左心室侧壁心肌梗死常由于(　　)
　　A. 右冠状动脉阻塞引起
　　B. 前室间支阻塞引起
　　C. 后室间支阻塞引起
　　D. 旋支阻塞引起
　　E. 左室后支阻塞引起

26. 冠状窦注入(　　)
　　A. 右心室　　B. 右心房　　C. 左心房
　　D. 左心室　　E. 上腔静脉

27. 关于心包的描述,错误的是(　　)
　　A. 分为纤维心包和浆膜心包
　　B. 浆膜心包分脏、壁两层
　　C. 心外膜就是浆膜心包的脏层
　　D. 心包腔位于纤维心包与浆膜心包之间
　　E. 心包腔内含有少量的浆液

28. 属于弹性动脉的是 (　　)
　　A. 主动脉　　　　　　B. 肠系膜上动脉
　　C. 股动脉　　　　　　D. 肱动脉
　　E. 肾动脉

29. 肌性动脉是指(　　)
    A. 大动脉　　　　　　B. 中动脉和小动脉
    C. 小动脉和微动脉　　D. 肺动脉
    E. 主动脉

30. 构成中动脉中膜的主要成分是(　　)
    A. 弹性膜　　　　　　B. 疏松结缔组织
    C. 平滑肌纤维　　　　D. 胶原纤维
    E. 弹性纤维

31. 血液循环的基本功能单位是(　　)
    A. 体循环　　B. 肺循环　　C. 肝血循环
    D. 微循环　　E. 肾血循环

32. 微循环中,细胞与血液进行物质交换的主要场所是(　　)
    A. 真毛细血管　B. 微动脉　　C. 直捷通路
    D. 后微动脉　　E. 微静脉

33. 关于主动脉的描述,错误的是(　　)
    A. 起自左心室
    B. 按其行程分为4部
    C. 主动脉小球为化学感受器
    D. 是体循环的动脉主干
    E. 主动脉弓凸侧发出三大分支

34. 具有压力感受器的血管是(　　)
    A. 肾动脉　　B. 肺动脉　　C. 肝动脉
    D. 主动脉弓　E. 胸主动脉

35. 主动脉弓从右向左发出的第1个分支是(　　)
    A. 右颈总动脉　　　　B. 右锁骨下动脉
    C. 头臂干　　　　　　D. 左颈总动脉
    E. 左锁骨下动脉

36. 不属于颈外动脉分支的是(　　)
    A. 甲状腺上动脉　　　B. 甲状腺下动脉
    C. 面动脉　　　　　　D. 上颌动脉
    E. 颞浅动脉

37. 甲状腺上动脉起始于(　　)
    A. 甲状颈干　　　　　B. 颈内动脉
    C. 颈外动脉　　　　　D. 椎动脉
    E. 锁骨下动脉

38. 甲状腺下动脉来自(　　)
    A. 椎动脉　　　　　　B. 胸廓内动脉
    C. 甲状颈干　　　　　D. 甲状腺上动脉
    E. 颈外动脉

39. 关于脑膜中动脉的描述,错误的是(　　)
    A. 是分布于硬脑膜的血管

B. 穿经棘孔入颅中窝
    C. 其前支经翼点内面上行
    D. 是颈外动脉的直接分支
    E. 属于上颌动脉的重要分支

40. 颞区硬脑膜外血肿的出血多来自(　　)
    A. 上颌动脉　　　　　B. 颞浅动脉
    C. 脑膜中动脉　　　　D. 颈外动脉
    E. 面动脉

41. 颞区外伤出血时,压迫止血的动脉是(　　)
    A. 面动脉　　　　　　B. 颞浅动脉
    C. 上颌动脉　　　　　D. 颈外动脉
    E. 内眦动脉

42. 关于椎动脉的描述,错误的是(　　)
    A. 左、右两侧起始部位不同
    B. 途经第7~1颈椎的横突孔上行
    C. 经枕骨大孔入颅腔
    D. 是锁骨下动脉的主要分支
    E. 分布于脑和脊髓

43. 肱动脉在肘部的摸脉点在(　　)
    A. 肱桡肌内侧
    B. 肱桡肌外侧
    C. 肱二头肌腱外侧
    D. 肱二头肌腱内侧
    E. 肱骨内、外上髁连线中点

44. 测量血压时听诊的动脉是(　　)
    A. 股动脉　　B. 尺动脉　　C. 桡动脉
    D. 腋动脉　　E. 肱动脉

45. 临床上测量脉搏的首选部位是(　　)
    A. 颈总动脉　B. 股动脉　　C. 足背动脉
    D. 桡动脉　　E. 肱动脉

46. 手指外伤出血时,压迫止血的最佳部位是(　　)
    A. 手指前后　B. 掌心　　　C. 指根两侧
    D. 指尖两侧　E. 前臂远侧

47. 不属于胸主动脉分支的是(　　)
    A. 肋间后动脉　　　　B. 肋下动脉
    C. 支气管支　　　　　D. 胸廓内动脉
    E. 食管支和心包支

48. 睾丸动脉起自(　　)
    A. 髂内动脉　　　　　　B. 髂外动脉
    C. 髂总动脉　　　　　　D. 腹主动脉
    E. 肾动脉

49. 不直接起始于腹主动脉的是(　　)
    A. 肠系膜上动脉　　　B. 肾上腺中动脉
    C. 肝固有动脉　　　　D. 肾动脉
    E. 肠系膜下动脉

50. 胆囊动脉起始于(　　)
    A. 肝总动脉　　　　　B. 肝固有动脉右支
    C. 肝固有动脉左支　　D. 胃十二指肠动脉
    E. 肝门静脉

51. 属于腹腔干的直接分支是(　　)
    A. 肝固有动脉　　　　B. 胃短动脉
    C. 胃左动脉　　　　　D. 胃右动脉
    E. 胃网膜左动脉

52. 不属于肠系膜上动脉直接分支的是(　　)
    A. 回结肠动脉　　　　B. 中结肠动脉
    C. 右结肠动脉　　　　D. 空肠动脉
    E. 阑尾动脉

53. 阑尾动脉起始于(　　)
    A. 肠系膜上动脉　　　B. 回肠动脉
    C. 右结肠动脉　　　　D. 回结肠动脉
    E. 空肠动脉

54. 若结扎肠系膜上动脉主干,不会发生坏死的器官是(　　)
    A. 空肠和回肠　　　　B. 乙状结肠
    C. 升结肠和横结肠　　D. 阑尾
    E. 盲肠

55. 肠系膜下动脉起始处闭塞,可能出现血运障碍的部位是(　　)
    A. 空肠和回肠　　　　B. 阑尾
    C. 升结肠　　　　　　D. 降结肠和乙状结肠
    E. 横结肠

56. 腹壁下动脉起始于(　　)
    A. 腹主动脉　　　　　B. 髂外动脉
    C. 髂内动脉　　　　　D. 股动脉
    E. 髂总动脉

57. 关于子宫动脉的描述,错误的是(　　)
    A. 起自髂内动脉
    B. 在子宫切除术结扎子宫动脉时,勿伤及输尿管
    C. 分布于子宫、输卵管和卵巢等
    D. 与子宫圆韧带伴行
    E. 距子宫颈外侧约 2cm 处跨过输尿管的前上方

58. 分布于肛门、会阴部和外生殖器的动脉是(　　)
    A. 直肠下动脉　　　　B. 阴部内动脉
    C. 闭孔动脉　　　　　D. 睾丸动脉
    E. 子宫动脉

59. 延续为足背动脉的是(　　)
    A. 股动脉　　　B. 腘动脉　　　C. 胫前动脉
    D. 胫后动脉　　E. 腓动脉

60. 关于上腔静脉的描述,错误的是(　　)
    A. 是上腔静脉系的主干
    B. 注入右心房
    C. 由左、右头臂静脉汇合而成
    D. 由头臂静脉与颈内静脉汇合而成
    E. 有奇静脉注入

61. 面部危险三角区域发生化脓性感染时,禁忌挤压的主要原因是(　　)
    A. 易导致面部损伤　　B. 易加重病人疼痛
    C. 易掩盖病情　　　　D. 易加重局部感染
    E. 易导致颅内感染

62. 奇静脉直接注入(　　)
    A. 右心房　　　　　　B. 左头臂静脉
    C. 上腔静脉　　　　　D. 下腔静脉
    E. 右头臂静脉

63. 不属于浅静脉的是(　　)
    A. 肱静脉　　　　　　B. 大隐静脉
    C. 贵要静脉　　　　　D. 头静脉
    E. 小隐静脉

64. 跨越肘窝的浅静脉是(　　)
    A. 头静脉　　　　　　B. 贵要静脉
    C. 桡静脉　　　　　　D. 肘正中静脉
    E. 尺静脉

65. 头静脉(　　)
    A. 起自手背静脉网的尺侧
    B. 沿前臂和臂内侧上行
    C. 注入肱静脉
    D. 在臂中点稍下方穿深筋膜
    E. 注入腋静脉或锁骨下静脉

66. 不属于下腔静脉直接属支的是(　　)
    A. 肾静脉　　　　　　B. 髂总静脉
    C. 肝静脉　　　　　　D. 肝门静脉
    E. 右卵巢静脉

67. 关于大隐静脉的描述,错误的是(　　)
    A. 起于足背静脉弓的内侧端

B. 是全身最长的浅静脉

C. 注入股静脉

D. 大隐静脉切开穿刺术应在内踝前方进行

E. 经外踝前方上行

68. 大隐静脉经过（　　　）上行
    A. 外踝前方　　　　　B. 内踝前方
    C. 内踝后方　　　　　D. 外踝后方
    E. 内、外踝连线的中点

69. 大隐静脉注入（　　　）
    A. 髂外静脉　　　　　B. 腘静脉
    C. 胫前静脉　　　　　D. 股静脉
    E. 胫后静脉

70. 左睾丸静脉常注入（　　　）
    A. 左肾静脉　　　　　B. 下腔静脉
    C. 髂内静脉　　　　　D. 蔓状静脉丛
    E. 右肾静脉

71. 关于肝门静脉的描述,错误的是（　　　）
    A. 是肝的功能性血管
    B. 行于肝十二指肠韧带内
    C. 肝门静脉及其属支内没有静脉瓣
    D. 与上、下腔静脉系之间有吻合
    E. 收集腹腔内不成对脏器的静脉血

72. 未与脐周静脉网直接吻合的静脉是（　　　）
    A. 胸腹壁静脉　　　　B. 腹壁上静脉
    C. 旋髂浅静脉　　　　D. 腹壁下静脉
    E. 腹壁浅静脉

73. 肝门静脉不收集下列哪一器官的静脉血（　　　）
    A. 肝　　　　B. 脾　　　　C. 胰
    D. 胆囊　　　E. 空肠

74. 不属于肝门静脉属支的是（　　　）
    A. 胃左静脉　　　　　B. 肝静脉
    C. 胆囊静脉　　　　　D. 脾静脉
    E. 胃右静脉

75. 直肠上静脉回流入（　　　）
    A. 髂内静脉　　　　　B. 肠系膜上静脉
    C. 肠系膜下静脉　　　D. 下腔静脉
    E. 阴部内静脉

76. 肝硬化晚期,患者出现脐周静脉网曲张,与其发生无关的静脉是（　　　）
    A. 腹壁下静脉　　　　B. 腹壁浅静脉
    C. 附脐静脉　　　　　D. 肝静脉
    E. 胸腹壁静脉

77. 临床上常供穿刺的静脉应除外（　　　）
    A. 颈外静脉　　　　　B. 手背静脉网
    C. 大隐静脉　　　　　D. 肘正中静脉
    E. 肱静脉

78. 下列搭配错误的是（　　　）
    A. 颈动脉窦——压力感受器
    B. 主动脉小球——压力感受器
    C. 主动脉弓——发出头臂干
    D. 脑膜中动脉——穿棘孔入颅腔
    E. 锁骨下动脉——发出椎动脉

79. 下列搭配错误的是（　　　）
    A. 左睾丸静脉——注入下腔静脉
    B. 头静脉——注入腋静脉
    C. 肝静脉——注入下腔静脉
    D. 脾静脉——注入肝门静脉
    E. 小隐静脉——注入腘静脉

80. 关于胸导管的描述,错误的是（　　　）
    A. 起始于乳糜池
    B. 收集下半身和左侧上半身的淋巴
    C. 注入左静脉角
    D. 穿经主动脉裂孔入胸腔
    E. 注入右静脉角

81. 注入胸导管的淋巴干应除外（　　　）
    A. 左颈干　　B. 右腰干　　C. 右颈干
    D. 肠干　　　E. 左支气管纵隔干

82. 胸导管收集淋巴的范围不包括（　　　）
    A. 右侧上半身　　　　B. 右侧下半身
    C. 左侧上半身　　　　D. 左侧下半身
    E. 左侧头颈部

83. 关于右淋巴导管的描述,错误的是（　　　）
    A. 收集右侧上半身的淋巴
    B. 接纳右颈干
    C. 注入右静脉角
    D. 接纳右支气管纵隔干
    E. 接纳左锁骨下干

84. 不属于淋巴器官的是（　　　）
    A. 淋巴结　　　　　　B. 淋巴小结
    C. 脾　　　　　　　　D. 胸腺
    E. 腭扁桃体

85. 关于淋巴结的描述,错误的是（　　　）
    A. 属于周围淋巴器官
    B. 多沿血管周围配布

C. 淋巴结门是输出淋巴管的出处
D. 数目较少,常单个存在
E. 具有滤过淋巴和进行免疫应答的功能

86. 胃癌或食管癌晚期常向下列何处淋巴结转移
( )
A. 右锁骨上淋巴结　　B. 左腹股沟淋巴结
C. 左颈部淋巴结　　　D. 左腋下淋巴结
E. 左锁骨上淋巴结

87. 关于脾的描述,错误的是( )
A. 是人体内最大的淋巴器官
B. 位于左季肋区
C. 脾切迹是触诊脾的标志
D. 膈面中央有脾门
E. 长轴与左侧第 10 肋一致

88. 滤过血液的主要器官是( )
A. 肝　　　B. 胸腺　　　C. 扁桃体
D. 淋巴结　　E. 脾

89. 既是淋巴器官,又有内分泌功能的是( )
A. 淋巴结　　B. 胸腺　　　C. 扁桃体
D. 胰　　　E. 脾

90. 关于胸腺的描述,错误的是( )
A. 属于中枢淋巴器官
B. 有明显的年龄变化
C. 是培育 T 淋巴细胞的器官
D. 属于人体内寿命较长的器官
E. 能分泌多种胸腺激素

91. 培育 B 淋巴细胞的器官是( )
A. 骨髓　　B. 胸腺　　　C. 淋巴结
D. 脾　　　E. 扁桃体

92. 新生小鼠切除胸腺后,体内将缺乏( )
A. 浆细胞　　　B. T 淋巴细胞
C. B 淋巴细胞　　D. NK 细胞
E. 肥大细胞

93. 由口咽部入侵的病原微生物,首先引起免疫应答的器官是( )
A. 骨髓　　B. 胸腺　　　C. 淋巴结
D. 脾　　　E. 腭扁桃体

94. 下列搭配错误的是( )
A. 心切迹——位于左肺前缘
B. 脾门——位于膈面
C. 肝门——位于肝下面
D. 脾切迹——位于上缘

E. 心尖切迹——位于心的下缘

[A2 型题]

95. 患者,男性,75 岁。有冠心病史,因突发心前区压迫性疼痛,全身出冷汗,含服硝酸甘油后不见好转而来医院就诊。心电图诊断为急性广泛左心室前壁心肌梗死,最有可能发生阻塞的血管是( )
A. 左冠状动脉
B. 右冠状动脉
C. 左冠状动脉的前室间支
D. 左冠状动脉的旋支
E. 右冠状动脉的后室间支

96. 患者,女性,36 岁。颈部肿大,诊断为结节性甲状腺肿,需进行甲状腺次全切除术。在手术中,需结扎左、右甲状腺上动脉和甲状腺下动脉,它们( )
A. 均起始于颈外动脉
B. 均起始于锁骨下动脉
C. 均起始于甲状颈干
D. 分别起始于颈外动脉和椎动脉
E. 分别起始于颈外动脉和甲状颈干

97. 某建筑工人,因头部砸伤,出现昏迷不醒而急诊入院。查体发现左侧颞区骨折,伴有硬膜外血肿形成。其原因可能是损伤了左侧的( )
A. 颞浅动脉　　　B. 上颌动脉
C. 脑膜中动脉　　D. 颈内动脉
E. 颈外动脉

98. 在做子宫切除术时必须高位结扎子宫动脉,了解子宫动脉的行径及毗邻十分重要,子宫动脉在距子宫颈外侧约 2cm 处行于( )
A. 输尿管的后下方　B. 输尿管的前下方
C. 输尿管的前上方　D. 输尿管的外侧
E. 子宫阔韧带的前方

99. 患者,男性,68 岁。因患慢性肝炎多年而引起肝硬化、门静脉高压症。下列哪项不是由肝门静脉高压直接引起的( )
A. 食管静脉丛曲张　B. 精索静脉曲张
C. 直肠静脉丛曲张　D. 脐周静脉网曲张
E. 脾大

100. 患者,男性,18 岁。因左季肋区被汽车撞伤而急诊入院。检查发现左上腹部压痛明显,腹腔穿刺抽到少量不凝固血液。X 线片显示:左侧第 10 肋

骨骨折。最大可能的临床诊断是( )

A. 胃破裂　　　　B. 胰腺损伤

C. 左肾破裂　　　D. 脾破裂

E. 肠穿孔

四、简答题

1. 体循环和肺循环的途径如何？

2. 保证心腔内血液定向流动的装置有哪些？

3. 心房与心室及左、右心室表面的分界标志分别是什么？

4. 简述心脏各瓣膜的位置及其各自的作用。

5. 分布到胃的动脉有哪些？各来自何处？

6. 上肢较为恒定的浅静脉主干有哪些？各注入何处？有何临床意义？

7. 简述大隐静脉的起始、行程、注入部位和收纳的主要属支。

8. 简述肝门静脉的组成、主要属支、收集范围及其与上、下腔静脉系之间的吻合部位。

9. 简述胸导管的起始、行程、注入部位及收集范围。

10. 肝癌介入治疗时，从股动脉插管，须经过哪些动脉才能够到达肝固有动脉？

11. 某阑尾炎患者，在内踝前方经大隐静脉滴注抗生素进行治疗，经何途径才能够到达阑尾？

12. 大叶性肺炎时，经手背静脉网桡侧滴注抗生素进行治疗。请详细叙述药物到达肺需经过的途径。

13. 某患者因阑尾脓肿引起肝脓肿，以后又继发了肺脓肿。如脓栓是通过血行传播的，请写出由阑尾经过肝再到达肺的血行通路。

14. 口服维生素 B_2 后，尿液呈黄色，请详细叙述药物在体内吸收、运行和排泄的具体途径。

15. 描述食物有效成分被运输到肝脏之后进行解毒和胆汁进入到肠道消化食物中脂肪的具体解剖学途径。

五、案例分析

■☞ **案例**. 患者，男性，30 岁。建筑工人，因头部砸伤而急诊入院。检查发现右侧颞区骨折，伴有硬膜外血肿形成。在讨论中提出了以下问题：

1. 为什么颞区损伤易造成硬膜外血肿？

2. 硬膜外血肿的形成可能与何动脉损伤有关？该动脉来自何处？

参考答案

一、名词解释

1. **动脉** 是将心室射出的血液运输到全身各处的血管，在行程中反复分支，越分越细，最后移行为毛细血管。

2. **静脉** 是引导血液回流至心房的血管。

3. **血液循环** 血液由心室射出，依次流经动脉、毛细血管和静脉，最后又返回心房，这种周而复始、循环不止的流动，称为血液循环。

4. **体循环** 当心室收缩时，富含 O_2 和营养物质的血液由左心室→主动脉→主动脉的各级分支→全身各部的毛细血管（肺除外）→各级静脉→上、下腔静脉和冠状窦→右心房。血液沿上述途径进行的循环称为体循环或大循环。

5. **微循环** 是指微动脉与微静脉之间微细血管内的血液循环，是血液与组织细胞之间进行物质交换的场所。典型的微循环由微动脉、后微动脉、毛细血管前括约肌、真毛细血管、通血毛细血管、动-静脉吻合支和微静脉等部分组成。

6. **卵圆窝** 在房间隔右侧面的中下部有一卵圆形浅窝称为卵圆窝，是胚胎时期卵圆孔闭锁后的遗迹，是房间隔缺损的好发部位。

7. **心包腔** 浆膜心包的脏层与壁层在出入心的大血管根部相互移行，形成潜在性的密闭腔隙称为心包腔，内含少量浆液。

8. **窦房结** 是心的正常起搏点，位于上腔静脉与右心房交界处的心外膜深面，呈长椭圆形。

9. **动脉韧带** 在肺动脉干分叉处稍左侧与主动脉弓下缘之间有一结缔组织索，称为动脉韧带，是胚胎时期动脉导管闭锁后的遗迹。

10. **颈动脉窦** 是颈总动脉末端和颈内动脉起始处的膨大部分，窦壁内有压力感受器。能感受血压升高的刺激，反射性地引起心跳减慢和末梢血管扩张，从而引起血压下降。

11. **主动脉小球** 在主动脉弓下方近动脉韧带处有 2~3 个粟粒状小体，称为主动脉小球，为化学感受器。能感受血液中 CO_2 浓度升高的刺激，反射性地引起呼吸加深、加快。

12. **静脉角** 同侧的颈内静脉与锁骨下静脉在胸锁关节后方汇合形成的夹角称为静脉角，是淋巴导管注入静脉的部位。

13. 静脉瓣 是静脉管腔内由内膜折叠形成向心开放的半月状小袋,具有防止血液反流或改变血流方向的作用。

14. 危险三角 面静脉在口角以上缺乏静脉瓣,当口角以上面部感染处理不当,如挤压化脓处时,可导致细菌栓子沿面静脉、内眦静脉、眼静脉至海绵窦,造成颅内的继发感染。故临床上将两侧口角至鼻根间的三角形区域称为危险三角。

15. 乳糜池 为胸导管起始处的膨大部分,位于第1腰椎体的前方,由左、右腰干和肠干汇合而成。

二、填空题

1. 心血管系统 淋巴系统
2. 心 血管 动脉 毛细血管 静脉
3. 胸腔的中纵隔 左 右
4. 左心室 左前下方 5 1~2
5. 肺 胸膜 左 4 胸骨 肺 胸膜
6. 前室间沟 后室间沟
7. 上腔静脉 下腔静脉 右房室口
8. 左房室口 二尖瓣 主动脉口 主动脉瓣
9. 纤维环 瓣膜 腱索 乳头肌 二尖瓣 三尖瓣
10. 主动脉 肺动脉 上腔静脉 下腔静脉 左肺上静脉 左肺下静脉 右肺上静脉 右肺下静脉
11. 心内膜 心肌膜 心外膜 心内膜
12. 卵圆窝 室间隔膜部
13. 特殊分化的心肌细胞 窦房结 房室结 房室束 左右束支 浦肯野纤维网
14. 左冠状动脉 右冠状动脉 升主动脉根部
15. 纤维心包 浆膜心包 浆膜心包
16. 大动脉 中动脉 小动脉 微动脉 中动脉
17. 内皮细胞 基膜 连续毛细血管 有孔毛细血管 血窦或称窦状毛细血管
18. 升主动脉 主动脉弓 降主动脉
19. 左冠状动脉 右冠状动脉 头臂干 左颈总动脉 左锁骨下动脉
20. 主动脉弓 头臂干 主动脉弓 头臂干
21. 化学 压力 化学
22. 颈动脉管 脑 视器
23. 甲状腺上动脉 甲状腺下动脉 颈外动脉 锁骨下动脉的甲状颈干
24. 上颌动脉 棘孔 硬脑膜 翼点
25. 锁骨下动脉 $C_6 \sim C_1$ 枕骨大孔 脑 脊髓
26. 腋动脉 肱动脉 尺动脉 桡动脉
27. 腹腔干 肠系膜上动脉 肠系膜下动脉 肾上腺中动脉 肾动脉 睾丸动脉或卵巢动脉
28. 腹主动脉 胃左动脉 肝总动脉 脾动脉
29. 空肠动脉 回肠动脉 回结肠动脉 右结肠动脉 中结肠动脉 左结肠动脉 乙状结肠动脉 直肠上动脉
30. 肾上腺上动脉 肾上腺中动脉 肾上腺下动脉 膈下动脉 腹主动脉 肾动脉
31. 肠系膜下动脉 回结肠动脉 肝固有动脉右支
32. 髂内动脉 2 输尿管
33. 股动脉 腘动脉 胫前动脉 胫后动脉
34. 锁骨下 肱 尺动脉 桡动脉 髂外 腘动脉 胫前动脉 胫后动脉
35. 腹股沟韧带 股动脉
36. 腹壁上动脉 腹壁下动脉 胸廓内动脉 髂外动脉
37. 颈总动脉 颞浅动脉 面动脉 肱动脉 桡动脉 股动脉 足背动脉
38. 上腔静脉系 下腔静脉系 心静脉系
39. 左头臂静脉 右头臂静脉 右心房 奇静脉
40. 颈内静脉 锁骨下静脉 静脉角 胸导管 右淋巴导管
41. 锁骨下静脉 腋静脉 肱静脉 股静脉
42. 头静脉 贵要静脉 肘正中静脉
43. 右 腰升 上腔静脉 右侧肋间后静脉 食管静脉 支气管静脉 半奇静脉 上腔静脉系 下腔静脉系
44. 左髂总静脉 右髂总静脉 腔静脉孔 右心房
45. 足背静脉弓的内侧端 内踝 股静脉
46. 下腔静脉 左肾静脉 下腔静脉 下腔静脉
47. 肠系膜上静脉 脾静脉 胆总管 肝固有动脉 肝左叶 肝右叶 腹腔内不成对脏器(肝除外)
48. 食管静脉丛 上腔静脉系 直肠静脉丛 下腔静脉系 脐周静脉网 上、下腔静脉系
49. 淋巴管道 淋巴组织 淋巴器官
50. 毛细淋巴管 淋巴管 淋巴干 淋巴导管
51. 淋巴结 脾 胸腺 扁桃体
52. 右颈干 右锁骨下干 右支气管纵隔干 右静脉角 右侧上半身 1/4
53. 第1腰椎体 左腰干 右腰干 肠干 胸导管

54. 乳糜池　主动脉裂孔　左静脉角　左颈干　左
支气管纵隔干　左锁骨下干　3/4

55. 左季肋区　左侧第 10 肋

56. 第 7 颈椎（隆椎）棘突　骶角　胸骨角　肩胛下
角　两侧髂嵴最高点的连线（约平对第 4 腰椎
棘突）　咽峡　咽鼓管圆枕　肋弓　Treitz 韧带
结肠带、结肠袋和肠脂垂　3 条结肠带的汇集处
麦氏点　直肠横襞　齿状线　胆囊三角　环状
软骨弓　气管隆嵴　输尿管间襞　前列腺沟
卵巢悬韧带　输卵管伞　冠状沟　前、后室间
沟　脾切迹　光锥消失

三、单项选择题

1. D　2. B　3. C　4. B　5. C　6. E　7. C　8. D
9. C　10. A　11. D　12. A　13. C　14. A　15. D
16. B　17. C　18. A　19. B　20. E　21. B　22. C
23. E　24. E　25. D　26. C　27. D　28. A　29. B
30. C　31. D　32. B　33. C　34. C　35. C　36. B
37. C　38. C　39. D　40. C　41. B　42. B　43. D
44. E　45. D　46. C　47. D　48. C　49. D　50. E
51. C　52. E　53. C　54. T　55. T　56. B　57. D
58. B　59. C　60. D　61. E　62. C　63. A　64. D
65. E　66. D　67. C　68. E　69. D　70. E　71. E
72. C　73. A　74. E　75. C　76. D　77. E　78. B
79. A　80. E　81. C　82. A　83. E　84. B　85. D
86. E　87. D　88. E　89. B　90. D　91. A　92. B
93. E　94. B　95. C　96. E　97. C　98. C　99. B
100. D

四、简答题

1. 体循环和肺循环的途径如何？

体循环:血液由左心室→主动脉→主动脉的各级
分支→全身各部的毛细血管（肺除外）→各级静
脉→上、下腔静脉和冠状窦→右心房。

肺循环:血液由右心室→肺动脉干及其各级分
支→肺泡毛细血管网→肺静脉→左心房。

2. 保证心腔内血液定向流动的装置有哪些？

保证心腔内血液定向流动的装置有纤维环、瓣膜
（包括二尖瓣、三尖瓣、主动脉瓣和肺动脉瓣）、腱
索和乳头肌 。

3. 心房与心室及左、右心室表面的分界标志分别是
什么？

心房与心室的表面分界标志是冠状沟,左、右心
室表面的分界标志是前室间沟和后室间沟。

4. 简述心脏各瓣膜的位置及其各自的作用。

二尖瓣——左房室口、三尖瓣——右房室口、主
动脉瓣——主动脉口、肺动脉瓣——肺动脉口;
各瓣膜均能保证血液定向流动,防止血液反流。

5. 分布到胃的动脉有哪些？各来自何处？

分布到胃的动脉有:①胃左动脉,来自腹腔干;②胃
右动脉,来自肝固有动脉;③胃网膜右动脉,来自胃
十二指肠动脉;④胃网膜左动脉,来自脾动脉;⑤胃
短动脉,来自脾动脉;⑥胃后动脉,来自脾动脉。

6. 上肢较为恒定的浅静脉主干有哪些？各注入何
处？有何临床意义？

上肢浅静脉较为恒定的主干有:①头静脉,注入
腋静脉或锁骨下静脉;②贵要静脉,注入肱静脉
或上行注入腋静脉;③肘正中静脉,连于头静脉
与贵要静脉之间。肘正中静脉是临床上采血、输
液或注入药物的常用血管。

7. 简述大隐静脉的起始、行程、注入部位和收纳的
主要属支。

大隐静脉起自足背静脉弓的内侧端,经内踝前
方,沿小腿、膝关节和大腿的内侧上行,在耻骨结
节外下方 3~4cm 处穿过深筋膜注入股静脉。其
主要属支有股内侧浅静脉、股外侧浅静脉、旋髂
浅静脉、腹壁浅静脉和阴部外静脉。

8. 简述肝门静脉的组成、主要属支、收集范围及其
与上、下腔静脉系之间的吻合部位。

肝门静脉由肠系膜上静脉和脾静脉在胰颈的后
方汇合而成。主要属支有脾静脉、肠系膜上静
脉、肠系膜下静脉、胃左静脉、胃右静脉、胆囊静
脉和附脐静脉。收集肝脏外腹腔内不成对脏器
的静脉血。与上、下腔静脉系之间的吻合主要有
食管静脉丛、直肠静脉丛和脐周静脉网 3 处。

9. 简述胸导管的起始、行程、注入部位及收集范围。

胸导管起始于第 1 腰椎体前方的乳糜池,经膈主
动脉裂孔入胸腔,在食管后方上行,至第 5 胸椎
高度偏左上行,注入左静脉角,并收纳左支气管
纵隔干、左颈干和左锁骨下干。收集下半身及左
侧上半身的淋巴,即全身 3/4 区域的淋巴。

10. 肝癌介入治疗时,从股动脉插管,须经过哪些动
脉才能够到达肝固有动脉？

股动脉→髂外动脉→髂总动脉→腹主动脉→腹
腔干→肝总动脉→肝固有动脉→肝门→肝。

11. 某阑尾炎患者,在内踝前方经大隐静脉滴注抗

生素进行治疗,经何途径才能够到达阑尾?

药物→大隐静脉→股静脉→髂外静脉→髂总静脉→下腔静脉→右心房→右房室口→右心室→肺动脉→肺泡毛细血管网→肺静脉→左心房→左房室口→左心室→升主动脉→主动脉弓→胸主动脉→腹主动脉→肠系膜上动脉→回结肠动脉→阑尾动脉→阑尾。

12. 大叶性肺炎时,经手背静脉网桡侧滴注抗生素进行治疗。请详细叙述药物到达肺需经过的途径。

手背静脉网→头静脉→腋静脉或锁骨下静脉→头臂静脉→上腔静脉→右心房→右心室→肺动脉→肺门→肺。

13. 某患者因阑尾脓肿引起肝脓肿,以后又继发了肺脓肿。如脓栓是通过血行传播的,请写出由阑尾经过肝再到达肺的血行通路。

阑尾静脉→回结肠静脉→肠系膜上静脉→肝门静脉→肝(肝脓肿)→肝静脉→下腔静脉→右心房→右房室口→右心室→肺动脉口→肺动脉→肺门→肺(肺脓肿)。

14. 口服维生素 B_2 后,尿液呈黄色,请详细叙述药物在体内吸收、运行和排泄的具体途径。

维生素 B_2→口腔→咽峡→口咽→喉咽→食管→胃→十二指肠→空、回肠吸收→肠系膜上静脉(为主)→肝门静脉→小叶间静脉→肝血窦→中央静脉→小叶下静脉→肝静脉→下腔静脉→右心房→右房室口→右心室→肺动脉→肺泡毛细血管网→肺静脉→左心房→左房室口→左心室→

升主动脉→主动脉弓→胸主动脉→腹主动脉→肾动脉→叶间动脉→弓状动脉→小叶间动脉→入球微动脉→肾小球毛细血管→滤过屏障→肾小囊腔(原尿)→近曲小管→近端小管直部→细段→远端小管直部→远曲小管→弓形集合管→直集合管→乳头管→乳头孔(终尿)→肾小盏→肾大盏→肾盂→输尿管→膀胱→尿道→体外。

15. 描述食物有效成分被运输到肝脏之后进行解毒和胆汁进入到肠道消化食物中脂肪的具体解剖学途径。

食物的有效成分被运输到肝脏的具体解剖学途径是:食物的有效成分→空、回肠等器官的壁内毛细血管→肝门静脉各级属支(空、回肠静脉→肠系膜上静脉,肠系膜下静脉→脾静脉;胃左、右静脉等)→肝门静脉→肝门静脉左、右支→小叶间静脉→肝血窦→窦周隙→肝细胞解毒。

胆汁进入肠道消化食物中脂肪的具体解剖学途径是:肝细胞分泌胆汁→胆小管→小叶间胆管→肝左、右管→肝总管→胆总管→肝胰壶腹→十二指肠大乳头→十二指肠。

五、案例分析

1. 因为颞区颞窝底的前下部骨质较薄,最薄弱处在额、顶、颞、蝶 4 骨的会合处即翼点,其内面紧邻脑膜中动脉前支。若此处骨折,易伤及该动脉而形成硬膜外血肿。

2. 硬膜外血肿的形成可能与脑膜中动脉前支损伤有关,该动脉是上颌动脉的重要分支。

第 12 章　感 觉 器 官

一、名词解释

1. 巩膜静脉窦　2. 瞳孔　3. 虹膜角膜角　4. 视神经盘　5. 黄斑　6. 眼房　7. 咽鼓管　8. 乳突窦　9. 骨迷路　10. 壶腹嵴

二、填空题

1. 眼球由_____及其_____组成。

2. 眼球壁由外向内依次分为_____、_____和_____ 3 层。

3. 眼球纤维膜分为_____和_____两部分,其

中_____具有折光作用。

4. 眼球血管膜由前向后依次分为_____、_____和_____连续的 3 部分。瞳孔位于_____上,瞳孔的开大和缩小分别受_____和_____支配。

5. 在活体,透过角膜可以看到_____和_____。

6. 视锥细胞主要分布于视网膜的_____,其功能是_____和_____;视杆细胞主要分布于视网膜的_____,其功能是_____。

7. 视网膜神经层由 3 种细胞构成,由外向内依次为 _____、_____ 和 _____。

8. 眼球的内容物包括 _____、_____ 和_____。

9. 眼的折光系统由前向后依次为 _____、_____、_____ 和 _____。

10. 视近物时,睫状肌 _____,睫状小带 _____,晶状体变 _____。

11. 眼房是位于 _____ 和 _____ 之间的腔隙,被 _____ 分隔为前部的 _____ 和后部的 _____,两者借 _____ 相交通。

12. 房水由 _____ 产生,经 _____、_____ 到眼前房,然后经 _____ 进入 _____,最后汇入 _____。

13. 泪道包括 _____、_____、_____ 和 _____,后者通入鼻腔,开口于 _____。

14. 眼球外肌包括 _____、_____、_____、_____、_____ 和 _____,属于 _____ 肌;眼球内肌包括 _____、_____ 和 _____,属于 _____ 肌。

15. 耳按部位分为 _____、_____ 和 _____ 3 部分。

16. 外耳包括 _____ 和 _____。

17. 中耳位于 _____ 和 _____ 之间,包括 _____、_____ 和 _____。

18. 鼓膜位于 _____ 和 _____ 之间。

19. 听小骨位于 _____ 内,包括 _____、_____ 和 _____ 3 块。

20. 咽鼓管是沟通 _____ 与 _____ 之间的管道。

21. 骨迷路由后外向前内依次分为 _____、_____ 和 _____ 3 部分。

22. 膜迷路由 _____、_____、_____ 和 _____ 组成。

23. 内耳的位觉感受器是 _____、_____ 和 _____,听觉感受器为 _____。

24. 正常情况下,声波传入内耳的途径有两条,即 _____ 和 _____。

25. 皮肤由浅层的 _____ 和深层的 _____ 构成,前者由 _____ 上皮构成,后者为 _____ 组织。

26. 角质形成细胞由基底至表面分为 _____、

_____、_____、_____ 和 _____ 典型的 5 层结构。

27. 皮肤的附属器包括 _____、_____、_____ 和 _____。

三、单项选择题

[A1 型题]

1. 关于角膜的描述,错误的是( )
   A. 占纤维膜的前 1/6
   B. 呈乳白色
   C. 无血管分布
   D. 有丰富的感觉神经末梢
   E. 具有折光作用

2. 关于睫状体的描述,错误的是( )
   A. 为血管膜最肥厚的部分
   B. 位于虹膜与脉络膜之间
   C. 睫状肌属于平滑肌
   D. 睫状肌收缩时可缩小瞳孔
   E. 睫状体能产生房水

3. 正常成人瞳孔的直径为( )
   A. 1~2mm   B. 2~3mm   C. 2.5~4mm
   D. 4~5mm   E. 5mm 以上

4. 关于瞳孔的描述,错误的是( )
   A. 是位于虹膜中央的一圆孔
   B. 直径>5mm 者称为瞳孔散大
   C. 在强光下或看近物时,瞳孔缩小
   D. 瞳孔括约肌受交感神经支配
   E. 在活体,透过角膜可以看到虹膜和瞳孔

5. 关于视网膜的描述,错误的是( )
   A. 中央凹位于视神经盘中央
   B. 视神经盘处无感光细胞
   C. 中央凹是感光和辨色最敏锐的部位
   D. 中央凹处只有视锥细胞
   E. 节细胞的轴突形成视神经

6. 视网膜感光和辨色最敏锐的部位在( )
   A. 视神经盘   B. 黄斑
   C. 中央凹   D. 视网膜视部
   E. 视网膜盲部

7. 能感受强光和辨别颜色的细胞是( )
   A. 节细胞   B. 双极细胞
   C. 色素上皮细胞   D. 视杆细胞
   E. 视锥细胞

8. 不具备折光作用的结构是(　　)
　　A. 玻璃体　　B. 虹膜　　　C. 角膜
　　D. 房水　　　E. 晶状体

9. 与入射光线最先接触的结构是(　　)
　　A. 虹膜　　　B. 角膜　　　C. 瞳孔
　　D. 房水　　　E. 晶状体

10. 产生房水的结构是(　　)
　　A. 睫状体　　B. 晶状体　　C. 玻璃体
　　D. 角膜　　　E. 泪腺

11. 维持眼内压的结构是(　　)
　　A. 泪液　　　B. 晶状体　　C. 房水
　　D. 玻璃体　　E. 血液

12. 沟通眼前房与眼后房的结构是(　　)
　　A. 前房角　　　　B. 巩膜静脉窦
　　C. 泪点　　　　　D. 瞳孔
　　E. 眼静脉

13. 房水回流经前房角渗入(　　)
　　A. 泪囊　　　　　B. 眼静脉
　　C. 巩膜静脉窦　　D. 鼻泪管
　　E. 脉络膜

14. 晶状体位于(　　)
　　A. 虹膜与睫状体之间
　　B. 虹膜与玻璃体之间
　　C. 虹膜与睫状小带之间
　　D. 角膜与虹膜之间
　　E. 角膜与瞳孔之间

15. 白内障发生在(　　)
　　A. 角膜　　　B. 虹膜　　　C. 房水
　　D. 晶状体　　E. 玻璃体

16. 调节晶状体曲度的主要结构是(　　)
　　A. 睫状小带　　　B. 虹膜
　　C. 瞳孔括约肌　　D. 瞳孔开大肌
　　E. 睫状肌

17. 看近物时,使晶状体变厚的主要原因是(　　)
　　A. 睫状小带紧张　　B. 睫状环扩大
　　C. 睫状肌舒张　　　D. 睫状肌收缩
　　E. 瞳孔括约肌收缩

18. 唯一能调节的折光装置是(　　)
　　A. 房水　　　B. 角膜　　　C. 玻璃体
　　D. 晶状体　　E. 泪液

19. 位于晶状体与视网膜之间的结构是(　　)
　　A. 房水　　　B. 睫状体　　C. 玻璃体

　　D. 晶状体　　E. 泪液

20. 外界光线到达视网膜的路径是(　　)
　　A. 角膜→眼房→瞳孔→晶状体→睫状体
　　B. 角膜→眼前房→瞳孔→眼后房→晶状体→玻璃体
　　C. 角膜→眼前房→瞳孔→眼后房→玻璃体→晶状体
　　D. 角膜→瞳孔→眼房→晶状体→玻璃体
　　E. 角膜→瞳孔→玻璃体→晶状体

21. 不属于泪器的结构是(　　)
　　A. 泪腺　　　B. 泪点　　　C. 泪小管
　　D. 泪囊窝　　E. 鼻泪管

22. 泪液在泪道内流通的路径是(　　)
　　A. 泪点→泪囊→泪小管→鼻泪管→下鼻道
　　B. 泪囊→泪小管→泪点→鼻泪管→下鼻道
　　C. 泪点→泪小管→泪囊→鼻泪管→下鼻道
　　D. 泪囊→泪点→泪小管→鼻泪管→下鼻道
　　E. 泪小管→泪囊→泪点→鼻泪管→下鼻道

23. 使瞳孔转向外上方的是(　　)
　　A. 下直肌　　B. 下斜肌　　C. 外直肌
　　D. 上斜肌　　E. 上直肌

24. 瞳孔偏向内侧,可能是哪块肌瘫痪所致(　　)
　　A. 外直肌　　B. 内直肌　　C. 上斜肌
　　D. 下斜肌　　E. 上直肌

25. 下列搭配错误的是(　　)
　　A. 睫状肌——属于平滑肌
　　B. 角膜——无色透明
　　C. 虹膜——有瞳孔
　　D. 视杆细胞——只能感受弱光而不能辨色
　　E. 视神经盘——感光和辨色最敏锐之处

26. 耳郭是以下列何结构作为主要支架的(　　)
　　A. 透明软骨　　　B. 致密结缔组织
　　C. 纤维软骨　　　D. 疏松结缔组织
　　E. 弹性软骨

27. 临床检查成人鼓膜时须将耳郭拉向(　　)
　　A. 后下方　　B. 后上方　　C. 下方
　　D. 上方　　　E. 前方

28. 不属于中耳的结构是(　　)
　　A. 鼓室　　　B. 乳房窦　　C. 咽鼓管
　　D. 蜗管　　　E. 乳突小房

29. 鼓室位于(　　)内
　　A. 颧骨　　　B. 枕骨　　　C. 颞骨

D. 蝶骨　　　E. 上颌骨

30. 关于鼓室的描述,错误的是(　　)
　　A. 由 6 个壁围成
　　B. 鼓室即中耳,内有 3 块听小骨
　　C. 以鼓膜与外耳道相隔
　　D. 腔内表面覆有黏膜
　　E. 向前借咽鼓管通向鼻咽部

31. 分隔外耳道与鼓室的结构是(　　)
　　A. 耵聍　　　B. 第二鼓膜　C. 鼓膜
　　D. 前庭膜　　E. 皮肤

32. 关于咽鼓管的描述,错误的是(　　)
　　A. 是沟通鼓室与鼻咽部之间的管道
　　B. 开口于鼓室前壁
　　C. 黏膜与鼓室的黏膜相延续
　　D. 内侧端开口于鼻咽部的咽隐窝
　　E. 幼儿的咽鼓管较成人短而平直

33. 与鼓室相连通的管道是(　　)
　　A. 外耳道　　B. 骨半规管　C. 蜗管
　　D. 咽鼓管　　E. 内耳道

34. 感染从腭扁桃体扩散至中耳,可能性最大的途径是(　　)
　　A. 外耳道　　B. 内耳道　　C. 咽鼓管
　　D. 卵圆孔　　E. 面神经管

35. 婴幼儿上呼吸道感染易并发中耳炎的主要原因是(　　)
　　A. 咽鼓管易充血水肿
　　B. 咽鼓管周围血管丰富
　　C. 咽鼓管与鼓室相交通
　　D. 咽鼓管较窄、长斜
　　E. 咽鼓管宽、短呈水平位

36. 前庭阶与鼓阶借(　　)相交通
　　A. 蜗管　　　B. 前庭窗　　C. 蜗孔
　　D. 咽鼓管　　E. 蜗窗

37. 蜗管位于(　　)内
　　A. 螺旋器　　B. 前庭阶　　C. 鼓阶
　　D. 耳蜗　　　E. 骨半规管

38. 能感受旋转运动刺激的位觉感受器是(　　)
　　A. 壶腹嵴　　　　B. 螺旋器
　　C. 前庭神经节　　D. 椭圆囊斑
　　E. 球囊斑

39. 听觉感受器是(　　)
　　A. 椭圆囊斑　　　　B. 球囊斑

C. Corti 器　　　　D. 前庭膜
E. 壶腹嵴

40. 下列搭配错误的是(　　)
　　A. 壶腹嵴——位觉感受器
　　B. Corti 器——听觉感受器
　　C. 蜗管——膜迷路
　　D. 前庭——骨迷路
　　E. 耳蜗——膜迷路

41. 表皮细胞不断死亡和脱落,由下列哪层细胞增殖向表层推移(　　)
　　A. 基底层　　　　B. 角质层
　　C. 棘层　　　　　D. 颗粒层
　　E. 透明层

42. 人体皮肤表皮更新的时间是(　　)
　　A. 3～4 小时　　　B. 3～4 个月
　　C. 3～4 年　　　　D. 3～4 周
　　E. 3～4 天

43. 环层小体位于(　　)
　　A. 棘细胞层　　　B. 基底细胞层
　　C. 乳头层　　　　D. 角质层
　　E. 网织层

44. 皮下注射是将药物注入(　　)
　　A. 表皮内　　　　B. 真皮内
　　C. 皮下组织内　　D. 真皮乳头层内
　　E. 表皮与真皮之间

45. 皮内注射是将药物注入(　　)
　　A. 真皮内　　　　B. 表皮内
　　C. 皮下组织内　　D. 表皮与真皮之间
　　E. 真皮乳头层内

46. 接种流感疫苗的部位通常在(　　)
　　A. 前臂掌侧下段正中部　B. 三角肌下缘处
　　C. 三角肌　　　　　　　D. 股外侧肌
　　E. 前臂外侧

47. 用于药物过敏试验的部位通常在(　　)
　　A. 三角肌下缘处
　　B. 股外侧肌
　　C. 前臂外侧
　　D. 臀部皮肤
　　E. 前臂掌侧下段正中部

[A2 型题]

48. 患儿,女性,8 岁。看物时有复视,检查发现双眼向前看时,右眼瞳孔偏向上外,眼球不能转向下

外方,可能是哪块肌瘫痪所致(　　)

    A. 内直肌　　　B. 外直肌

    C. 上斜肌　　　D. 下斜肌

    E. 上直肌

49. 患儿,女性,5 岁。因外耳道流脓而来医院就诊,细菌感染最有可能来自(　　)

    A. 乳突窦途径

    B. 颅中窝途径

    C. 血液途径

    D. 咽鼓管途径

    E. 外耳道途径

50. 患儿,男性,6 岁。因外耳道流脓而来医院就诊,临床诊断为化脓性中耳炎。若治疗不当可能影响下列哪个结构(　　)

    A. 乳突小房　　　B. 乳突窦

    C. 颅中窝　　　　D. 鼓膜

    E. 以上均是

四、简答题

1. 光线经过哪些结构才能成像于视网膜上?

2. 视网膜由哪 4 层细胞构成? 其中的感光细胞是神经元还是上皮细胞?

3. 简述泪液的产生部位及排泄途径。

4. 内耳的骨迷路和膜迷路各包括哪几部分?

5. 内耳中有哪些感受器? 各位于何处? 分别接受哪些刺激?

6. 声波由外界传导至大脑皮质需经过哪些结构?

7. 小儿为何容易患中耳炎? 请你用解剖学知识解释其可能发生的并发症。

五、案例分析

 案例. 患者,女性,60 岁。因左眼反复胀痛伴同侧头痛、视力下降 3 个月,加重 1 天而来医院眼科就诊。检查:右眼视力为 0.5,左眼视力为 0.1,左眼角膜轻度水肿,右眼角膜透明。眼压:右眼为 19mmHg,左眼为 56mmHg(正常眼压的范围为 10 ~21mmHg)。在讨论中提出了以下问题:

1. 根据所学解剖学知识,初步判定该患者可能患有何种眼病?

2. 简述房水的产生部位及其循环途径。

参考答案

一、名词解释

1. 巩膜静脉窦　在巩膜与角膜交界处的深部有一环形血管,称为巩膜静脉窦,是房水回流的通道。

2. 瞳孔　虹膜中央有一圆孔称为瞳孔,直径为 2.5 ~4mm,是光线进入眼球的通路。

3. 虹膜角膜角　在眼前房的周边,虹膜与角膜形成的夹角称为虹膜角膜角或前房角。

4. 视神经盘　在视网膜后部中央偏鼻侧处,有一白色圆盘形隆起,称为视神经盘或视神经乳头。此处无感光细胞,故又称为生理性盲点。

5. 黄斑　在视神经盘颞侧约 3.5mm 处的稍下方,有一黄色小区,称为黄斑。其中央凹陷处称为中央凹,是感光和辨色最敏锐的部位。

6. 眼房　是位于角膜与晶状体之间的腔隙,被虹膜分隔为眼前房和眼后房,两者借瞳孔相通。

7. 咽鼓管　是沟通鼓室与鼻咽部之间的管道,其作用是保持鼓室内、外压力的平衡。

8. 乳突窦　是一个介于鼓室与乳突小房之间的小腔,向前开口于鼓室后壁的上部,向后下与乳突小房相通连。

9. 骨迷路　是颞骨岩部骨密质构成的不规则腔隙,包括骨半规管、前庭和耳蜗 3 部分。

10. 壶腹嵴　膜半规管内膜壶腹壁上的隆起,称为壶腹嵴,是位觉感受器,能感受旋转变速运动的刺激。

二、填空题

1. 眼球壁　内容物

2. 外膜(纤维膜)　中膜(血管膜)　内膜(视网膜)

3. 角膜　巩膜　角膜

4. 虹膜　睫状体　脉络膜　虹膜　交感神经　动眼神经的副交感纤维

5. 虹膜　瞳孔

6. 中央部　能感受强光　辨别颜色　周边部　只能感受弱光而不能辨别颜色

7. 感光细胞(视锥、杆细胞)　双极细胞　节细胞

8. 房水　晶状体　玻璃体

9. 角膜　房水　晶状体　玻璃体

10. 收缩　放松　凸

11. 角膜　晶状体　虹膜　眼前房　眼后房　瞳孔

12. 睫状体　眼后房　瞳孔　前房角　巩膜静脉窦

眼静脉

13. 泪点　泪小管　泪囊　鼻泪管　下鼻道

14. 上睑提肌　上直肌　下直肌　内直肌　外直肌　上斜肌　下斜肌　骨骼　睫状肌　瞳孔括约肌　瞳孔开大肌　平滑

15. 外耳　中耳　内耳

16. 耳郭　外耳道

17. 外耳　内耳　鼓室　咽鼓管　乳突窦　乳突小房

18. 外耳道　鼓室

19. 鼓室　锤骨　砧骨　镫骨

20. 鼓室　鼻咽部

21. 骨半规管　前庭　耳蜗

22. 膜半规管　椭圆囊　球囊　蜗管

23. 壶腹嵴　椭圆囊斑　球囊斑　螺旋器

24. 空气传导　骨传导

25. 表皮　真皮　角化的复层扁平　结缔

26. 基底层　棘层　颗粒层　透明层　角质层

27. 毛　皮脂腺　汗腺　指(趾)甲

三、单项选择题

1. B 2. D 3. C 4. D 5. A 6. C 7. E 8. B
9. B 10. A 11. C 12. D 13. C 14. B 15. D
16. E 17. D 18. D 19. C 20. B 21. D 22. C
23. B 24. A 25. E 26. E 27. D 28. D 29. C
30. B 31. C 32. D 33. D 34. C 35. B 36. C
37. D 38. A 39. C 40. E 41. A 42. D 43. E
44. C 45. D 46. B 47. E 48. C 49. D 50. E

四、简答题

1. 光线经过哪些结构才能成像于视网膜上？
外界光线经过角膜、房水、晶状体和玻璃体才能成像于视网膜上。

2. 视网膜由哪4层细胞构成？其中的感光细胞是神经元还是上皮细胞？
构成视网膜的4层细胞由外向内依次是色素上皮细胞、感光细胞(包括视锥细胞和视杆细胞)、双极细胞和节细胞。感光细胞属于感觉神经元。

3. 简述泪液的产生部位及排泄途径。
泪腺→分泌泪液→泪腺排泄管→结膜上穹→多余的泪液流向内眦处的泪湖→泪点→泪小管→泪囊→鼻泪管→下鼻道。

4. 内耳的骨迷路和膜迷路各包括哪几部分？
内耳的骨迷路包括前庭、耳蜗和骨半规管，膜迷路包括膜半规管、椭圆囊、球囊和蜗管。

5. 内耳中有哪些感受器？各位于何处？分别接受哪些刺激？
膜半规管内有壶腹嵴，为位觉感受器，能感受旋转变速运动的刺激；椭圆囊和球囊内分别有椭圆囊斑和球囊斑，均为位觉感受器，能感受直线加速或减速运动的刺激；蜗管内有螺旋器，为听觉感受器，能感受声波的刺激。

6. 声波由外界传导至大脑皮质需经过哪些结构？
声波→外耳道→鼓膜→听骨链运动→前庭窗→引起前庭阶外淋巴的振动→前庭膜振动→蜗管内淋巴的振动→螺旋器受到刺激→经蜗神经→大脑皮质的听觉中枢。

7. 小儿为何容易患中耳炎？请你用解剖学知识解释其可能发生的并发症。
小儿容易患中耳炎的原因主要有二：一是小儿体质弱，抵抗力差，易患感冒等疾病；二是由于小儿的咽鼓管短而宽，接近水平位，将鼻咽部与鼓室连通，而且3者的黏膜相互延续，故咽部的感染容易侵入鼓室。
中耳炎发生后，可能产生的并发症如下所述：①鼓膜穿孔，由炎症侵犯鼓室外侧壁的鼓膜引起，可造成外耳道流脓；②耳源性颅内感染，炎症侵犯鼓室上壁的鼓室盖，引起颅中窝脑组织感染，可能出现脑膜炎或神经症状；③面神经瘫痪，炎症侵犯鼓室内侧壁的面神经凸，损伤面神经，出现同侧面神经周围性瘫痪和舌前2/3味觉消失；④乳突炎，炎症侵犯鼓室后壁，脓液经乳突窦的入口进入乳突小房，导致乳突区炎症发生。

五、案例分析

1. 房水为充填在眼房内的无色透明的液体，除有折光作用外，还有营养角膜和晶状体以及维持眼内压的作用。该患者左眼视力下降，眼内压增高，故初步判定该患者可能患有青光眼。

2. 睫状体→产生房水→眼后房→瞳孔→眼前房→前房角→巩膜静脉窦→眼静脉。

第13章　神 经 系 统

一、名词解释

1. 灰质　2. 白质　3. 神经核　4. 神经节　5. 网状结构　6. 脊髓圆锥　7. 小脑扁桃体　8. 第四脑室　9. 中央旁小叶　10. 基底核　11. 纹状体　12. 胼胝体　13. 内囊　14. 硬膜外隙　15. 蛛网膜粒　16. 蛛网膜下隙　17. 终池　18. 大脑动脉环　19. 交感干　20. 椎前神经节

二、填空题

1. 神经系统分为_____和_____两部分。

2. 中枢神经系统包括_____和_____,周围神经系统包括_____、_____和_____。

3. 反射活动的结构基础称为_____,包括_____、_____、_____、_____和_____5部分。

4. 脊髓位于_____内,上端在_____处与_____相连,下端成人约平_____,新生儿则平齐_____。

5. 脊髓由中央的_____和周围的_____两部分构成。前外侧沟有_____附着,其功能性质是_____;后外侧沟有_____附着,其功能性质是_____。

6. 脊髓灰质前部扩大称为_____,内含_____,它发出的轴突参与_____的构成;灰质后部狭长称为_____,内含_____。

7. 脑位于_____内,由_____、_____、_____、_____、_____和_____6部分组成。

8. 脑干自下而上由_____、_____和_____3部分组成。

9. 延髓脑桥沟内,由内侧向外侧依次连有_____、_____和_____。

10. 与脑桥相连的脑神经有_____、_____、_____和_____,与中脑相连的脑神经有_____和_____。

11. 脑干内的副交感神经核有4对,位于延髓内的是_____和_____,脑桥内的是_____,中脑内的是_____;内脏感觉核是_____,位于_____内。

12. 中脑背侧面有两对小隆起,上方的一对称为_____,是_____中枢;下方的一对称为_____,是_____的重要核团。

13. 小脑位于_____内,在_____和_____的后方,由两侧膨大的_____和中间缩窄的_____构成。

14. 小脑对躯体运动的调节功能主要是_____、_____和_____。

15. 第四脑室位于_____、_____和_____之间,向上通_____,向下通_____,并借_____和_____与蛛网膜下隙相交通。

16. 间脑分为_____、_____、_____、_____和_____5部分。

17. 丘脑腹后核分为_____核和_____核,前者接受_____和_____纤维,后者接受_____和_____的纤维。

18. 丘脑腹后核的轴突组成_____,经内囊后肢投射至大脑皮质的_____和_____。

19. 后丘脑包括_____和_____,前者与_____有关,后者与_____有关。

20. 下丘脑包括_____、_____、_____和_____等结构,下丘脑的_____和_____分泌的抗利尿激素和缩宫素,经_____输送至神经垂体储存。

21. 大脑半球借3条深而恒定的_____、_____和_____沟,将其分为_____、_____、_____、_____和_____5个叶。

22. 写出下列中枢在大脑皮质的位置:躯体运动中枢_____、躯体感觉中枢_____、视觉中枢_____、听觉中枢_____、说话中枢_____、听话中枢_____、阅读中枢_____、书写中枢_____。

23. 基底核包括_____、_____、_____和_____。纹状体由_____和_____合成,新纹状体是指_____和_____,旧纹状体是指_____。

24. 大脑髓质的纤维分为 ＿＿＿＿＿、＿＿＿＿＿ 和 ＿＿＿＿＿ 3 类,胼胝体属于 ＿＿＿＿＿ 纤维。

25. 内囊位于 ＿＿＿＿＿、＿＿＿＿＿ 和 ＿＿＿＿＿ 之间,由 ＿＿＿＿＿ 纤维构成,分为 ＿＿＿＿＿、＿＿＿＿＿ 和 ＿＿＿＿＿ 3 部分,皮质核束通过 ＿＿＿＿＿。

26. 侧脑室分为 ＿＿＿＿＿、＿＿＿＿＿、＿＿＿＿＿ 和 ＿＿＿＿＿ 4 部,位于顶叶内的是 ＿＿＿＿＿,伸入额叶内的是 ＿＿＿＿＿,伸入枕叶内的是 ＿＿＿＿＿,伸入颞叶内的是 ＿＿＿＿＿。

27. 脑和脊髓表面的被膜由外向内依次为 ＿＿＿＿＿、＿＿＿＿＿ 和 ＿＿＿＿＿。

28. 临床上进行硬膜外麻醉是将药物注入 ＿＿＿＿＿,此隙位于 ＿＿＿＿＿ 与 ＿＿＿＿＿ 之间。

29. 汇向窦汇的硬脑膜窦是 ＿＿＿＿＿、＿＿＿＿＿ 和 ＿＿＿＿＿。

30. 海绵窦腔内有 ＿＿＿＿＿ 和 ＿＿＿＿＿ 通过,穿经海绵窦外侧壁的神经,自上而下依次为 ＿＿＿＿＿、＿＿＿＿＿、＿＿＿＿＿ 和 ＿＿＿＿＿。

31. 终池内无 ＿＿＿＿＿,只有 ＿＿＿＿＿、＿＿＿＿＿ 和 ＿＿＿＿＿。

32. 脑的血液供应来自 ＿＿＿＿＿ 和 ＿＿＿＿＿,前者主要供应 ＿＿＿＿＿ 和 ＿＿＿＿＿,后者主要供应 ＿＿＿＿＿、＿＿＿＿＿、＿＿＿＿＿ 和 ＿＿＿＿＿。

33. 进入颅腔的动脉有 ＿＿＿＿＿、＿＿＿＿＿ 和 ＿＿＿＿＿。

34. 大脑动脉环是由 ＿＿＿＿＿、两侧的 ＿＿＿＿＿、＿＿＿＿＿ 和两侧的 ＿＿＿＿＿ 吻合而成的封闭式动脉环。

35. 脑脊液由 ＿＿＿＿＿ 产生,填充在 ＿＿＿＿＿、＿＿＿＿＿ 和 ＿＿＿＿＿ 内。

36. 脊神经共 ＿＿＿＿＿ 对,前根属 ＿＿＿＿＿ 性,后根属 ＿＿＿＿＿ 性。前根与后根在 ＿＿＿＿＿ 处汇合成 ＿＿＿＿＿ 性的脊神经。

37. 膈神经为 ＿＿＿＿＿ 性神经,是 ＿＿＿＿＿ 的重要分支,其运动纤维支配 ＿＿＿＿＿。

38. 尺神经是 ＿＿＿＿＿ 丛的分支,闭孔神经是 ＿＿＿＿＿ 丛的分支,坐骨神经是 ＿＿＿＿＿ 丛的分支。

39. 写出下列结构的神经支配:①三角肌 ＿＿＿＿＿;②肱二头肌 ＿＿＿＿＿;③肱三头肌 ＿＿＿＿＿;④旋前方肌 ＿＿＿＿＿;⑤拇收肌 ＿＿＿＿＿。

40. 临床上所见的"爪形手"是 ＿＿＿＿＿ 神经损伤引起的,"猿手"是 ＿＿＿＿＿ 神经损伤引起的,出现"垂腕征"是损伤了 ＿＿＿＿＿ 神经,"方形肩"是损伤了 ＿＿＿＿＿ 神经。

41. 手背皮肤感觉主要由 ＿＿＿＿＿ 和 ＿＿＿＿＿ 传导,手掌皮肤感觉主要由 ＿＿＿＿＿ 和 ＿＿＿＿＿ 传导。

42. 胸神经前支在胸腹壁皮肤的分布有明显的节段性,其中 T_2 分布于 ＿＿＿＿＿ 平面,T_4 分布于 ＿＿＿＿＿ 平面,T_6 分布于 ＿＿＿＿＿ 平面,T_8 分布于 ＿＿＿＿＿ 平面,T_{10} 分布于 ＿＿＿＿＿ 平面,T_{12} 分布于 ＿＿＿＿＿ 平面。

43. 股神经是 ＿＿＿＿＿ 丛中最大的分支,穿经 ＿＿＿＿＿ 深面进入股三角,肌支支配 ＿＿＿＿＿ 和 ＿＿＿＿＿ 等。其最长的皮支为 ＿＿＿＿＿,分布于 ＿＿＿＿＿ 和 ＿＿＿＿＿ 的皮肤。

44. 支配大腿前群肌、内侧群肌和后群肌的神经分别是 ＿＿＿＿＿、＿＿＿＿＿ 和 ＿＿＿＿＿。

45. 坐骨神经在腘窝上角处分为 ＿＿＿＿＿ 和 ＿＿＿＿＿,临床上所见的"钩状足"是由 ＿＿＿＿＿ 神经损伤引起的,而"马蹄内翻足"是由 ＿＿＿＿＿ 神经损伤引起的。

46. 腓总神经绕 ＿＿＿＿＿ 外侧向前,分为 ＿＿＿＿＿ 和 ＿＿＿＿＿,前者支配小腿 ＿＿＿＿＿ 肌,后者支配小腿 ＿＿＿＿＿ 肌。

47. 在做腹股沟疝修补术时,应注意勿损伤 ＿＿＿＿＿ 神经和 ＿＿＿＿＿ 神经,它们均是 ＿＿＿＿＿ 丛的分支。

48. 肱骨上端骨折易损伤 ＿＿＿＿＿ 神经;肱骨中段骨折易损伤 ＿＿＿＿＿ 神经,其典型表现为 ＿＿＿＿＿;肱骨下端骨折易损伤 ＿＿＿＿＿ 神经;腓骨颈骨折或外伤易损伤 ＿＿＿＿＿ 神经。

49. 写出下列结构的神经支配:①臀大肌 ＿＿＿＿＿;②臀中肌 ＿＿＿＿＿;③肛门外括约肌 ＿＿＿＿＿;④股四头肌 ＿＿＿＿＿;⑤缝匠肌 ＿＿＿＿＿;⑥股二头肌 ＿＿＿＿＿;⑦小腿三头肌 ＿＿＿＿＿。

50. 脑神经共 ＿＿＿＿＿ 对,运动性脑神经包括 ＿＿＿＿＿、＿＿＿＿＿、＿＿＿＿＿ 和 ＿＿＿＿＿;感觉性脑神经包括 ＿＿＿＿＿、＿＿＿＿＿ 和 ＿＿＿＿＿;混合性脑神经包括 ＿＿＿＿＿、＿＿＿＿＿ 和 ＿＿＿＿＿。

51. 运动眼球的神经有 ＿＿＿＿＿、＿＿＿＿＿ 和 ＿＿＿＿＿。

52. 使眼球转向上内的肌是_____,受_____支配;转向下外的肌是_____,受_____支配;转向外侧的肌是_____,受_____支配。

53. 支配瞳孔括约肌的神经是_____,支配瞳孔开大肌的神经是_____,调节晶状体曲度的肌是_____,受_____支配。

54. 三叉神经含有_____和_____两种纤维,其三大分支是_____、_____和_____,它们分别经_____、_____和_____出入颅。三大分支感觉纤维的分布区在体表大致以_____和_____作为分界标志。

55. 面神经的副交感纤维支配_____、_____和_____等腺体的分泌,舌咽神经的副交感纤维支配_____的分泌。

56. 喉返神经属_____的分支,左喉返神经从前向后绕过_____返至颈部,右喉返神经从前向后绕过_____返至颈部。

57. 分布于舌的脑神经中,三叉神经的纤维传导_____;面神经的纤维传导_____;舌咽神经的分支分布到_____,传导_____;舌下神经支配_____。

58. 眼球的一般感觉由_____发出的_____传导,视觉由_____传导。

59. 含有副交感纤维成分的脑神经是_____、_____、_____和_____。

60. 瞳孔对光反射的传入神经是_____,传出神经是_____。

61. 角膜反射的传入神经是_____,传出神经是_____。

62. 嗅神经穿_____入颅,视神经穿_____入颅,舌下神经穿_____出颅,穿经眶上裂的脑神经有_____、_____、_____和_____,穿经内耳道的脑神经有_____、_____和_____,穿经颈静脉孔的脑神经有_____、_____和_____。

63. 内脏神经主要分布于_____、_____和_____;内脏运动神经包括_____和_____。

64. 交感神经的低级中枢位于_____,交感神经节分为_____和_____;副交感神经的低级中枢位于脑干的_____和脊髓_____节

段的灰质内,副交感神经节分别称为_____或_____。

65. 椎前神经节位于_____前方,包括_____、_____、_____和_____等。

66. 锥体束包括_____和_____,前者经内囊_____下行,联系的下运动神经元是_____;后者经内囊_____下行,联系的下运动神经元是_____。

67. 只接受对侧皮质核束纤维的脑神经核是_____和_____。

68. 写出下列结构的神经支配:①上睑提肌_____;②上斜肌_____;③下斜肌_____;④外直肌_____;⑤表情肌_____;⑥舌肌_____;⑦咀嚼肌_____;⑧胸锁乳突肌_____;⑨颈动脉小球_____。

69. 写出与下列感觉有关的神经:①角膜_____;②舌前2/3味觉_____;③舌后1/3味觉_____;④"虎口区"皮肤_____;⑤面部皮肤_____;⑥颈动脉窦_____。

70. 写出与下列功能有关的神经:①伸肘关节_____;②屈肘关节_____;③前臂旋前_____;④前臂旋后_____;⑤拇指内收_____;⑥大腿内收_____;⑦伸膝关节_____;⑧足外翻_____;⑨足内翻_____。

71. 写出与下列功能有关的神经:①瞳孔开大_____;②瞳孔缩小_____;③睑裂闭合_____;④泪腺分泌_____;⑤舌下腺分泌_____;⑥腮腺分泌_____。

72. 写出下列物质的产生部位:①房水由_____产生;②泪液由_____产生;③耵聍由_____产生;④脑脊液由_____产生。

73. 写出下列疾病的好发部位:①锁骨骨折多发生在_____;②肋骨骨折多发生在_____;③肱骨上端骨折多发生在_____;④胃溃疡或胃癌的好发部位在_____;⑤十二指肠溃疡的好发部位在_____;⑥结肠溃疡或肿瘤的好发部位在_____;⑦胰腺癌多发生在_____;⑧鼻咽癌的好发部位在_____;⑨膀胱肿瘤或结核的好发部位在_____;⑩脑动脉瘤的好发部位在_____与

_____的连接处。

三、单项选择题

[A1 型题]

1. 关于脊髓的描述,错误的是(   )
   A. 上端与延髓相连
   B. 下端在成人约平第 1 腰椎体下缘
   C. 全长粗细不等,有两个膨大
   D. 脊髓与椎管等长
   E. 灰质侧角仅见于脊髓胸 1~腰 3 节段

2. 关于脊髓节段的描述,错误的是(   )
   A. 共有 31 个节段   B.7 个颈节
   C.12 个胸节   D.5 个腰节
   E.5 个骶节

3. 成人腰椎穿刺术一般选择在(   )
   A. 第 1、2 腰椎棘突间隙
   B. 第 2、3 腰椎棘突间隙
   C. 第 3、4 腰椎棘突间隙
   D. 第 4、5 腰椎棘突间隙
   E. 腰 5、骶 1 棘突间隙

4. 脊柱何处损伤可伤及脊髓骶段(   )
   A. 第 1、2 骶椎   B. 第 1 腰椎
   C. 第 2 腰椎   D. 第 3 腰椎
   E. 第 4 腰椎

5. 脊髓灰质前角的神经元是(   )
   A. 感觉神经元   B. 交感神经元
   C. 联络神经元   D. 运动神经元
   E. 副交感神经元

6. 薄束和楔束的胞体位于(   )内
   A. 脊神经节   B. 脊髓灰质后角
   C. 薄束核和楔束核   D. 背侧丘脑
   E. 脊髓灰质侧角

7. 属于脊髓外侧索的上行传导束是(   )
   A. 皮质脊髓前束   B. 脊髓丘脑前束
   C. 皮质脊髓侧束   D. 脊髓丘脑侧束
   E. 红核脊髓束

8. 脊髓内传导同侧躯干、四肢本体感觉的纤维束是
   (   )
   A. 皮质脊髓前束   B. 内侧丘系
   C. 脊髓丘脑束   D. 薄束和楔束
   E. 皮质脊髓侧束

9. 唯一自脑干背面出脑的脑神经是(   )
   A. 动眼神经   B. 滑车神经
   C. 三叉神经   D. 展神经
   E. 舌下神经

10. 关于脑神经连脑部位的描述,错误的是(   )
    A. 嗅神经与端脑相连
    B. 视神经与间脑相连
    C. 动眼神经与中脑相连
    D. 迷走神经与脑桥相连
    E. 舌下神经与延髓相连

11. 由中脑脚间窝内发出的脑神经是(   )
    A. 滑车神经   B. 视神经
    C. 嗅神经   D. 三叉神经
    E. 动眼神经

12. 出入延髓脑桥沟的神经是(   )
    A. 展神经、面神经和前庭蜗神经
    B. 三叉神经、面神经和前庭蜗神经
    C. 展神经、三叉神经和面神经
    D. 舌咽神经、迷走神经和舌下神经
    E. 动眼神经和滑车神经

13. 属于内脏感觉核的是(   )
    A. 三叉神经脊束核
    B. 孤束核
    C. 疑核
    D. 下泌涎核
    E. 迷走神经背核

14. 脑干内的副交感神经核不包括(   )
    A. 上泌涎核   B. 下泌涎核
    C. 迷走神经背核   D. 动眼神经副核
    E. 疑核

15. 动眼神经副核位于(   )内
    A. 延髓   B. 脑桥   C. 中脑
    D. 小脑   E. 端脑

16. 参与构成内侧丘系的是(   )
    A. 薄束核和楔束核   B. 皮质脊髓束
    C. 脊髓丘脑束   D. 网状脊髓束
    E. 红核脊髓束

17. 传导头面部浅感觉的纤维束是(   )
    A. 内侧丘系   B. 外侧丘系   C. 三叉丘系
    D. 脊髓丘系   E. 锥体束

18. 锥体交叉位于(   )内
    A. 脊髓   B. 延髓   C. 脑桥

D. 中脑　　　E. 端脑

19. "生命中枢"位于(　　)
　　A. 端脑　　　B. 延髓　　　C. 中脑
　　D. 脑桥　　　E. 丘脑

20. 顶盖前区参与完成(　　)
　　A. 角膜反射　B. 听觉反射　C. 痛觉反觉
　　D. 触觉反射　E. 瞳孔对光反射

21. 关于小脑的描述,错误的是(　　)
　　A. 位于颅后窝内
　　B. 主要对躯体运动进行调节
　　C. 参与第四脑室的构成
　　D. 皮质中含有 4 对小脑核
　　E. 小脑扁桃体疝常累及"生命中枢"

22. 形成枕骨大孔疝的结构是(　　)
　　A. 海马旁回　B. 小脑蚓部　C. 小脑扁桃体
　　D. 绒球　　　E. 小结

23. 关于第四脑室的描述,错误的是(　　)
　　A. 位于延髓、脑桥和小脑之间
　　B. 经中脑水管直接通向侧脑室
　　C. 中脑水管连于第三脑室与第四脑室之间
　　D. 底为菱形窝
　　E. 经正中孔和两侧的外侧孔通向蛛网膜下隙

24. 不属于间脑的结构是(　　)
　　A. 下丘　　　B. 后丘脑　　　C. 下丘脑
　　D. 背侧丘脑　E. 上丘脑

25. 与听觉传导有关的结构是(　　)
　　A. 外侧膝状体　　　B. 内侧膝状体
　　C. 乳头体　　　　　D. 杏仁体
　　E. 上丘

26. 不属于下丘脑的结构是(　　)
　　A. 垂体　　　　　　B. 乳头体
　　C. 外侧膝状体　　　D. 灰结节
　　E. 视交叉

27. 丘脑腹后内侧核接受的纤维束是(　　)
　　A. 视辐射　　　　　B. 内侧丘系
　　C. 脊髓丘系　　　　D. 三叉丘系
　　E. 听辐射

28. 丘脑腹后外侧核接受(　　)的纤维束
　　A. 三叉丘系　　　　B. 脊髓丘系
　　C. 味觉纤维　　　　D. 内侧丘系
　　E. 内侧丘系和脊髓丘系

29. 在大脑半球表面看不到的脑叶是(　　)
　　A. 岛叶　　　B. 额叶　　　C. 颞叶
　　D. 顶叶　　　E. 枕叶

30. 不属于大脑半球分叶的是(　　)
　　A. 枕叶　　　B. 额叶　　　C. 边缘叶
　　D. 顶叶　　　E. 岛叶

31. 在大脑半球内侧面看不到的结构是(　　)
　　A. 胼胝体　　　　　B. 缘上回
　　C. 中央旁小叶　　　D. 扣带回
　　E. 距状沟

32. 视觉中枢位于(　　)
　　A. 中央前回　　　　B. 颞横回
　　C. 角回　　　　　　D. 缘上回
　　E. 距状沟两侧的皮质

33. 位于额下回后部的中枢是(　　)
　　A. 说话中枢　　　　B. 听话中枢
　　C. 书写中枢　　　　D. 阅读中枢
　　E. 听觉中枢

34. 善于用右手者的大脑皮质中,书写中枢位于(　　)
　　A. 双侧大脑半球额中回的后部
　　B. 左侧大脑半球额中回的后部
　　C. 右侧大脑半球额中回的后部
　　D. 左侧大脑半球额下回后 1/3 处
　　E. 右侧大脑半球额下回后 1/3 处

35. 不属于基底核的是(　　)
　　A. 尾状核　　　B. 杏仁体　　　C. 屏状核
　　D. 齿状核　　　E. 豆状核

36. 旧纹状体是指(　　)
　　A. 屏状核　　　B. 杏仁体　　　C. 苍白球
　　D. 壳　　　　　E. 豆状核

37. 内囊属于大脑髓质的(　　)
　　A. 连合纤维
　　B. 联络纤维
　　C. 投射纤维和连合纤维
　　D. 投射纤维和联络纤维
　　E. 投射纤维

38. 通过内囊膝的纤维束是(　　)
　　A. 丘脑前辐射　　　B. 视辐射
　　C. 皮质核束　　　　D. 皮质脊髓束
　　E. 丘脑中央辐射

39. 联系左、右大脑半球的纤维束是(　　)
　　A. 内囊　　　　　　B. 丘脑中央辐射

C. 皮质核束　　　D. 皮质脊髓束

E. 胼胝体

40. 不属于边缘系统的结构是(　　)

A. 下丘脑　　　　B. 海马旁回

C. 杏仁体　　　　D. 丘脑的前核群

E. 丘脑的腹后外侧核

41. 脊髓的被膜由外向内依次为(　　)

A. 软脊膜、硬脊膜、蛛网膜

B. 软脊膜、蛛网膜、硬脊膜

C. 蛛网膜、软脊膜、硬脊膜

D. 硬脊膜、蛛网膜、软脊膜

E. 硬脊膜、软脊膜、蛛网膜

42. 硬膜外麻醉是将药物注入(　　)内

A. 椎管内　　　　B. 小脑延髓池

C. 蛛网膜下隙　　D. 硬膜外隙

E. 终池

43. 诊断颅前窝骨折最有价值的临床表现是(　　)

A. 严重头痛　　　B. 硬膜外血肿

C. 鼻孔出血　　　D. 球结膜下出血

E. 脑脊液鼻漏

44. 与眼静脉直接相通的硬脑膜窦是(　　)

A. 海绵窦　　B. 乙状窦　　C. 上矢状窦

D. 横窦　　　E. 下矢状窦

45. 不属于硬脑膜窦的结构是(　　)

A. 海绵窦　　B. 乙状窦　　C. 冠状窦

D. 直窦　　　E. 下矢状窦

46. 行经海绵窦的脑神经应除外(　　)

A. 视神经　　B. 动眼神经　　C. 展神经

D. 上颌神经　　E. 滑车神经

47. 直接汇入颈内静脉的结构是(　　)

A. 横窦　　　B. 乙状窦　　C. 直窦

D. 上矢状窦　　E. 下矢状窦

48. 脑脊液的产生部位在(　　)

A. 海绵窦　　　　B. 蛛网膜粒

C. 各脑室脉络丛　D. 硬脑膜

E. 软脑膜

49. 无脑脊液分布的结构是(　　)

A. 脊髓的中央管内　B. 左、右侧脑室内

C. 硬膜外隙内　　　D. 蛛网膜下隙内

E. 第三、四脑室内

50. 正常成人的蛛网膜下隙向下可延伸至(　　)平面

A. 第 1 腰椎　　　B. 第 2 腰椎

C. 第 3 腰椎　　　D. 第 2 骶椎

E. 第 1 骶椎

51. 脑脊液渗入上矢状窦的结构是(　　)

A. 蛛网膜　　B. 软膜　　C. 海绵窦

D. 脉络丛　　E. 蛛网膜粒

52. 形成终丝的结构是(　　)

A. 蛛网膜　　B. 神经组织　　C. 硬脊膜

D. 软脊膜　　E. 室管膜

53. 供应大脑半球枕叶的动脉是(　　)

A. 大脑前动脉　　B. 大脑中动脉

C. 大脑后动脉　　D. 后交通动脉

E. 前交通动脉

54. 颈内动脉系与椎-基底动脉系之间的吻合支是(　　)

A. 前交通动脉　　B. 大脑中动脉

C. 脉络丛前动脉　D. 后交通动脉

E. 大脑前动脉

55. 中脑水管阻塞将导致(　　)

A. 第三脑室和第四脑室积水

B. 共济失调

C. 脑膜炎

D. 第三脑室和侧脑室积水

E. 第四脑室和侧脑室积水

56. 物质从血液进入脑内神经元必须经过(　　)

A. 小胶质细胞　　　B. 少突胶质细胞

C. 星形胶质细胞　　D. 室管膜细胞

E. 神经膜细胞

57. 关于脊神经的描述,错误的是(　　)

A. 共有 31 对　　　B. 为混合性神经

C. 前根属运动性　　D. 后支属感觉性

E. 前支大部分交织成神经丛

58. 关于脊神经节的描述,错误的是(　　)

A. 在脊神经上

B. 位于椎间孔附近

C. 呈椭圆形膨大

D. 内含假单极神经元的胞体

E. 在脊神经后根上

59. 脊神经后根(　　)

A. 只含躯体感觉纤维

B. 只含内脏感觉纤维

C. 由脊神经节的中枢突组成

D. 由脊神经节的周围突组成

E. 含有躯体运动纤维和内脏运动纤维

60. 颈部皮肤浸润麻醉的阻滞点在( )
A. 胸锁乳突肌中、上 1/3 交界处
B. 胸锁乳突肌后缘中点
C. 胸锁乳突肌中、下 1/3 交界处
D. 胸锁乳突肌前缘中点
E. 胸锁乳突肌深部

61. 关于膈神经的描述,错误的是( )
A. 由颈丛发出
B. 属于混合性神经
C. 经肺根的前方下行
D. 运动纤维支配膈
E. 左膈神经还分布于脾

62. 臂丛神经阻滞麻醉的部位通常在( )
A. 锁骨中、内 1/3 交界处
B. 锁骨中、外 1/3 交界处
C. 锁骨中点前方
D. 锁骨中点后方
E. 锁骨中点下方

63. 肌皮神经损伤不会影响( )
A. 喙肱肌　　　B. 肱肌
C. 肱二头肌　　D. 肱三头肌
E. 前臂外侧部的皮肤

64. 三角肌瘫痪说明损伤了( )
A. 肌皮神经　　B. 腋神经
C. 尺神经　　　D. 桡神经
E. 正中神经

65. 支配肱三头肌的神经是( )
A. 正中神经　　B. 尺神经
C. 肌皮神经　　D. 腋神经
E. 桡神经

66. 肱骨外科颈骨折最易损伤的神经是( )
A. 尺神经　B. 桡神经　C. 腋神经
D. 正中神经　E. 肌皮神经

67. 肱骨中段骨折最易损伤的神经是( )
A. 肌皮神经　B. 正中神经　C. 尺神经
D. 桡神经　E. 腋神经

68. 肱骨内上髁骨折最易损伤的神经是( )
A. 尺神经　B. 正中神经　C. 腋神经
D. 桡神经　E. 肌皮神经

69. 行程中绕肱骨外科颈的神经是( )
A. 正中神经　B. 腋神经　C. 尺神经

D. 桡神经　　E. 肌皮神经

70. 支配臂部屈肌群的神经是( )
A. 腋神经　　B. 正中神经　C. 尺神经
D. 桡神经　　E. 肌皮神经

71. 支配拇收肌的神经是( )
A. 桡神经浅支　　B. 正中神经
C. 尺神经　　　D. 肌皮神经
E. 腋神经

72. 桡神经损伤可导致( )
A. 爪形手　B. 垂腕　C. 猿手
D. 方形肩　E. 翼状肩

73. 支配鱼际肌的神经是( )
A. 正中神经
B. 尺神经
C. 正中神经和尺神经
D. 尺神经和桡神经
E. 正中神经和桡神经

74. 分布于肋弓平面的神经是( )
A. 第 2 胸神经前支
B. 第 4 胸神经前支
C. 第 8 胸神经前支
D. 第 6 胸神经前支
E. 第 10 胸神经前支

75. 股三角的内容物由内侧向外侧依次是( )
A. 股静脉、股动脉和股神经
B. 股动脉、股神经和股静脉
C. 股动脉、股静脉和股神经
D. 股静脉、股神经和股动脉
E. 股神经、股动脉和股静脉

76. 与髋关节内收运动有关的神经是( )
A. 股神经　　　B. 闭孔神经
C. 臀上神经　　D. 臀下神经
E. 坐骨神经

77. 支配股四头肌的神经是( )
A. 坐骨神经　　　B. 闭孔神经
C. 臀上神经　　　D. 阴部神经
E. 股神经

78. 小腿内侧面和足内侧缘皮肤感觉障碍,表明损伤了( )
A. 坐骨神经　　　B. 隐神经
C. 臀上神经　　　D. 腓总神经
E. 闭孔神经

79. 关于股神经的描述,错误的是(　　)
    A. 是腰丛中最大的分支
    B. 损伤后膝反射消失
    C. 支配股四头肌和缝匠肌等
    D. 经腹股沟韧带中点表面进入股三角
    E. 损伤后可出现小腿内侧面皮肤感觉障碍

80. 在内踝前方做大隐静脉注射时,当药物外漏时可能刺激(　　)
    A. 胫神经　　　　　　B. 腓深神经
    C. 腓浅神经　　　　　D. 隐神经
    E. 腓总神经

81. 臀上神经损伤,造成步态紊乱的肌是(　　)
    A. 臀大肌　　　　　　B. 臀中肌
    C. 股二头肌　　　　　D. 梨状肌
    E. 大收肌

82. 关于坐骨神经的描述,错误的是(　　)
    A. 由骶丛发出
    B. 是全身最长、最粗大的神经
    C. 经梨状肌上孔出盆腔
    D. 支配大腿后群肌
    E. 在腘窝上角处分为胫神经和腓总神经

83. 与排便反射有关的神经是(　　)
    A. 股神经　　　　　　B. 闭孔神经
    C. 坐骨神经　　　　　D. 生殖股神经
    E. 阴部神经

84. 支配小腿三头肌的神经是(　　)
    A. 胫神经　　　　　　B. 股神经
    C. 坐骨神经　　　　　D. 腓浅神经
    E. 腓总神经

85. 出现"钩状足"畸形,可能是损伤了(　　)
    A. 腓浅神经　　　　　B. 腓总神经
    C. 胫神经　　　　　　D. 坐骨神经
    E. 腓深神经

86. 关于脑神经的描述,错误的是(　　)
    A. 共有 12 对
    B. 均与脑干相连
    C. 动眼神经为运动性神经
    D. 舌咽神经含有副交感神经纤维
    E. 面神经为混合性神经

87. 上睑下垂是由于损伤了(　　)所致
    A. 滑车神经　　　　　B. 眼神经
    C. 面神经　　　　　　D. 展神经

E. 动眼神经

88. 使瞳孔缩小的神经是(　　)
    A. 视神经　　　　　　B. 动眼神经
    C. 迷走神经　　　　　D. 眼神经
    E. 交感神经

89. 眼球不能转向下外方,是由于损伤了(　　)所致
    A. 视神经　　　　　　B. 动眼神经
    C. 滑车神经　　　　　D. 展神经
    E. 眼神经

90. 属于混合性脑神经的是(　　)
    A. 视神经　　　　　　B. 动眼神经
    C. 前庭蜗神经　　　　D. 副神经
    E. 三叉神经

91. 关于三叉神经的描述,错误的是(　　)
    A. 为混合性脑神经
    B. 分为眼神经、上颌神经和下颌神经三大分支
    C. 上颌神经为运动性神经
    D. 下颌神经为混合性神经
    E. 眼神经眶上裂入眶

92. 分布于角膜的神经是(　　)
    A. 眼神经　　　　　　B. 上颌神经
    C. 下颌神经　　　　　D. 视神经
    E. 面神经

93. 支配咀嚼肌的神经是(　　)
    A. 上颌神经　　　　　B. 舌下神经
    C. 舌咽神经　　　　　D. 下颌神经
    E. 面神经

94. 上牙痛时的传入神经是(　　)
    A. 眼神经　　　　　　B. 上颌神经
    C. 下颌神经　　　　　D. 面神经
    E. 舌咽神经

95. 分布于舌的神经中没有(　　)
    A. 舌下神经　　　　　B. 上颌神经
    C. 下颌神经　　　　　D. 面神经
    E. 舌咽神经

96. 支配外直肌的神经是(　　)
    A. 动眼神经　　　　　B. 滑车神经
    C. 眼神经　　　　　　D. 展神经
    E. 视神经

97. 左侧展神经损伤将出现(　　)
    A. 左侧瞳孔偏向内侧

B. 左侧瞳孔偏向外侧

C. 右侧瞳孔偏向内侧

D. 右侧瞳孔偏向外侧

E. 右侧瞳孔移向上方

98. 下列哪一对脑神经受损可导致内斜视(　　)

    A. 第Ⅱ对脑神经　　B. 第Ⅲ对脑神经

    C. 第Ⅳ对脑神经　　D. 第Ⅴ对脑神经

    E. 第Ⅵ对脑神经

99. 与瞳孔对光反射有关的神经是(　　)

    A. 面神经

    B. 动眼神经

    C. 三叉神经和动眼神经

    D. 三叉神经和视神经

    E. 视神经和动眼神经

100. 与面神经有关的副交感神经核是(　　)

    A. 上泌涎核　　　B. 下泌涎核

    C. 疑核　　　　　D. 面神经核

    E. 动眼神经副核

101. 经茎乳孔出颅的神经是(　　)

    A. 下颌神经　　　B. 舌咽神经

    C. 上颌神经　　　D. 前庭蜗神经

    E. 面神经

102. 舌前 2/3 味觉障碍,可能是损伤了(　　)

    A. 舌咽神经　　　B. 三叉神经

    C. 面神经　　　　D. 舌下神经

    E. 迷走神经

103. 支配表情肌的神经是(　　)

    A. 三叉神经　　　B. 面神经

    C. 展神经　　　　D. 舌咽神经

    E. 迷走神经

104. 支配眼轮匝肌的神经是(　　)

    A. 动眼神经　　　B. 滑车神经

    C. 展神经　　　　D. 面神经

    E. 三叉神经

105. 管理泪腺分泌的神经是(　　)

    A. 动眼神经　　　B. 面神经

    C. 舌咽神经　　　D. 迷走神经

    E. 三叉神经

106. 左侧角膜反射消失,并伴有泪液分泌障碍,说明损伤了(　　)

    A. 左侧面神经　　B. 右侧面神经

    C. 左侧三叉神经　D. 右侧三叉神经

E. 左侧舌咽神经

107. 意识清醒的病人角膜反射消失,可能损伤的结构是(　　)

    A. 视神经或动眼神经

    B. 动眼神经或面神经

    C. 视神经或三叉神经

    D. 动眼神经或三叉神经

    E. 三叉神经或面神经

108. 走路时不能直行,提示可能损伤了(　　)

    A. 滑车神经　B. 视神经　　C. 面神经

    D. 动眼神经　E. 前庭蜗神经

109. 支配腮腺的副交感纤维来自(　　)

    A. 舌下神经　B. 迷走神经　C. 面神经

    D. 舌咽神经　E. 三叉神经

110. 与味觉传导有关的神经是(　　)

    A. 面神经和下颌神经

    B. 面神经和舌下神经

    C. 舌咽神经和下颌神经

    D. 面神经和舌咽神经

    E. 舌咽神经和舌下神经

111. 分布于颈动脉窦的神经纤维来自(　　)

    A. 面神经　　B. 舌咽神经　C. 迷走神经

    D. 副神经　　E. 舌下神经

112. 关于迷走神经的描述,错误的是(　　)

    A. 为结构和分布最复杂的脑神经

    B. 为混合性脑神经

    C. 左喉返神经勾绕主动脉弓

    D. 穿经颈静脉孔出颅

    E. 经主动脉裂孔由胸腔进入腹腔

113. 拥有最多支配区的脑神经是(　　)

    A. 舌咽神经　　　B. 迷走神经

    C. 面神经　　　　D. 三叉神经

    E. 动眼神经

114. 甲状腺切除术后患者出现声音嘶哑,可能是损伤了(　　)

    A. 舌咽神经　　　B. 舌下神经

    C. 喉上神经　　　D. 喉返神经

    E. 副神经

115. 不受迷走神经副交感纤维支配的是(　　)

    A. 心　　　　　　B. 胃

    C. 空肠　　　　　D. 乙状结肠

    E. 十二指肠

116. 不含副交感纤维的脑神经是(　　)
    A. 动眼神经　　　B. 三叉神经
    C. 面神经　　　　D. 舌咽神经
    E. 迷走神经

117. 出入颈静脉孔的结构中没有(　　)
    A. 颈内静脉　　　B. 迷走神经
    C. 副神经　　　　D. 舌咽神经
    E. 颈内动脉

118. 支配胸锁乳突肌的神经是(　　)
    A. 面神经　　B. 副神经　　C. 三叉神经
    D. 舌下神经　E. 舌咽神经

119. 支配舌肌的神经是(　　)
    A. 舌咽神经　B. 面神经　　C. 舌下神经
    D. 下颌神经　E. 上颌神经

120. 左侧舌下神经损伤,表现为(　　)
    A. 不能伸舌
    B. 伸舌时舌尖偏向左侧
    C. 伸舌时舌尖偏向右侧
    D. 伸舌时舌尖居中
    E. 伸舌时舌尖上卷

121. 交感神经的低级中枢位于(　　)
    A. 脊髓胸 1 ~ 腰 3 节段灰质前角
    B. 脊髓胸 1 ~ 腰 3 节段灰质后角
    C. 脊髓胸 1 ~ 腰 3 节段灰质侧角
    D. 脊髓灰质前角
    E. 脊髓骶 2 ~ 4 节段灰质侧角

122. 形成交感干的神经节是(　　)
    A. 腹腔神经节
    B. 主动脉肾神经节
    C. 椎旁神经节
    D. 椎前神经节
    E. 脊神经节

123. 交感神经节前神经元的胞体位于(　　)
    A. 脊髓胸 1 ~ 腰 3 节段灰质前角
    B. 脊髓胸 1 ~ 腰 3 节段灰质后角
    C. 脊髓胸 1 ~ 腰 3 节段灰质侧角
    D. 大脑皮质
    E. 脊髓白质

124. 交感神经(　　)
    A. 节前纤维长　　　B. 节后纤维长
    C. 节后纤维短　　　D. 低级中枢位于脊髓
    E. 低级中枢位于脊髓骶段

125. 关于交感神经节的描述,错误的是(　　)
    A. 分为椎旁神经节和椎前神经节
    B. 是交感神经节后神经元胞体的聚集处
    C. 节内为多极神经元
    D. 交感神经节均参与形成交感干
    E. 交感神经节发出节后纤维

126. 分布于心的副交感神经节前神经元的胞体位于(　　)
    A. 动眼神经副核　　B. 孤束核
    C. 迷走神经背核　　D. 下泌涎核
    E. 上泌涎核

127. 人体内大多数内脏器官接受(　　)支配
    A. 中枢神经系统　　B. 脑神经
    C. 交感神经　　　　D. 副交感神经
    E. 交感神经和副交感神经

128. 急性胆囊炎表现有右肩部疼痛,这种疼痛属于(　　)
    A. 转移性疼痛　　　B. 胆绞痛
    C. 皮肤痛　　　　　D. 牵涉性痛
    E. 内脏痛

129. 躯干、四肢本体感觉传导通路第 2 级神经元的胞体位于(　　)
    A. 脊神经节　　　　B. 三叉神经脊束核
    C. 薄束核和楔束核　D. 脊髓灰质后角
    E. 丘脑腹后外侧核

130. 躯干、四肢痛温度觉传导通路第 3 级神经元的胞体位于(　　)
    A. 脊神经节　　　　B. 脊髓灰质后角
    C. 薄束核和楔束核　D. 丘脑腹后内侧核
    E. 丘脑腹后外侧核

131. 头面部痛觉、温度觉传导通路第 1 级神经元的胞体位于(　　)
    A. 三叉神经脊束核　B. 三叉神经节
    C. 三叉神经脑桥核　D. 薄束核和楔束核
    E. 三叉神经中脑核

132. 若视交叉中部损伤,两眼视野则出现(　　)
    A. 左眼鼻侧半偏盲　B. 右眼鼻侧半偏盲
    C. 双眼右侧半偏盲　D. 双眼鼻侧半偏盲
    E. 双眼颞侧半偏盲

133. 不属于锥体外系的结构是(　　)
    A. 大脑皮质　　　　B. 纹状体
    C. 小脑　　　　　　D. 红核

E. 下丘脑

134. 下列哪一结构损伤,症状将发生在病灶的同侧
（　　）
A. 三叉丘系　　B. 薄束和楔束
C. 脊髓丘脑束　　D. 内侧丘系
E. 丘脑中央辐射

135. 关于脑神经连脑部位的搭配,错误的是（　　）
A. 端脑——嗅神经
B. 间脑——视神经
C. 中脑——滑车神经
D. 脑桥——三叉神经
E. 延髓——前庭蜗神经

136. 下列搭配错误的是（　　）
A. 滑车神经——上斜肌
B. 展神经——内直肌
C. 下颌神经——咀嚼肌
D. 副神经——斜方肌
E. 面神经——表情肌

[A2 型题]

137. 某建筑工人不慎从高处摔下,造成下部胸椎骨
折而引起脊髓半侧受损。医生为患者进行神
经系统检查,发现左侧脐平面以下痛觉消失。
提示脊髓损伤的平面在（　　）
A. 第8胸髓节段　　B. 第9胸髓节段
C. 第10胸髓节段　　D. 第11胸髓节段
E. 第12胸髓节段

138. 患者,男性,23 岁。因外伤造成右臂肱骨中段
骨折而急诊入院。检查发现患侧第1、2掌骨
间隙背面"虎口区"感觉消失,抬前臂时呈"垂
腕"状态,其原因可能是骨折伴有（　　）损伤
A. 尺神经　　B. 肌皮神经　　C. 正中神经
D. 桡神经　　E. 腋神经

139. 患者,男性,20 岁。在上体育课打篮球时与他
人发生冲撞而造成右小腿外伤,X 线片显示右
侧腓骨头处骨折,除小腿外侧和足背皮肤感觉
障碍外,还呈现"马蹄内翻足"畸形。其原因
可能是损伤了（　　）
A. 坐骨神经　　B. 腓总神经　　C. 腓浅神经
D. 腓深神经　　E. 胫神经

140. 天凉水冷时,游泳易发生腓肠肌痉挛,请问其
痛觉是沿哪条神经传导的（　　）
A. 胫神经　　B. 闭孔神经　　C. 腓浅神经

D. 腓总神经　　E. 股神经

141. 患者,女性,56 岁。因左眼外伤而急诊入院。
检查发现左眼球除可作外展和向外下方运动
外,其余运动均不能完成,并伴有上睑下垂、眼
外斜视、瞳孔对光反射消失、瞳孔散大等症状。
其原因可能是损伤了（　　）
A. 左侧视神经　　B. 左侧眼神经
C. 左侧面神经　　D. 左侧动眼神经
E. 左侧滑车神经

142. 患者,女性,46 岁。左侧头面部触觉正常,痛觉
消失,最好的解释是触觉纤维的传导通路与痛
觉不同所致。这些触觉纤维终止于（　　）
A. 三叉神经中脑核　　B. 三叉神经脑桥核
C. 三叉神经脊束核　　D. 右侧脊髓丘脑束
E. 左侧脊髓丘脑束

143. 患者,男性,20 岁。因骑摩托车时造成车祸而
急诊入院。经积极抢救,脱离危险,CT 检查发
现伴有颅底损伤。检查发现右侧面部皮肤感
觉消失,角膜反射消失,并伴有右侧咀嚼肌运
动障碍。其原因可能是损伤了（　　）
A. 右侧面神经　　B. 右侧舌咽神经
C. 右侧三叉神经　　D. 右侧动眼神经
E. 右侧舌下神经

144. 临床上做脑神经功能检查时,医生将手指置于患
者眼睑上,试图翻开眼睑,并令患者用力闭眼。
此法是测试下列哪条脑神经的功能（　　）
A. 动眼神经　　B. 眼神经
C. 滑车神经　　D. 面神经
E. 三叉神经

145. 患者,男性,29 岁。因左侧腮腺区面部挫伤而
急诊入院。检查发现左侧额纹变浅,闭眼困
难,鼻唇沟变浅,口角歪向右侧,漱口时水从左
口角流出。其原因可能是损伤了（　　）
A. 三叉神经　　B. 展神经
C. 面神经　　D. 舌咽神经
E. 动眼神经

[A3 型题]

146~153. 患者,女性,68 岁。因突然晕倒后不
省人事而急诊入院。检查发现右侧偏身感觉障碍,
右侧肢体偏瘫,双侧视野右侧半偏盲,伸舌时舌尖
偏向右侧,右侧鼻唇沟变浅,口角歪向左侧。临床
诊断:左侧内囊出血。在讨论中提出了以下问题:

146. 关于内囊的描述,错误的是(　　)
    A. 在端脑的水平切面上,呈">＜"形
    B. 由投射纤维组成
    C. 损伤后仅出现同侧症状
    D. 分为前肢、膝和后肢3部分
    E. 是丘脑、尾状核与豆状核之间的白质

147. 通过内囊后肢的纤维束应除外(　　)
    A. 丘脑中央辐射
    B. 皮质脊髓束
    C. 视辐射和听辐射
    D. 皮质核束
    E. 顶枕颞桥束

148. 内囊前肢的血液供应主要来自(　　)
    A. 大脑前动脉　　B. 大脑中动脉
    C. 大脑后动脉　　D. 基底动脉
    E. 后交通动脉

149. 破裂的血管最有可能来自(　　)
    A. 左侧基底动脉　　B. 右侧基底动脉
    C. 右侧大脑中动脉　　D. 左侧大脑前动脉
    E. 左侧大脑中动脉

150. 右侧睑裂以下面瘫以及伸舌偏向右侧,说明损伤部位在(　　)
    A. 右侧内囊前肢　B. 右侧内囊膝
    C. 右侧内囊后肢　D. 左侧内囊膝
    E. 左侧面神经

151. 右侧肢体运动障碍和右侧半身浅、深感觉障碍,说明损伤部位在(　　)
    A. 右侧内囊前肢
    B. 右侧内囊膝
    C. 右侧内囊后肢前2/3
    D. 右侧内囊后肢后1/3
    E. 左侧内囊后肢前2/3

152. 左侧内囊出血引起的右侧肢体运动障碍,主要是因为损伤了(　　)
    A. 皮质核束　　　B. 皮质脊髓束
    C. 脊髓丘脑束　　D. 丘脑中央辐射
    E. 额桥束

153. 双侧视野右侧半偏盲,说明出血压迫到左侧的(　　)
    A. 上丘　B. 下丘　C. 视神经
    D. 视束　E. 视辐射
    154～160. 患者,男性,15岁。因玩耍时不慎被

一坚硬的飞行物击破头部右侧颞区而急诊入院。检查发现:右侧颞区皮肤破裂出血,伴有喷射状呕吐,右侧瞳孔散大,对光反射迟钝。医生怀疑有颅内出血,行头部CT检查,诊断为硬膜外血肿。在讨论中提出了以下问题:

154. 参与构成翼点的骨应除外(　　)
    A. 额骨　　　B. 颞骨　　　C. 颧骨
    D. 蝶骨　　　E. 顶骨

155. 关于翼点的描述,错误的是(　　)
    A. 位于颞窝底的前下部
    B. 在额、顶、颞和筛骨4骨的会合处
    C. 翼点内面紧邻脑膜中动脉前支
    D. 翼点处骨折易形成硬膜外血肿
    E. 翼点处骨质薄弱

156. 硬膜外血肿的形成,是由于脑膜中动脉破裂所致。该动脉起始于(　　)
    A. 上颌动脉　　　B. 颞浅动脉
    C. 颈外动脉　　　D. 面动脉
    E. 舌动脉

157. 关于脑膜中动脉的描述,错误的是(　　)
    A. 向上穿棘孔入颅中窝
    B. 分为前、后两支
    C. 是分布于硬脑膜的血管
    D. 颞区骨折时,易伤及该动脉的前支
    E. 直接起始于颈外动脉

158. 患者出现硬膜外血肿,关于硬脑膜的描述,错误的是(　　)
    A. 为厚而坚韧的致密结缔组织膜
    B. 硬脑膜窦收纳脑的静脉血
    C. 眼静脉直接注入上矢状窦
    D. 与颅底各骨连接紧密
    E. 与颅盖骨连接疏松,故颅顶部骨折易形成硬膜外血肿

159. 头皮静脉借(　　)与硬脑膜窦相交通
    A. 眼静脉　　　B. 导静脉
    C. 颈外静脉　　D. 颈内静脉
    E. 面静脉

160. 患者瞳孔散大是由于压迫了动眼神经所致。关于动眼神经的描述,错误的是(　　)
    A. 起于动眼神经核和动眼神经副核
    B. 由脚间窝出脑
    C. 经眶上裂入眶

D. 躯体运动纤维支配全部眼球外肌

E. 参与瞳孔对光反射

四、简答题

1. 与脑干相连的脑神经有哪些？

2. 简述内侧丘系和三叉丘系的起止与功能。

3. 何谓小脑扁桃体疝？为什么小脑扁桃体疝会危及生命？

4. 大脑半球分为哪几个叶？

5. 大脑皮质有哪些重要中枢？各位于何处？

6. 简述内囊的位置、分部和各部通过的纤维束。

7. 脑室有哪些？各位于何处？

8. 硬膜外麻醉时，穿刺针经过哪些结构才能到达硬膜外隙？

9. 由心脏将血液运送至右侧大脑半球外侧沟周围皮质，经过哪几条途径？

10. 脑脊液的产生部位及循环途径如何？

11. 分布于臂肌和前臂肌的神经有哪些？

12. 简述完成前臂旋前和旋后、足外翻和足内翻、睑裂开大和缩小运动的肌肉名称及其神经支配。

13. 舌肌、表情肌、咀嚼肌、上斜肌、外直肌、下斜肌、胸锁乳突肌分别由什么神经核通过哪一对脑神经支配？

14. 角膜、舌前 2/3 味蕾、壶腹嵴和颈动脉小球的感觉冲动各由哪一对脑神经传导至什么神经核？

15. 唾液腺有哪几对？分别受哪些脑神经支配？

16. 喉腔分为哪几部分？其黏膜和喉肌分别由哪对脑神经发出的什么神经支配？

17. 脑干内有哪些副交感神经核？它们发出的纤维分别加入哪几对脑神经？各支配哪些结构？

18. 简述舌的神经分布。

19. 分布于眼球外肌和眼球内平滑肌的神经有哪些？

20. 颈以下浅、深感觉和运动传导通路各在何处交叉？

21. 垂体腺瘤和颈内动脉瘤患者各可能出现什么样的视野障碍？为什么？

22. 一蚊子叮咬左手背内侧半皮肤产生痛觉，用右手(三角肌和指深屈肌)将其打死。试述此过程的上、下行神经传导路径(注明侧别)。

五、案例分析

案例 1. 某患者经检查发现左眼上睑下垂，眼球转向外侧，瞳孔散大，对光反射消失，视近物模糊。请根据所掌握的神经解剖学知识分析该征象是由什么神经损伤所致？为什么？

案例 2. 某患者被确诊为眶上裂综合征，试分析哪些神经可能受损？请分别说明各神经的分布及损伤后的表现。请说明患者的主要体征有哪些？

案例 3. 患者，男性，66 岁。入院检查发现：①左侧上、下肢痉挛性瘫痪，肌张力增高，腱反射亢进；②左侧半身浅、深感觉障碍；③双眼左侧半视野偏盲；④发笑时口角偏向右侧，伸舌时舌尖偏向左侧。试分析该患者病变的部位。

案例 4. 患者，男性，70 岁。因说话困难，右侧半身运动障碍 1 个月余而来医院就诊。查体发现：右侧上、下肢呈痉挛性瘫痪，伸舌时舌尖偏向左侧。考虑系延髓占位性病变。在讨论中提出了以下问题：

1. 延髓内有哪些重要中枢？

2. 与延髓相连的脑神经有哪些？

3. 位于延髓内的交叉有哪些？

4. 延髓内有哪些脑神经核？各核分别参与哪几对脑神经的构成？

■☞ 案例5.患者,女性,7岁。因发热、头痛,伴喷射状呕吐而急诊入院。既往有结核病接触史。体格检查:一般状态差,神志模糊,颈部强直,腱反射亢进。经腰椎穿刺被确诊为结核性脑膜炎。在讨论中提出了以下问题:
1. 腰椎穿刺时,通常选择在何处进行? 为什么?
2. 穿刺针需穿经哪些结构才能到达终池?

参考答案

一、名词解释

1. 灰质　在中枢神经系统内,神经元胞体和树突集聚的部位,在新鲜标本中色泽灰暗,故称为灰质。

2. 白质　在中枢神经系统内,神经纤维集聚的部位,在新鲜标本中因神经纤维的髓鞘色泽白亮,故称为白质。

3. 神经核　在中枢神经系统内(皮质除外),形态和功能相似的神经元胞体聚集形成的团块状结构,称为神经核。

4. 神经节　在周围神经系统内的某些部位,神经元胞体聚集形成的结节状膨大,称为神经节。

5. 网状结构　在中枢神经系统的某些部位,神经纤维交织成网,灰质团块散在其中,形成灰质与白质混杂排列的结构,称为网状结构。

6. 脊髓圆锥　脊髓的末端变细呈圆锥状,称为脊髓圆锥。

7. 小脑扁桃体　是指小脑半球下面前内侧部的一对膨隆。

8. 第四脑室　是指位于延髓、脑桥和小脑之间的腔隙。向上通中脑水管,向下通脊髓中央管,并借第四脑室正中孔和外侧孔与蛛网膜下隙相交通。

9. 中央旁小叶　在扣带回中部的上方,由中央前回和中央后回延伸至大脑半球内侧面的部分,称为中央旁小叶。

10. 基底核　为靠近大脑半球底部髓质内埋藏的灰质核团的总称,包括尾状核、豆状核、杏仁体和屏状核。

11. 纹状体　尾状核与豆状核合称为纹状体,是躯体运动的重要调节中枢,主要功能是调节肌张力和协调骨骼肌的运动。

12. 胼胝体　位于大脑纵裂底,由连接两侧大脑半球皮质的纤维构成。

13. 内囊　是指位于背侧丘脑、尾状核与豆状核之间的投射纤维,在大脑半球的水平切面上,呈向外开放的"V"字形,分为内囊前肢、内囊膝和内囊后肢3部分。

14. 硬膜外隙　硬脊膜与椎管内面骨膜之间的间隙称为硬膜外隙。临床上进行硬膜外麻醉术,就是将麻醉药物注入此间隙内。

15. 蛛网膜粒　脑蛛网膜在上矢状窦的附近,特别是在上矢状窦两侧,形成许多"菜花状"突起,突入上矢状窦内,称为蛛网膜粒。脑脊液可通过蛛网膜粒渗入硬脑膜窦内。

16. 蛛网膜下隙　蛛网膜与软膜之间的腔隙,称为蛛网膜下隙,其内充满脑脊液。

17. 终池　蛛网膜下隙的下部,从脊髓下端至第2骶椎水平扩大,称为终池。终池内无脊髓,只有马尾和终丝泡在脑脊液中,临床上常在此处进行穿刺术,抽取脑脊液或注入某些药物。

18. 大脑动脉环　又称Willis环,位于脑底部,环绕在视交叉、灰结节和乳头体的周围,由前交通动脉、两侧大脑前动脉、两侧颈内动脉、两侧后交通动脉和两侧大脑后动脉吻合而成的封闭式动脉环。

19. 交感干　位于脊柱两旁,上自颅底,下至尾骨前方,是由同侧椎旁神经节借节间支相连形成串珠样的结构。

20. 椎前神经节　是指位于脊柱前方的交感神经节,包括成对的腹腔神经节和主动脉肾神经节以及单个的肠系膜上神经节和肠系膜下神经节等,分别位于同名动脉根部附近。

二、填空题

1. 中枢神经系统　周围神经系统

2. 脑　脊髓　脊神经　脑神经　内脏神经

3. 反射弧　感受器　感觉(传入)神经　中枢　运动(传出)神经　效应器

4. 椎管　枕骨大孔　延髓　第1腰椎体下缘　第3腰椎体下缘平面

5. 灰质　白质　脊神经前根　运动性　脊神经后根　感觉性

6. 前角   运动神经元   脊神经前根   后角   联络
    神经元

7. 颅腔   端脑   间脑   小脑   中脑   脑桥   延髓

8. 延髓   脑桥   中脑

9. 展神经   面神经   前庭蜗神经

10. 三叉神经   展神经   面神经   前庭蜗神经   动
    眼神经   滑车神经

11. 下泌涎核   迷走神经背核   上泌涎核   动眼神
    经副核   孤束核   延髓

12. 上丘   视觉反射   下丘   听觉传导通路

13. 颅后窝   延髓   脑桥   小脑半球   小脑蚓

14. 维持身体平衡   调节肌张力   协调肌群随意
    运动

15. 延髓   脑桥   小脑   中脑水管   脊髓中央管
    第四脑室正中孔   外侧孔

16. 背侧丘脑   上丘脑   下丘脑   后丘脑   底丘脑

17. 腹后内侧   腹后外侧   三叉丘系   孤束核发出
    的味觉   内侧丘系   脊髓丘系

18. 丘脑中央辐射   中央后回   中央旁小叶后部

19. 内侧膝状体   外侧膝状体   听觉冲动传导   视
    觉冲动传导

20. 视交叉   灰结节   漏斗   垂体   乳头体   视上
    核   室旁核   下丘脑-神经垂体束

21. 外侧沟   中央沟   顶枕   额叶   顶叶   枕叶
    颞叶   岛叶

22. 中央前回和中央旁小叶的前部   中央后回和中
    央旁小叶的后部   距状沟两侧的皮质   颞横回
    额下回后部   颞上回后部   角回   额中回
    后部

23. 尾状核   豆状核   杏仁体   屏状核   尾状核
    豆状核   尾状核   壳   苍白球

24. 联络纤维   连合纤维   投射纤维   连合

25. 尾状核   背侧丘脑   豆状核   投射   内囊前肢
    内囊膝   内囊后肢   内囊膝

26. 前角   中央部   后角   下角   中央部   前角
    后角   下角

27. 硬膜   蛛网膜   软膜

28. 硬膜外隙   硬脊膜   椎管内面的骨膜

29. 上矢状窦   直窦   横窦

30. 颈内动脉   展神经   动眼神经
    滑车神经   三叉神经的眼神经   上颌神经

31. 脊髓   马尾   终丝   脑脊液

32. 颈内动脉   椎动脉   大脑半球前 2/3   部分间
    脑   间脑   基底核   内囊   深部髓质等结构

33. 脑膜中动脉   颈内动脉   椎动脉

34. 前交通动脉   大脑前动脉   颈内动脉   后交通
    动脉   大脑后动脉

35. 各脑室脉络丛   脑室   蛛网膜下隙   脊髓中
    央管

36. 31   运动   感觉   椎间孔   混合

37. 混合   颈丛   膈

38. 臂   腰   骶

39. 腋神经   肌皮神经   桡神经   正中神经   尺
    神经

40. 尺   正中   桡   腋

41. 尺神经   桡神经   正中神经   尺神经

42. 胸骨角   乳头   剑突   肋弓   脐   脐与耻骨联
    合连线中点

43. 腰   腹股沟韧带   股四头肌   缝匠肌   隐神经
    小腿内侧面   足内侧缘

44. 股神经   闭孔神经和股神经   坐骨神经

45. 胫神经   腓总神经   胫   腓总

46. 腓骨颈   腓浅神经   腓深神经   外侧群   前群

47. 髂腹下   髂腹股沟   腰

48. 腋   桡   "垂腕"状态   尺   腓总

49. 臀下神经   臀上神经   阴部神经   股神经   股
    神经   坐骨神经   胫神经

50. 12   动眼神经   滑车神经   展神经   副神经
    舌下神经   嗅神经   视神经   前庭蜗神经   三
    叉神经   面神经   舌咽神经   迷走神经

51. 动眼神经   滑车神经   展神经

52. 上直肌   动眼神经   上斜肌   滑车神经   外直
    肌   展神经

53. 动眼神经的副交感纤维   交感神经   睫状肌
    动眼神经的副交感纤维

54. 躯体运动   躯体感觉   眼神经   上颌神经   下
    颌神经   眶上裂   圆孔   卵圆孔   睑裂   口裂

55. 泪腺   下颌下腺   舌下腺   腮腺

56. 迷走神经   主动脉弓   右锁骨下动脉

57. 舌前 2/3 的一般感觉   舌前 2/3 的味觉   舌后
    1/3   一般感觉和味觉   舌肌的运动

58. 三叉神经   眼神经   视神经

59. 动眼神经   面神经   舌咽神经   迷走神经

60. 视神经   动眼神经

61. 眼神经　面神经

62. 筛孔　视神经管　舌下神经管　动眼神经　滑车神经　眼神经　展神经　面神经　前庭神经蜗神经　舌咽神经　迷走神经　副神经

63. 内脏　心血管　腺体　交感神经　副交感神经

64. 脊髓胸 1～腰 3 节段灰质侧角　椎旁神经节椎前神经节　副交感神经核　骶 2～4　器官旁节　器官内节(壁内节)

65. 脊柱　腹腔神经节　主动脉肾神经节　肠系膜上神经节　肠系膜下神经节

66. 皮质脊髓束　皮质核束　后肢　脊髓前角运动神经元　膝　躯体运动性脑神经核

67. 面神经核下部　舌下神经

68. 动眼神经　滑车神经　动眼神经　展神经　面神经　舌下神经　下颌神经　副神经　舌咽神经

69. 眼神经　面神经　舌咽神经　桡神经　三叉神经　舌咽神经

70. 桡神经　肌皮神经　正中神经　肌皮神经和桡神经　尺神经　闭孔神经和股神经　腓浅神经腓深神经和胫神经

71. 交感神经　动眼神经的副交感纤维　面神经面神经的副交感纤维　面神经的副交感纤维舌咽神经的副交感纤维

72. 睫状体　泪腺　耵聍腺　脑室脉络丛

73. 中、外 1/3 交界处　第 4～7 肋骨　外科颈　幽门部胃小弯侧　十二指肠球　乙状结肠　胰头　咽隐窝　膀胱三角　前交通动脉　大脑前动脉

三、单项选择题

1. D　2. B　3. C　4. B　5. D　6. A　7. D　8. D
9. B　10. D　11. E　12. A　13. B　14. E　15. C
16. A　17. C　18. B　19. B　20. E　21. D　22. C
23. B　24. A　25. B　26. C　27. D　28. E　29. A
30. C　31. B　32. E　33. A　34. B　35. D　36. C
37. E　38. C　39. E　40. E　41. D　42. D　43. E
44. A　45. C　46. A　47. B　48. C　49. C　50. D
51. E　52. C　53. C　54. D　55. B　56. C　57. D
58. A　59. C　60. B　61. C　62. B　63. C　64. E
65. E　66. C　67. D　68. A　69. B　70. E　71. C
72. B　73. C　74. C　75. A　76. B　77. E　78. B
79. D　80. D　81. B　82. C　83. E　84. A　85. C

86. B　87. E　88. B　89. C　90. E　91. C　92. A
93. D　94. B　95. B　96. D　97. A　98. E　99. E
100. A　101. E　102. C　103. B　104. D　105. B
106. A　107. E　108. E　109. D　110. D　111. D
112. E　113. B　114. D　115. C　116. B　117. E
118. B　119. C　120. B　121. C　122. C　123. C
124. B　125. D　126. C　127. E　128. D　129. C
130. E　131. B　132. C　133. E　134. B　135. E
136. B　137. C　138. C　139. D　140. A　141. D
142. B　143. C　144. D　145. C　146. B　147. D
148. A　149. C　150. D　151. E　152. B　153. D
154. C　155. B　156. A　157. E　158. C　159. B
160. D

四、简答题

1. 与脑干相连的脑神经有哪些?
   动眼神经、滑车神经与中脑相连,三叉神经、展神经、面神经、前庭蜗神经与脑桥相连,舌咽神经、迷走神经、副神经、舌下神经与延髓相连。

2. 简述内侧丘系和三叉丘系的起止与功能。
   内侧丘系:由薄束核和楔束核发出,终止于丘脑腹后外侧核。传导来自对侧躯干和四肢的意识性本体感觉和精细触觉冲动。
   三叉丘系:由三叉神经脊束核和脑桥核发出,终止于丘脑腹后内侧核。传导来自对侧头面部皮肤黏膜、角膜、结膜和脑膜的痛、温、触觉冲动。

3. 何谓小脑扁桃体疝? 为什么小脑扁桃体疝会危及生命?
   当颅脑外伤或颅内肿瘤等导致颅内压升高时,小脑扁桃体被挤压而嵌入枕骨大孔,形成小脑扁桃体疝。因小脑扁桃体疝压迫延髓,致使"生命中枢"受累而危及生命。

4. 大脑半球分为哪几个叶?
   每侧大脑半球借 3 条深而恒定的沟将其分为额叶、顶叶、枕叶、颞叶和岛叶 5 个叶。

5. 大脑皮质有哪些重要中枢? 各位于何处?
   ①躯体运动中枢,位于中央前回和中央旁小叶前部;②躯体感觉中枢,位于中央后回和中央旁小叶后部;③听觉中枢,位于颞横回;④视觉中枢,位于距状沟两侧的皮质;⑤说话中枢,位于额下回后部;⑥书写中枢,位于额中回后部;⑦阅读中枢,位于角回;⑧听话中枢,位于颞上回后部。

6. 简述内囊的位置、分部和各部通过的纤维束。

内囊位于尾状核、背侧丘脑与豆状核之间,分为内囊前肢(有丘脑前辐射和额桥束通过)、内囊膝(有皮质核束通过)和内囊后肢(有皮质脊髓束、皮质红核束、丘脑中央辐射、顶枕颞桥束、视辐射和听辐射等纤维通过)3部分。

7. 脑室有哪些? 各位于何处?

脑室包括左、右侧脑室、第三脑室和第四脑室。

左、右侧脑室位于左、右大脑半球内部,第三脑室位于两侧丘脑和下丘脑之间,第四脑室位于延髓、脑桥与小脑之间。

8. 硬膜外麻醉时,穿刺针经过哪些结构才能到达硬膜外隙?

硬膜外麻醉时,由浅入深穿刺针依次经过皮肤、浅筋膜、棘上韧带、棘间韧带、黄韧带和椎管内骨膜而到达硬膜外隙。

9. 由心脏将血液运送至右侧大脑半球外侧沟周围皮质,经过哪几条途径?

经过两条途径:①左心室→主动脉→头臂干→右颈总动脉→右颈内动脉→右大脑中动脉→右外侧沟周围皮质;②左心室→主动脉→左、右锁骨下动脉→左、右椎动脉→基底动脉→大脑后动脉→大脑动脉环→右大脑中动脉→右外侧沟周围皮质。

10. 脑脊液的产生部位及循环途径如何?

左、右侧脑室脉络丛产生的脑脊液→室间孔→第三脑室+第三脑室脉络丛产生的脑脊液→中脑水管→第四脑室+第四脑室脉络丛产生的脑脊液→第四脑室正中孔和两侧外侧孔→蛛网膜下隙→蛛网膜粒→上矢状窦→窦汇→横窦→乙状窦→颈内静脉→汇入血液循环。

11. 分布于臂肌和前臂肌的神经有哪些?

分布于臂肌前群的为肌皮神经,后群的为桡神经;分布于前臂肌前群的为正中神经、尺神经和桡神经,后群的为桡神经。

12. 简述完成前臂旋前和旋后、足外翻和足内翻、睑裂开大和缩小运动的肌肉名称及其神经支配。

(1) 前臂旋前,旋前圆肌和旋前方肌受正中神经支配;前臂旋后,旋后肌受桡神经支配,肱二头肌受肌皮神经支配。

(2) 足内翻,胫骨前肌受腓深神经支配,胫骨后肌受胫神经支配;足外翻,腓骨长肌和腓骨短肌受腓浅神经支配。

(3) 睑裂开大,上睑提肌受动眼神经支配;睑裂缩小,眼轮匝肌受面神经支配。

13. 舌肌、表情肌、咀嚼肌、上斜肌、外直肌、下斜肌、胸锁乳突肌分别由什么神经核通过哪一对脑神经支配?

舌肌由舌下神经核通过第Ⅻ对脑神经支配;表情肌由面神经核通过第Ⅶ对脑神经支配;咀嚼肌由三叉神经运动核通过第Ⅴ对脑神经支配;上斜肌由滑车神经核通过第Ⅳ对脑神经支配;外直肌由展神经核通过第Ⅵ对脑神经支配;下斜肌由动眼神经核通过第Ⅲ对脑神经支配;胸锁乳突肌由副神经核通过第Ⅺ对脑神经支配。

14. 角膜、舌前2/3味蕾、壶腹嵴和颈动脉小球的感觉冲动各由哪一对脑神经传导至什么神经核?

角膜的感觉冲动由第Ⅴ对脑神经传导至三叉神经脑桥核和脊束核;舌前2/3味蕾接受的味觉冲动由第Ⅶ对脑神经传导至孤束核的头端;壶腹嵴接受的平衡冲动由第Ⅷ对脑神经传导至前庭神经核;颈动脉小球接受的感觉冲动由第Ⅸ对脑神经传导至孤束核的中段。

15. 唾液腺有哪几对? 分别受哪些神经支配?

唾液腺包括腮腺、下颌下腺和舌下腺3对。腮腺由舌咽神经发出的副交感纤维支配,下颌下腺和舌下腺由面神经发出的副交感纤维支配。

16. 喉腔分为哪几部分? 其黏膜和喉肌分别由哪对脑神经发出的什么神经支配?

喉腔分为喉前庭、喉中间腔和声门下腔3部分。声门裂以上的黏膜由迷走神经发出的喉上神经内支支配,声门裂以下的黏膜由迷走神经发出的喉下神经支配。喉上神经外支支配环甲肌,喉下神经支配环甲肌以外的所有喉肌。

17. 脑干内有哪些副交感神经核? 它们发出的纤维分别加入哪几对脑神经? 各支配哪些结构?

(1) 动脉神经副核→动眼神经→支配瞳孔括约肌和睫状肌。

(2) 上泌涎核→面神经→支配泪腺、舌下腺、下颌下腺。

(3) 下泌涎核→舌咽神经→支配腮腺。

(4) 迷走神经背核→迷走神经→支配大部分胸、腹腔脏器。

18. 简述舌的神经分布。

分布于舌的神经有Ⅴ、Ⅶ、Ⅸ和Ⅻ。舌前2/3黏膜的一般感觉由三叉神经的分支下颌神经传导,味觉由面神经的鼓索传导;舌后1/3黏膜的一般感觉和味觉由舌咽神经的舌支传导;舌肌的运动由舌下神经支配。

19. 分布于眼球外肌和眼球内平滑肌的神经有哪些?

分布于眼球外肌的神经有动眼神经(支配上睑提肌、上直肌、下直肌、内直肌和下斜肌)、滑车神经(支配上斜肌)和展神经(支配外直肌)。分布于眼球内平滑肌的神经有交感神经(支配瞳孔开大肌)和动眼神经的副交感纤维(支配瞳孔括约肌和睫状肌)。

20. 颈以下浅、深感觉和运动传导通路各在何处交叉?

颈以下浅感觉传导通路在脊髓内交叉,深感觉传导通路在延髓内交叉,运动传导通路在延髓内交叉。

21. 垂体腺瘤和颈内动脉瘤患者各可能出现什么样的视野障碍?为什么?

垂体位于视交叉中央部后方,垂体腺瘤可压迫视交叉中央部,导致双眼视野颞侧半偏盲。颈内动脉走在颈内动脉沟内,位于视交叉外侧部的外方,其动脉瘤可压迫视交叉外侧部纤维,出现患侧眼视野鼻侧半偏盲。

22. 一蚊子叮咬左手背内侧半皮肤产生痛觉,用右手(三角肌和指深屈肌)将其打死。试述此过程的上、下行神经传导路径(注明侧别)。

左手背内侧半皮肤→左尺神经→臂丛→脊神经节→脊神经后根→脊髓灰质后角固有核→上升1~2节段→交叉至右侧→形成脊髓丘脑束→延髓→脑桥→中脑→丘脑腹后外侧核→丘脑中央辐射→内囊后肢→右大脑皮质中央后回的中1/3→连合系→左中央前回锥体细胞→皮质脊髓束→内囊后肢→中脑→脑桥→延髓→锥体交叉→右皮质脊髓侧束→脊髓灰质前角→脊神经前根→臂丛→腋神经至三角肌,正中神经和尺神经至指深屈肌→完成动作。

五、案例分析

案例1分析:

该患者左眼上睑下垂,为左侧上睑提肌瘫痪所致;左眼球转向外侧是由于左眼内直肌瘫痪,外直肌失去对抗所致;左眼瞳孔散大和对光反射消失是由于瞳孔括约肌瘫痪所致;左眼视近物模糊是由于

睫状肌瘫痪,晶状体失去调节,造成物像不能聚焦于视网膜上的缘故。以上的眼球外肌由动眼神经躯体运动纤维支配,眼内的平滑肌由动眼神经的副交感纤维支配。因此,该患者的病症是由于损伤了左侧的动眼神经所致。

案例2分析:

可能损伤通过眶上裂的动眼神经、滑车神经、展神经和三叉神经的分支眼神经。

动眼神经损伤后,躯体运动纤维支配的上直肌、内直肌、下直肌、下斜肌和上睑提肌瘫痪,副交感纤维支配的瞳孔括约肌和睫状肌也瘫痪。滑车神经损伤后,它支配的上斜肌瘫痪;展神经损伤后,它支配的外直肌瘫痪。三叉神经的分支眼神经管理的额部皮肤和角膜感觉功能丧失。

所以,该患者的主要体征可能有:额部皮肤感觉障碍、上睑下垂、角膜反射消失、瞳孔散大、瞳孔对光反射消失、眼球所有活动障碍,固定不动。

案例3分析:

①左侧上、下肢痉挛性瘫痪,肌张力增高,腱反射亢进,提示右侧皮质脊髓束受损;②左侧半身浅、深感觉障碍,提示右侧脊髓丘系和内侧丘系受损;③双眼左侧半视野偏盲,提示右侧视束或视辐射受损;④发笑时口角偏向右侧,伸舌时舌尖偏向左侧,提示左侧面神经和舌下神经核上瘫,说明右侧皮质核束受损。综合全部体征,病变部应位于右侧内囊膝和后肢。

案例4分析:

1. 延髓内有调节心血管反射和呼吸运动的中枢,合称为"生命中枢"。

2. 有舌咽神经、迷走神经、副神经和舌下神经。

3. 位于延髓内的交叉主要有锥体交叉、内侧丘系交叉和三叉丘系交叉。

4. 舌下神经核,XII;疑核,IX、X、XI;副神经核,XI;下泌涎核,IX;迷走神经背核,X;孤束核,VII、IX、X;三叉神经脊束核,V、IX、X;前庭神经核,VIII;蜗神经核,VIII。

案例5分析:

1. 腰椎穿刺时,通常选择在第3、4或第4、5棘突腰椎间隙进行。因为成人或新生儿的脊髓下端均不超过第3腰椎体下缘,故成人常选择在第3、4腰椎棘突间隙,小儿选择在第4、5腰椎棘突间隙进行穿刺可不伤及脊髓。左、右髂嵴最高点的连线经过第4腰椎棘突,可作为临床上腰椎穿刺的

定位标志。

2. 穿刺针由浅入深依次经过皮肤、浅筋膜、棘上韧带、棘间韧带、黄韧带、硬膜外隙、硬脊膜、蛛网膜才能到达终池。

第14章　内分泌系统

一、名词解释

1. 内分泌腺　2. 激素　3. 旁分泌

二、填空题

1. 内分泌系统由_____和_____两部分组成，它们的分泌物称为_____。根据化学性质，可将其分为_____和_____两大类。

2. 人体内主要的内分泌腺有_____、_____、_____、_____和_____。

3. 甲状腺由左、右两个_____和中间的_____组成。

4. 甲状腺滤泡旁细胞分泌的_____，可与甲状旁腺分泌的_____共同调节血钙浓度。

5. 参与血钙调节的细胞有位于_____内的_____细胞，其分泌的_____可使血钙升高；位于_____内的_____细胞，其分泌的_____可使血钙降低。

6. 幼年时生长激素分泌不足可导致_____，甲状腺激素分泌不足可导致_____。

7. 肾上腺位于_____的上端，左侧的呈_____形，右侧的呈_____形。

8. 肾上腺实质由周围的_____和中央的_____构成。前者由外向内分为_____、_____和_____3个带，后者可分泌_____和_____两种激素。

9. 神经垂体储存和释放的激素是_____和_____，它们是由下丘脑的_____和_____合成分泌的。

10. 松果体细胞能分泌_____，它通过抑制_____的分泌而抑制_____的发育。

三、单项选择题

1. 不属于内分泌腺的是(　　)
A. 垂体　　B. 甲状腺　　C. 胰岛
D. 肾上腺　　E. 甲状旁腺

2. 分泌物需经导管排出的腺是(　　)
A. 松果体　　B. 甲状腺　　C. 肾上腺

D. 食管腺　　E. 甲状旁腺

3. 人体最大的内分泌腺是(　　)
A. 垂体　　B. 甲状腺　　C. 松果体
D. 肾上腺　　E. 甲状腺

4. 关于甲状腺的描述，错误的是(　　)
A. 由左、右侧叶和中间的峡部构成
B. 峡部多位于第3~5气管软骨环的前方
C. 至少有4条主要动脉供血
D. 吞咽时可随喉上、下移动
E. 幼儿甲状腺功能低下可致呆小症

5. 关于甲状腺激素的作用，描述错误的是(　　)
A. 提高神经兴奋性
B. 促进骨骼发育
C. 促进中枢神经系统的发育
D. 促进新陈代谢
E. 婴幼儿分泌不足可致侏儒症

6. 下列哪个内分泌腺分泌的激素不足时，将引起血钙浓度降低(　　)
A. 甲状腺　　B. 甲状旁腺　　C. 松果体
D. 肾上腺　　E. 垂体

7. 呆小症是由于(　　)引起的
A. 婴幼儿时期甲状旁腺素分泌不足
B. 成人期甲状腺激素分泌不足
C. 婴幼儿时期生长激素分泌不足
D. 婴幼儿时期甲状腺激素分泌不足
E. 成人期生长激素分泌不足

8. 甲状旁腺激素分泌不足时将导致(　　)
A. 呆小症　　B. 性早熟
C. 钙代谢失常　　D. 糖尿病
E. 侏儒症

9. 碘缺乏可引起肿大的器官是(　　)
A. 甲状旁腺　　B. 松果体
C. 肾上腺　　D. 甲状腺
E. 垂体

10. 关于肾上腺的描述，错误的是(　　)
A. 位于肾上端的内上方

B. 是成对的实质性器官
C. 束状带细胞分泌盐皮质激素
D. 左侧近似半月形
E. 右侧为三角形

11. 肾上腺皮质球状带细胞分泌(　　)
    A. 性激素　　　　B. 糖皮质激素
    C. 肾上腺素　　　D. 盐皮质激素
    E. 去甲肾上腺素

12. 肾上腺皮质束状带细胞分泌(　　)
    A. 性激素　　　　　B. 糖皮质激素
    C. 催乳激素　　　　D. 盐皮质激素
    E. 促肾上腺皮质激素

13. 男性体内能分泌雌激素的器官是(　　)
    A. 甲状腺　　B. 肾上腺　　C. 松果体
    D. 垂体　　　E. 甲状旁腺

14. 肾上腺内分泌性激素的细胞位于(　　)
    A. 球状带　　B. 束状带　　C. 网状带
    D. 髓质　　　E. 结缔组织

15. 分泌去甲肾上腺素的细胞是(　　)
    A. 交感神经节细胞
    B. 嗜铬细胞
    C. 球状带细胞
    D. 束状带细胞
    E. 网状带细胞

16. 关于垂体的描述,错误的是(　　)
    A. 位于蝶骨体上面的垂体窝内
    B. 分为腺垂体和神经垂体两部分
    C. 腺垂体能分泌多种激素
    D. 腺垂体能影响其他内分泌腺的活动
    E. 神经垂体能分泌缩宫素

17. 分泌生长激素的细胞是(　　)
    A. 嗜酸性细胞　　B. 嗜碱性细胞
    C. 嫌色细胞　　　D. 泡旁细胞
    E. 主细胞

18. 腺垂体的嗜酸性细胞能分泌(　　)
    A. 生长激素和促甲状腺激素
    B. 生长激素和缩宫素
    C. 催乳激素和抗利尿激素
    D. 催乳激素和促性腺激素
    E. 生长激素和催乳激素

19. 调节甲状腺功能的主要激素是(　　)
    A. 甲状腺激素

B. 甲状旁腺激素
C. 生长激素
D. 促甲状腺激素
E. 降钙素

20. 骺软骨消失后,生长激素分泌过多将会引起(　　)
    A. 巨人症　　　　B. 侏儒症
    C. 肢端肥大症　　D. 黏液性水肿
    E. 甲状腺功能亢进

21. 不属于腺垂体分泌的激素是(　　)
    A. 生长激素　　　B. 缩宫素
    C. 催乳激素　　　D. 黄体生成素
    E. 促甲状腺激素

22. 精子的发生主要与下列哪种激素有关? (　　)
    A. 黄体生成素　　B. 催乳激素
    C. 卵泡刺激素　　D. 生长激素
    E. 促肾上腺皮质激素

23. 分泌的激素可影响性腺发育的是(　　)
    A. 神经垂体　　　B. 甲状旁腺
    C. 甲状腺　　　　D. 肾上腺
    E. 松果体

24. 抗利尿激素对肾脏的作用部位是(　　)
    A. 肾小管　　　　B. 近曲小管
    C. 细段　　　　　D. 远曲小管
    E. 远曲小管和集合管

25. 产生抗利尿激素的是(　　)
    A. 垂体细胞
    B. 腺垂体的嗜碱性细胞
    C. 腺垂体的嗜酸性细胞
    D. 视上核
    E. 室旁核

26. 促进肾远曲小管、集合管浓缩尿液的是(　　)
    A. 肾素　　　　　B. 抗利尿激素
    C. 甲状腺激素　　D. 去甲肾上腺素
    E. 肾上腺素

27. 松果体细胞分泌的褪黑激素不足时可出现(　　)
    A. 侏儒症　　　　B. 性早熟
    C. 钙代谢失常　　D. 糖尿病
    E. 呆小症

28. 甲状腺大部切除术后第3天,患者出现手足抽搐等症状,应考虑是由下列哪种原因引起的(　　)
    A. 损伤了喉上神经
    B. 损伤了喉返神经

C. 误切了甲状旁腺

D. 损伤了甲状腺上动脉

E. 损伤了甲状腺下动脉

29. 关于内分泌器官的描述,错误的是(　　)

A. 甲状腺是成对的腺体

B. 腺垂体可分泌多种激素

C. 甲状旁腺共有 4 个

D. 肾上腺左、右各一

E. 松果体在 7 岁以前较发达

四、简答题

1. 简述肾上腺皮质的结构与功能。

2. 简述垂体的分部。

3. 简述腺垂体的细胞种类与功能。

4. 简述神经垂体与下丘脑的关系。

5. 做甲状腺次全切除术时,为何要避免切除甲状腺侧叶的后部?

参考答案

一、名词解释

1. 内分泌腺　是指在结构上独立存在的内分泌器官,包括甲状腺、甲状旁腺、肾上腺、垂体、松果体和胸腺。

2. 激素　内分泌细胞的分泌物称为激素。

3. 旁分泌　少部分内分泌细胞分泌的激素直接作用于邻近的细胞,称为旁分泌。

二、填空题

1. 内分泌腺　内分泌细胞　激素　含氮激素　类固醇激素

2. 甲状腺　甲状旁腺　肾上腺　垂体　松果体　胸腺

3. 侧叶　峡部

4. 降钙素　甲状旁腺激素

5. 甲状旁腺　主　甲状旁腺激素　甲状腺　滤泡旁　降钙素

6. 垂体性侏儒症　呆小症

7. 肾　半月　三角

8. 皮质　髓质　球状带　束状带　网状带　肾上腺素　去甲肾上腺素

9. 抗利尿激素　缩宫素　视上核　室旁核

10. 褪黑激素　腺垂体分泌促性腺激素　生殖腺

三、单项选择题

1. C　2. D　3. B　4. B　5. E　6. B　7. D　8. C

9. D　10. C　11. D　12. B　13. B　14. C　15. B

16. E　17. A　18. E　19. D　20. C　21. B　22. C

23. D　24. E　25. D　26. B　27. B　28. C　29. A

四、简答题

1. 简述肾上腺皮质的结构与功能。

肾上腺皮质从外向内依次分为球状带、束状带和网状带。球状带细胞分泌盐皮质激素,束状带细胞分泌糖皮质激素,网状带细胞主要分泌雄激素,还有少量雌激素和糖皮质激素。

2. 简述垂体的分部。

依据垂体的发生和结构特点,可将其分为前方的腺垂体和后方的神经垂体两部分。腺垂体包括远侧部、结节部和中间部,神经垂体包括神经部和漏斗。通常又将远侧部称为垂体前叶,中间部和神经部合称为垂体后叶。

3. 简述腺垂体的细胞种类与功能。

腺垂体的细胞有下列 3 种:①嗜酸性细胞,能分泌生长激素和催乳激素;②嗜碱性细胞,可分泌促甲状腺激素、促肾上腺皮质激素和促性腺激素(包括卵泡刺激素和黄体生成素);③嫌色细胞,无分泌功能。

4. 简述神经垂体与下丘脑的关系。

下丘脑视上核和室旁核的神经内分泌细胞合成的抗利尿激素和缩宫素通过下丘脑-神经垂体束的轴突运输至神经部储存,并以胞吐的方式释放入毛细血管,构成了下丘脑-神经垂体系统,故神经垂体可视为下丘脑的延伸部分。由此可见,神经垂体与下丘脑直接相连,在结构和功能上是一个整体。神经内分泌细胞的胞体位于下丘脑,是合成激素的场所;轴突位于神经垂体,是储存和释放下丘脑视上核和室旁核分泌激素的部位。

5. 做甲状腺次全切除术时,为何要避免切除甲状腺侧叶的后部?

由于甲状旁腺贴附在甲状腺侧叶的后面,有时还可埋入甲状腺实质内,术中寻找、辨认较困难。为保留甲状旁腺,则要避免切除甲状腺侧叶后部。若切除过多,则可误切甲状旁腺,从而导致手足搐搦症,甚至死亡。

第15章 人体胚胎发生总论

一、名词解释

1. 受精 2. 卵裂 3. 植入 4. 蜕膜 5. 胎膜
6. 胎盘屏障 7. 胎盘

二、填空题

1. 人体胚胎在母体子宫中的发育历时_____天,通常分为_____和_____两个阶段。

2. 射出的精子虽具有_____能力,但无_____能力。精子的受精能力在女性生殖管道内一般可维持_____小时。

3. 从卵巢排出的卵子是处于_____中期的次级卵母细胞,当_____进入次级卵母细胞后,次级卵母细胞才完成_____,形成_____。

4. 受精是_____进入_____形成受精卵的过程,受精发生于排卵后_____小时之内,受精的部位通常在_____。

5. 桑葚胚于受精后第_____天形成,胚泡于受精后的第_____天形成并进入_____。

6. 胚泡由_____、_____和_____3部分构成;受精后第_____天胚泡开始植入,第_____天植入完成,植入时的子宫内膜正处于_____期。

7. 胚泡植入的部位通常在_____或_____部,最多见于_____壁;若植入在子宫以外的部位,则称为_____;若植入位于近子宫颈内口处并在此形成胎盘,则称为_____。

8. 根据蜕膜与胚的位置关系,将蜕膜分为_____、_____和_____3部分,其中_____参与胎盘的构成,胚胎第3个月时,_____和_____融合,子宫腔消失。

9. 受精后第2周初,由胚泡的_____逐渐分化形成一个由_____胚层和_____胚层组成的椭圆形盘状结构,即二胚层_____。受精后第3周,由于_____细胞的增殖、迁移,又形成了_____胚层。

10. 原条的出现确定了胚盘的_____,原条所在的一端为胚盘的_____,相对的一端则为胚盘的_____。

11. 三胚层是指_____、_____和_____。

12. 中胚层在脊索两旁从内侧向外侧依次分化为_____、_____和_____,而散在分布的中胚层细胞则称为_____,将分化为结缔组织、心血管、肌肉等。

13. 胎膜包括_____、_____、_____、_____和_____。

14. 胎盘由胎儿的_____与母体的_____共同构成;胎儿血与母体血在胎盘内进行物质交换所通过的结构称为_____。

15. 单卵孪生的两个胎儿,_____相同,_____相似。

16. 引起先天畸形的原因有三,即_____、_____和_____;致畸敏感期是指受精后的第_____周。

三、单项选择题

[A1 型题]

1. 世界上第1例试管婴儿于1978年7月25日诞生在( )
   A. 中国   B. 英国   C. 法国
   D. 美国   E. 德国

2. 人体胚胎发育在母体子宫内经历了( )
   A. 36周   B. 37周   C. 38周
   D. 40周   E. 48周

3. 精子获能的物质存在于( )
   A. 女性生殖管道内
   B. 精液   C. 附睾
   D. 卵泡液   E. 前列腺

4. 人胚初具雏形的时间是在受精后的( )
   A. 1周末   B. 2周末   C. 4周末
   D. 8周末   E. 9周末

5. 一个新个体的发生,开始时间是从( )算起的
   A. 卵裂时   B. 排卵时   C. 胚泡形成时
   D. 受精时   E. 三胚层形成时

6. 一个初级精母细胞经过两次成熟分裂后形成( )个精子
   A. 1   B. 2   C. 4
   D. 6   E. 8

7. 一个初级卵母细胞经过两次成熟分裂后形成(　　)
   A. 1 个成熟卵子　　　B. 2 个成熟卵子
   C. 3 个成熟卵子　　　D. 4 个成熟卵子
   E. 6 个成熟卵子

8. 次级卵母细胞完成第 2 次成熟分裂的时间是(　　)
   A. 出生前　　　　　　B. 青春发育期后
   C. 排卵前　　　　　　D. 排卵后
   E. 与精子相遇受精时

9. 精子在女性生殖管道内的受精能力大约可维持
   (　　)
   A. 6 小时　　　B. 8 小时　　　C. 12 小时
   D. 24 小时　　E. 48 小时

10. 卵子排出后可维持受精能力(　　)
    A. 3 小时　　B. 6 小时　　　C. 12 小时
    D. 36 小时　　E. 48 小时

11. 单精入卵的实现依赖于(　　)
    A. 顶体反应　　　　　B. 蜕膜反应
    C. 抗精子抗体　　　　D. 透明带反应
    E. 放射冠反应

12. 受精时精子进入(　　)
    A. 卵原细胞　　　　　B. 初级卵母细胞
    C. 次级卵母细胞　　　D. 成熟卵子
    E. 卵泡细胞

13. 卵子与哪种核型的精子结合,可发育为男性胚
    胎(　　)
    A. 22 条常染色体
    B. 23 条常染色体+1 条 X 染色体
    C. 23 条常染色体+1 条 Y 染色体
    D. 22 条常染色体+1 条 X 染色体
    E. 22 条常染色体+1 条 Y 染色体

14. 胚泡植入过程中正值子宫内膜处于(　　)
    A. 活动期　　B. 静止期　　C. 增生期
    D. 分泌期　　E. 月经期

15. 正常情况下卵裂发生在 (　　)
    A. 卵巢内　　B. 子宫腔内　　C. 输卵管腔
    D. 腹膜腔内　　E. 子宫壁内

16. 胚泡完全埋入子宫内膜是在受精后的(　　)
    A.12 小时内　　B. 2~3 天　　　C.5~6 天
    D.11~12 天　　E.14~15 天

17. 人胚发生时,透明带溶解消失发生在(　　)
    A. 受精时　　B. 卵裂时　　C. 桑葚胚期
    D. 排卵时　　E. 胚泡期

18. 植入时被埋入子宫内膜功能层的是(　　)
    A. 受精卵　　B. 卵裂球　　C. 胚泡
    D. 桑葚胚　　E. 胚胎

19. 植入后的子宫内膜称为(　　)
    A. 蜕膜　　　B. 绒毛膜　　C. 基膜
    D. 胎膜　　　E. 黏膜

20. 前置胎盘是由于胚泡植入到(　　)
    A. 子宫底　　　　　　B. 子宫体上部
    C. 子宫前壁　　　　　D. 子宫后壁
    E. 近子宫颈管内口处

21. 二胚层胚盘来自(　　)
    A. 基蜕膜　　B. 壁蜕膜　　　C. 内细胞群
    D. 滋养层　　E. 中胚层

22. 形成原条的细胞来源于(　　)
    A. 外胚层　　B. 上胚层　　　C. 内胚层
    D. 下胚层　　E. 中胚层

23. 人体发生的原基是(　　)
    A. 受精卵　　　　　　B. 原条
    C. 三胚层胚盘　　　　D. 二胚层胚盘
    E. 桑葚胚

24. 三胚层胚盘在受精后的(　　)形成
    A. 第 1 周　　B. 第 2 周　　C. 第 3 周
    D. 第 4 周　　E. 第 8 周

25. 中胚层直接起源于(　　)
    A. 外胚层　　B. 内胚层　　　C. 原结
    D. 脊索　　　E. 原条

26. 外胚层、中胚层和内胚层均起源于(　　)
    A. 外胚层　　B. 下胚层　　　C. 内胚层
    D. 上胚层　　E. 中胚层

27. 诱导神经管形成的结构是(　　)
    A. 原结　　　B. 原条　　　　C. 体节
    D. 脊索　　　E. 原沟

28. 下列结构中最早出现的是(　　)
    A. 神经孔　　B. 神经沟　　　C. 神经管
    D. 神经板　　E. 神经褶

29. 分化为脑和脊髓的是(　　)
    A. 中胚层　　B. 神经管　　　C. 侧中胚层
    D. 内胚层　　E. 间介中胚层

30. 皮肤的表皮及其附属器来源于(　　)
    A. 外胚层　　B. 中胚层　　　C. 神经嵴
    D. 内胚层　　E. 脊索

31. 形成胚内体腔的结构是(　　)
    A. 胚外中胚层　　　B. 间充质
    C. 间介中胚层　　　D. 侧中胚层
    E. 轴旁中胚层

32. 分化形成心包腔的结构是(　　)
    A. 胚外体腔　　　B. 胚内体腔
    C. 体壁中胚层　　D. 脏壁中胚层
    E. 间介中胚层

33. 分化为泌尿、生殖系主要器官的是(　　)
    A. 侧中胚层　　　B. 外胚层
    C. 轴旁中胚层　　D. 体节
    E. 间介中胚层

34. 血管、结缔组织、肌组织等来源于(　　)
    A. 内胚层　　B. 中胚层　　C. 外胚层
    D. 胚外中胚层　　E. 绒毛膜

35. 分化形成消化道和呼吸道上皮组织的是(　　)
    A. 内胚层　　B. 外胚层　　C. 胚内体腔
    D. 胚外体腔　　E. 间介中胚层

36. 肛管齿状线以上的上皮来源于(　　)
    A. 内胚层　　B. 中胚层　　C. 外胚层
    D. 间充质　　E. 胚内体腔

37. 肛管齿状线以下的上皮来源于(　　)
    A. 内胚层　　B. 中胚层　　C. 外胚层
    D. 间充质　　E. 胚内体腔

38. 妊娠后期胎儿生长发育在(　　)内
    A. 卵黄囊腔　　　B. 胚内体腔
    C. 绒毛膜腔　　　D. 羊膜腔
    E. 子宫腔

39. 不属于胎儿附属结构的是(　　)
    A. 胎盘　　B. 脐带　　C. 绒毛膜
    D. 尿囊　　E. 子宫壁肌层

40. 足月分娩时的羊水量是(　　)
    A. 1000~1500ml　　B. 1000~2000ml
    C. 500~1000ml　　D. 500~1500ml
    E. 500~2000ml

41. 羊水过多是指妊娠期羊水量超过(　　)
    A. 1000ml　　B. 2000ml　　C. 3000ml
    D. 4000ml　　E. 5000ml

42. 关于羊水的描述,错误的是(　　)
    A. 为羊膜腔内的液体
    B. 胎儿无脑畸形可致羊水过少
    C. 胎儿肾缺如也可致羊水过少

D. 对胎儿具有保护作用
E. 羊水过少是指妊娠晚期羊水量少于300ml

43. 包绕在脐带最表面的结构是(　　)
    A. 绒毛膜　　　B. 卵黄囊
    C. 羊膜　　　　D. 胚外中胚层
    E. 包蜕膜

44. 关于脐带的描述,错误的是(　　)
    A. 为连接胎儿与胎盘的纽带
    B. 平均长度为55cm
    C. 短于30cm者称为脐带过短
    D. 表面无羊膜覆盖
    E. 脐带超过80cm称为脐带过长

45. 胎儿出生时剪断脐带,流出的血液是(　　)
    A. 母体的动、静脉血
    B. 胎儿和母体的动、静脉血
    C. 胎儿的动、静脉血
    D. 母体的动脉血
    E. 母体的静脉血

46. 关于胎盘功能的描述,错误的是(　　)
    A. 能进行物质交换
    B. 能进行气体交换
    C. 分泌多种激素
    D. 有防御功能
    E. 能阻止药物、病毒通过

47. 构成胎盘隔的结构是(　　)
    A. 丛密绒毛膜　　　B. 平滑绒毛膜
    C. 包蜕膜　　　　　D. 壁蜕膜
    E. 基蜕膜

48. 绒毛间隙内充满(　　)
    A. 羊水　　　　　B. 胎儿血
    C. 母体血　　　　D. 胎儿血和母体血
    E. 组织液

49. 胎儿血与母体血借(　　)进行物质交换
    A. 丛密绒毛膜　　　B. 平滑绒毛膜
    C. 胎盘小叶　　　　D. 胎盘膜
    E. 基蜕膜

50. 关于单卵孪生结果的描述,错误的是(　　)
    A. 均为女性　　　　B. 均为男性
    C. 性别各异　　　　D. 可发生寄生胎
    E. 可发生联体双胎

[A2 型题]
51. 已婚妇女,28 岁,停经 49 天。早期妊娠的诊断

通常是测定孕妇尿液中的(　　)

  A. 雌激素　　　　B. 孕激素

  C. 黄体生成素　　D. 人胎盘催乳素

  E. 人绒毛膜促性腺激素

52. 患者,女性,26 岁,停经 42 天。因急性左下腹痛 1 小时而急诊入院,初步诊断为异位妊娠。为进一步确定诊断,须进行穿刺的部位是(　　)

  A. 阴道前穹　　　B. 膀胱子宫陷凹

  C. 阴道右穹　　　D. 阴道后穹

  E. 阴道左穹

[A3 型题]

53 ~ 57. 患者,女性,25 岁,已婚,怀孕 9 周。因突发右下腹部疼痛而急诊入院。妇科检查:子宫略大,右侧附件区压痛明显,拒按。经阴道后穹穿刺有鲜血,初步诊断为异位妊娠。在讨论中提出以下几个问题

53. 临床计算妊娠开始的时间是(　　)

  A. 夫妻同房之日

  B. 末次月经后 14 日

  C. 受精之日

  D. 末次月经干净之日

  E. 末次月经第 1 天算起

54. 卵子受精的部位通常在(　　)

  A. 腹膜腔　　　　B. 输卵管峡部

  C. 输卵管子宫部　D. 输卵管壶腹部

  E. 输卵管漏斗

55. 胚泡植入的部位通常在(　　)

  A. 输卵管

  B. 腹膜腔

  C. 子宫阔韧带

  D. 子宫体或子宫底部

  E. 近子宫颈管内口处

56. 临床上最常见的异位妊娠是(　　)

  A. 腹腔妊娠　　　B. 子宫颈妊娠

  C. 输卵管妊娠　　D. 子宫阔韧带妊娠

  E. 卵巢妊娠

57. 该患者最有可能妊娠和破裂的部位是(　　)

  A. 输卵管峡部　　B. 输卵管子宫部

  C. 输卵管漏斗部　D. 输卵管伞

  E. 输卵管壶腹部

四、简答题

1. 简述受精的部位及意义?

2. 原条存在于什么部位? 由它形成什么结构?

3. 神经管是如何形成的? 可能出现的畸形有哪些?

4. 中胚层是由什么结构分化而来的? 在早期胚胎它又可分化为哪几部分?

5. 简述胎盘的结构与功能。

参考答案

一、名词解释

1. 受精　是指精子进入卵子形成受精卵的过程。一般发生在排卵后的 12 小时之内,受精的部位通常在输卵管壶腹部。

2. 卵裂　受精卵早期进行的细胞分裂,称为卵裂。

3. 植入　胚泡逐渐埋入子宫内膜的过程,称为植入或着床。植入于受精后第 5 ~ 6 天开始,于第 11 ~ 12 天完成,正常植入部位在子宫底或子宫体。

4. 蜕膜　植入时的子宫内膜正处于分泌期,植入后的子宫内膜改称为蜕膜。根据蜕膜与胚的位置关系将其分为基蜕膜、包蜕膜和壁蜕膜 3 部分。

5. 胎膜　是胎儿的附属结构,包括绒毛膜、羊膜、卵黄囊、尿囊和脐带。对胚胎起保护、营养、呼吸和排泄等作用。

6. 胎盘屏障　胎儿血与母体血在胎盘内进行物质交换所通过的结构,称为胎盘膜或胎盘屏障。由合体滋养层、细胞滋养层和基膜、绒毛内结缔组织、毛细血管基膜和内皮组成。

7. 胎盘　是由胎儿的丛密绒毛膜与母体的基蜕膜共同构成的圆盘形结构,具有物质交换、防御屏障和内分泌等功能。

二、填空题

1. 266　胚期　胎期

2. 运动　受精　24

3. 第 2 次成熟分裂　精子　第 2 次成熟分裂　1 个成熟的卵子

4. 精子　卵子　12　输卵管壶腹部

5. 3　4　子宫腔

6. 滋养层　内细胞群　胚泡腔　5 ~ 6　11 ~ 12　分泌

7. 子宫体　子宫底　子宫体后　宫外孕　前置胎盘

8. 基蜕膜　包蜕膜　壁蜕膜　基蜕膜　包蜕膜　壁蜕膜

9. 内细胞群　上　下　胚盘　上胚层　中

10. 中轴和头尾方向　尾端　头端

11. 内胚层　中胚层　外胚层

12. 轴旁中胚层　间介中胚层　侧中胚层　间充质

13. 绒毛膜　羊膜　卵黄囊　尿囊　脐带

14. 丛密绒毛膜　基蜕膜　胎盘屏障

15. 性别　相貌和生理特征

16. 遗传因素　环境因素　环境因素与遗传因素的相互作用　3～8

三、单项选择题

1. B　2. C　3. A　4. D　5. D　6. C　7. A　8. E

9. D　10. C　11. D　12. C　13. E　14. D　15. C

16. D　17. E　18. C　19. A　20. E　21. C　22. B

23. D　24. C　25. E　26. D　27. D　28. D　29. B

30. A　31. D　32. B　33. E　34. B　35. A　36. A

37. C　38. D　39. E　40. A　41. B　42. B　43. C

44. D　45. C　46. E　47. E　48. C　49. D　50. C

51. E　52. D　53. E　54. C　55. D　56. C　57. E

四、简答题

1. 简述受精的部位及意义。

受精的部位通常在输卵管壶腹部。其意义是：①启动卵裂；②精卵结合，恢复二倍体，保持物种的稳定性；③受精决定性别；④遗传物质重新组合，使新个体具有与亲代不完全相同的性状。

2. 原条存在于什么部位？由它形成什么结构？

原条存在于上胚层中轴尾端，原条的头端膨大为原结，原结的细胞增生，向头端迁移，形成脊索；原条的细胞增殖迁移，在上胚层和下胚层之间形成中胚层。

3. 神经管是如何形成的？可能出现的畸形有哪些？

神经管的形成：脊索形成后，诱导其背侧中线的外胚层增厚形成神经板。神经板的中轴部分凹陷形成神经沟，沟两侧边缘隆起为神经褶，两侧的神经褶在神经沟中段逐渐靠拢愈合并向头尾两端延伸，使神经沟封闭而形成神经管。神经管是中枢神经系统的原基，其头端膨大发育成脑，尾侧细长将演变成脊髓。如果前、后神经孔未闭，将会导致无脑儿和脊髓裂畸形的发生。

4. 中胚层是由什么结构分化而来的？在早期胚胎它又可分化为哪几部分？

中胚层由上胚层原条分化而来，在早期胚胎可分化成轴旁中胚层、间介中胚层、侧中胚层和间充质。

5. 简述胎盘的结构与功能。

胎盘是由胎儿的丛密绒毛膜和母体子宫的基蜕膜共同组成的圆盘形结构。其功能为物质交换、防御屏障和内分泌功能（分泌人绒毛膜促性腺激素、人胎盘催乳激素、孕激素和雌激素等）。

第5部分 模拟试题

模拟试题 A 卷

一、名词解释(每小题1分,共10分)

1. 内皮 2. 椎间盘 3. 肝门 4. 气-血屏障
5. 膀胱三角 6. 精索 7. 静脉角 8. 视神经盘
9. 神经核 10. 内囊

二、填空题(每个空1分,共30分)

1. 在构造上,骨由_____、_____和_____构成。

2. 咽可分为_____、_____和_____3部分。

3. 痔以齿状线为界,分为_____痔和_____痔。

4. 肝门管区内有_____、_____和_____3种管道通过。

5. 临床上将_____、_____和_____称为上呼吸道。

6. 输尿管全长有3处狭窄,分别位于_____、_____和_____。

7. 肠系膜下动脉的分支有_____、_____和_____。

8. 肝门静脉由_____和_____在胰颈的后方汇合而成。

9. 眼球壁由外而内由_____、_____和_____构成。

10. 中枢神经系统包括_____和_____两部分。

11. 脑干自上而下由_____、_____和_____组成。

三、单项选择题(每小题1分,共30分)

1. 机体发生细菌感染时,血液中哪类细胞数量升高最明显( )
   A. 嗜酸粒细胞　　B. 中性粒细胞
   C. 单核细胞　　　D. 淋巴细胞
   E. 浆细胞

2. 肱骨体后面中份有( )
   A. 尺神经沟　　　B. 小结节
   C. 大结节　　　　D. 桡神经沟
   E. 鹰嘴窝

3. 属于面颅骨的是( )
   A. 额骨　　B. 下鼻甲　　C. 蝶骨
   D. 颞骨　　E. 枕骨

4. 与脊柱直接相连接的骨是( )
   A. 锁骨　　B. 肩胛骨　　C. 髋骨
   D. 坐骨　　E. 胸骨

5. 既能屈肘关节,又能使前臂旋后的肌是( )
   A. 肱桡肌　　B. 旋后肌　　C. 肱肌
   D. 肱二头肌　E. 肱三头肌

6. 不与咽直接相交通的结构是( )
   A. 鼻腔　　B. 口腔　　C. 喉腔
   D. 食管　　E. 中耳的鼓室

7. 当胃大部分切除或回肠切除术后,均可影响( )的吸收
   A. 叶酸　　　B. 维生素 A　　C. 维生素 B_{12}
   D. 维生素 C　E. 维生素 B_6

8. 十二指肠溃疡的好发部位在( )
   A. 十二指肠空肠曲　B. 十二指肠球
   C. 十二指肠水平部　D. 十二指肠升部
   E. 十二指肠降部

9. 手术中寻找阑尾的可靠方法是( )
   A. 沿回肠末端寻找
   B. 以 Mc Burney 点为标志寻找
   C. 沿着结肠带寻找
   D. 沿盲肠内侧缘寻找
   E. 沿大网膜移动的方向寻找

10. 右主支气管的特点是( )
    A. 细而短　　B. 粗而长　　C. 粗而短

D. 细而长　　E. 较横平

11. 出入肾门的结构不包括(　　)

　　A. 肾动脉　　B. 肾盂　　　　C. 肾静脉

　　D. 神经　　E. 输尿管

12. 关于卵巢的描述,错误的是(　　)

　　A. 是成对的实质性器官

　　B. 上端借卵巢悬韧带吊于骨盆侧壁上

　　C. 下端连有卵巢固有韧带

　　D. 前缘有血管、神经出入

　　E. 卵巢动脉来自髂内动脉

13. 正常情况下受精的部位在(　　)

　　A. 输卵管漏斗　　　B. 输卵管子宫部

　　C. 输卵管壶腹部　　D. 输卵管峡部

　　E. 腹膜腔内

14. 维持子宫前屈的主要韧带是(　　)

　　A. 子宫主韧带　　　B. 骶子宫韧带

　　C. 子宫阔韧带　　　D. 子宫圆韧带

　　E. 骨盆漏斗韧带

15. 腹膜外位器官应除外(　　)

　　A. 肝　　　　B. 输尿管　　　C. 肾

　　D. 肾上腺　　E. 胰

16. 心位于胸腔的(　　)

　　A. 上纵隔内　　　　B. 前纵隔内

　　C. 中纵隔内　　　　D. 后纵隔内

　　E. 心包腔内

17. 冠状动脉(　　)

　　A. 只有一条

　　B. 发自肺动脉干起始处

　　C. 走在前、后室间沟内

　　D. 仅分布于左、右心室壁

　　E. 只是营养心的血管

18. 动脉韧带(　　)

　　A. 一般位于右肺动脉与主动脉弓之间

　　B. 由肌纤维束构成

　　C. 来源于肺动脉

　　D. 是胎儿时期动脉导管闭锁后的遗迹

　　E. 连于肺动脉与升主动脉之间

19. 不属于颈外动脉直接分支的是(　　)

　　A. 面动脉　　　　B. 甲状腺上动脉

　　C. 脑膜中动脉　　D. 颞浅动脉

　　E. 上颌动脉

20. 颈内静脉(　　)

　　A. 在颈静脉孔处接续乙状窦

　　B. 伴颈内、外动脉下行

　　C. 与颈外静脉汇合成头臂静脉

　　D. 只收集颈部的静脉血

　　E. 注入上腔静脉

21. 不属于眼球折光系统的结构是(　　)

　　A. 玻璃体　　B. 视网膜　　　C. 角膜

　　D. 房水　　　E. 晶状体

22. 关于鼓室的描述,错误的是(　　)

　　A. 3 块听小骨均位于鼓室内

　　B. 后壁上部有乳突窦的开口

　　C. 是与外界不通的小腔

　　D. 外侧壁大部分是鼓膜

　　E. 向前借咽鼓管通向鼻咽部

23. 下列哪项不参与第四脑室的构成(　　)

　　A. 延髓　　　B. 小脑　　　　C. 间脑

　　D. 脑桥　　　E. 菱形窝

24. 脑出血最常见于(　　)

　　A. 蛛网膜下隙　　　B. 脑桥

　　C. 延髓　　　　　　D. 内囊

　　E. 小脑

25. 穿经内囊膝的纤维束是(　　)

　　A. 内侧丘系　　　B. 皮质核束

　　C. 皮质脊髓束　　D. 脊髓丘脑束

　　E. 视辐射

26. 支配三角肌的神经是(　　)

　　A. 尺神经　　　　B. 肌皮神经

　　C. 桡神经　　　　D. 腋神经

　　E. 正中神经

27. 腓骨颈骨折易损伤的神经是(　　)

　　A. 胫神经　　　　B. 腓总神经

　　C. 隐神经　　　　D. 腓浅神经

　　E. 腓深神经

28. 支配表情肌的神经是(　　)

　　A. 三叉神经　　　B. 上颌神经

　　C. 下颌神经　　　D. 面神经

　　E. 舌咽神经

29. 不属于内分泌腺的是(　　)

　　A. 甲状腺　　　　B. 甲状旁腺

　　C. 肾上腺　　　　D. 垂体

　　E. 腮腺

30. 人体胚胎发育在母体子宫内经历了（   ）
     A. 36 周   B. 37 周
     C. 38 周   D. 40 周
     E. 48 周

四、简答题(每小题 3 分,共 30 分)
1. 斜角肌间隙是如何构成的?
2. 唾液腺有哪几对? 其导管各开口于何处?
3. 肋膈隐窝的位置及临床意义如何?
4. 膀胱外形可分为哪几部分? 女性膀胱后方的毗邻如何?
5. 男性生殖器的附属腺包括哪些?
6. 胸导管收纳哪几条淋巴干的淋巴?
7. 内耳骨迷路包括哪几部分?
8. 大腿前群肌、内侧群肌和后群肌各受什么神经支配?
9. 从大隐静脉滴注入药物,可经哪些途径(脉管)到达肺?
10. 简述脑脊液的产生部位及循环途径(可用箭头表示)。

参考答案

一、名词解释
1. 内皮 衬贴在心、血管和淋巴管腔面的单层扁平上皮称为内皮。
2. 椎间盘 是连接于相邻两椎体之间的纤维软骨盘,由中央的髓核和周围的纤维环构成。
3. 肝门 位于肝脏面中间部的横沟称为肝门,是肝固有动脉、肝门静脉、肝左右管和神经及淋巴管等进出的门户。
4. 气-血屏障 又称呼吸膜,是肺泡腔内的 O_2 与肺泡隔毛细血管内血液携带的 CO_2 之间进行气体交换所通过的结构,由肺泡表面活性物质层、Ⅰ型肺泡细胞与基膜、薄层结缔组织、毛细血管基膜与内皮构成。
5. 膀胱三角 在膀胱底内面,两输尿管口与尿道内口之间的三角形区域称为膀胱三角。其黏膜始终平滑无皱襞,是肿瘤、结核和炎症的好发部位,也是膀胱镜检的重点区域。
6. 精索 是从睾丸上端延伸至腹股沟管深环处的一对柔软的圆索状结构,主要由输精管、睾丸动脉、蔓状静脉丛、神经、淋巴管和外面包裹的 3 层被膜等构成。

7. 静脉角 同侧的颈内静脉与锁骨下静脉在胸锁关节后方汇合形成的夹角称为静脉角,是淋巴导管注入静脉的部位。
8. 视神经盘 在视网膜后部中央偏鼻侧处,有一白色圆盘形隆起,称为视神经盘或视神经乳头。此处无感光细胞,故又称为生理性盲点。
9. 神经核 在中枢神经系统内(皮质除外),形态和功能相似的神经元胞体聚集形成的团块状结构,称为神经核。
10. 内囊 是指位于背侧丘脑、尾状核与豆状核之间的投射纤维,在大脑半球的水平切面上,呈向外开放的"V"字形,分为内囊前肢、内囊膝和内囊后肢 3 部分。

二、填空题
1. 骨质　骨膜　骨髓
2. 鼻咽　口咽　喉咽
3. 外　内
4. 小叶间动脉　小叶间静脉　小叶间胆管
5. 鼻　咽　喉
6. 肾盂与输尿管的移行处　小骨盆入口处(或跨越髂血管处)　斜穿膀胱壁处
7. 左结肠动脉　乙状结肠动脉　直肠上动脉
8. 肠系膜上静脉　脾静脉
9. 外膜(纤维膜)　中膜(血管膜)　内膜(视网膜)
10. 脑　脊髓
11. 中脑　脑桥　延髓

三、单项选择题
1. B　2. D　3. B　4. C　5. D　6. E　7. C　8. B　9. C
10. C　11. E　12. E　13. C　14. B　15. A　16. C
17. E　18. D　19. C　20. A　21. B　22. C　23. C
24. D　25. B　26. D　27. B　28. D　29. E　30. C

四、简答题
1. 斜角肌间隙是如何构成的?
   斜角肌间隙是由前、中斜角肌与第 1 肋之间围成的三角形间隙,内有锁骨下动脉和臂丛通过。
2. 唾液腺有哪几对? 其导管各开口于何处?
   唾液腺有腮腺、下颌下腺和舌下腺 3 对。腮腺导管开口于平对上颌第 2 磨牙相对的颊黏膜上;下颌下腺导管开口舌下阜;舌下腺大管开口于舌下阜,小管开口于舌下襞。
3. 肋膈隐窝的位置及临床意义如何?

肋膈隐窝是位于肋胸膜与膈胸膜相互转折处形成的半环形胸膜隐窝,是胸膜腔的最低部位,胸膜腔积液首先聚集于此,故临床上常在此处进行胸膜腔穿刺抽液或进行胸膜腔闭式引流。

4. 膀胱外形可分为哪几部分? 女性膀胱后方的毗邻如何?

膀胱外形可分为膀胱尖、膀胱体、膀胱底和膀胱颈 4 部分。女性膀胱后方与子宫和阴道相邻。

5. 男性生殖器的附属腺包括哪些?

男性生殖器的附属腺包括精囊、前列腺和尿道球腺。

6. 胸导管收纳哪几条淋巴干的淋巴?

胸导管收纳左颈干、左支气管纵隔干、左锁骨下干、左右腰干和肠干共 6 条淋巴干的淋巴。

7. 内耳骨迷路包括哪几部分?

内耳骨迷路包括骨半规管、前庭和耳蜗。

8. 大腿前群肌、内侧群肌和后群肌各受什么神经支配?

大腿前群肌受股神经支配,内侧群肌受闭孔神经和股神经支配,后群肌受坐骨神经支配。

9. 从大隐静脉滴注入药物,可经哪些途径(脉管)到达肺?

药物→大隐静脉→股静脉→髂外静脉→髂总静脉→下腔静脉→右心房→右房室口→右心室→肺动脉干→左、右肺动脉→左、右肺门→左、右肺。

10. 简述脑脊液的产生部位及循环途径(可用箭头表示)。

左、右侧脑室脉络丛产生的脑脊液→室间孔→第三脑室+第三脑室脉络丛产生的脑脊液→中脑水管→第四脑室+第四脑室脉络丛产生的脑脊液→第四脑室正中孔和两侧外侧孔→蛛网膜下隙→蛛网膜粒→上矢状窦→窦汇→横窦→乙状窦→颈内静脉→汇入血液循环。

模拟试题 B 卷

一、名词解释(每小题1分,共10分)
1. 肌节 2. 胸骨角 3. 回盲瓣 4. 肺根 5. 肾门 6. 动脉韧带 7. 黄斑 8. 神经节 9. 大脑动脉环 10. 受精

二、填空题(每个空1分,共30分)
1. 当机体受到细菌感染时,血液中的_____数量增多,其中尤以_____比例为高。
2. 神经组织由_____和_____组成。
3. 相邻椎体间借_____、_____和_____相连接。
4. 胃的入口称为_____,与_____相接。
5. 大肠和小肠在形态上的区别主要是_____、_____和_____。
6. 胆总管是由_____和_____合成的,在_____韧带内下降。
7. 鼻旁窦包括额窦、_____、_____和_____。
8. 肾有 3 层被膜,由内向外依次为_____、_____和_____。
9. 子宫内腔可分为_____和_____两部分。
10. 下腔静脉由_____与_____汇合而成。
11. 神经系统由_____和_____两部分组成。
12. 基底核包括_____、_____、_____和屏状核。

三、单项选择题(每小题1分,共30分)
1. 正常成人主要的造血器官是( )
   A. 肝 B. 脾 C. 淋巴结
   D. 黄骨髓 E. 红骨髓
2. 每块椎骨均具有( )
   A. 上、下关节突 B. 肋凹
   C. 椎孔 D. 横突孔
   E. 末端分叉的棘突
3. 有桡切迹的骨是( )
   A. 肩胛骨 B. 尺骨 C. 肱骨
   D. 桡骨 E. 手舟骨
4. 属于臂后肌群的是( )
   A. 三角肌 B. 肱二头肌
   C. 肱三头肌 D. 喙肱肌

E. 肱肌

5. 右下颌第 2 磨牙的牙式是(　　)

A. $\overline{7|}$　　　B. $\overline{|7}$　　　C. $\underline{6|}$

D. $\underline{|6}$　　　E. $\underline{8|}$

6. 肝胰壶腹开口于十二指肠(　　)

A. 上部　　　B. 水平部　　　C. 降部

D. 升部　　　E. 十二指肠空肠曲

7. 手术时确定空肠起始部的重要标志是(　　)

A. 十二指肠横襞

B. 角切迹

C. 十二指肠大乳头

D. Treitz 韧带

E. 幽门窦

8. 肺下界的体表投影在腋中线处与(　　)相交

A. 第 5 肋　　B. 第 6 肋　　C. 第 7 肋

D. 第 8 肋　　E. 第 9 肋

9. 成人肾门平对(　　)

A. 第 11 胸椎体　　B. 第 12 胸椎体

C. 第 1 腰椎体　　D. 第 2 腰椎体

E. 第 3 腰椎体

10. 膀胱(　　)

A. 属于腹膜内位器官

B. 空虚时位于小骨盆腔内

C. 膀胱尖处有尿道口

D. 膀胱颈的后方有前列腺

E. 输尿管开口于膀胱体

11. 精索内不含有(　　)

A. 睾丸动脉　　　B. 射精管

C. 神经　　　　　D. 蔓状静脉丛

E. 输精管

12. 前列腺(　　)

A. 左、右各一

B. 为男性的生殖腺

C. 与膀胱底相邻

D. 分泌雄激素

E. 中央有尿道穿过

13. 由双层腹膜形成的韧带是(　　)

A. 子宫阔韧带　　　B. 子宫圆韧带

C. 子宫主韧带　　　D. 骶子宫韧带

E. 卵巢固有韧带

14. 构成浆膜的成分是(　　)

A. 疏松结缔组织

B. 内皮和疏松结缔组织

C. 内皮

D. 间皮

E. 间皮和疏松结缔组织

15. 属于腹膜内位器官的是(　　)

A. 升结肠　　B. 子宫　　C. 输尿管

D. 阑尾　　　E. 胰

16. 左心室侧壁心肌梗死常由下列何动脉阻塞引起(　　)

A. 旋支　　　　　B. 左室后支

C. 前室间支　　　D. 后室间支

E. 左冠状动脉主干

17. 心的正常起搏点是(　　)

A. 房室结　　B. 窦房结　　C. 左束支

D. 右束支　　E. 房室束

18. 具有化学感受器的血管是(　　)

A. 肾动脉　　B. 肺动脉　　C. 肝动脉

D. 颈总动脉　　E. 肱动脉

19. 子宫动脉(　　)

A. 起自髂外动脉

B. 来源于腹主动脉

C. 与卵巢动脉伴行

D. 仅分布于子宫

E. 在子宫颈外侧约 2cm 处越过输尿管前上方

20. 关于面静脉的描述,错误的是(　　)

A. 起自内眦静脉

B. 在口角平面以上通常无静脉瓣

C. 走行于危险三角内

D. 直接与海绵窦相交通

E. 注入颈内静脉

21. 胸导管常注入(　　)

A. 右静脉角　　　B. 左静脉角

C. 上腔静脉　　　D. 左颈内静脉

E. 头臂静脉

22. 与鼓室相交通的管道是(　　)

A. 外耳道　　B. 内耳道　　C. 咽鼓管

D. 蜗管　　　E. 骨半规管

23. 属于脑干腹侧面的结构是(　　)

A. 上丘　　B. 菱形窝　　C. 薄束结节

D. 锥体　　E. 乳头体

24. 位于延髓内的非脑神经核是(　　)

A. 下泌涎核　　B. 薄束核　　C. 孤束核

　　D. 疑核　　E. 三叉神经脊束核

25. 不属于下丘脑的结构是(　　)
　　A. 乳头体　　B. 漏斗　　　C. 灰结节
　　D. 视交叉　　E. 外侧膝状体

26. 右侧内囊损伤导致(　　)
　　A. 右半身瘫痪
　　B. 左半身瘫痪
　　C. 右侧浅感觉障碍
　　D. 双侧额纹消失
　　E. 两侧视野同侧半偏盲

27. 患者有足下垂和第1、2趾相对缘皮肤感觉丧失,可能是损伤了(　　)
　　A. 胫神经　　　　　B. 腓浅神经
　　C. 臀下神经　　　　D. 胫神经和腓浅神经
　　E. 腓深神经

28. 供应中央前回的动脉主要来自(　　)
　　A. 大脑后动脉　　B. 大脑前动脉
　　C. 基底动脉　　　D. 大脑中动脉
　　E. 后交通动脉

29. 使血钙升高的激素来自(　　)
　　A. 甲状腺　　B. 肾上腺　　C. 胸腺
　　D. 垂体　　　E. 甲状旁腺

30. 异位妊娠多发生在(　　)
　　A. 卵巢　　B. 输卵管　　C. 肠系膜
　　D. 腹膜腔　　E. 直肠子宫陷凹

四、简答题(每小题3分,共30分)

1. 胸廓是如何构成的?
2. 胃的位置和分部如何? 分布到胃的动脉有哪些?
3. 气管异物易坠入哪一侧主支气管? 为什么?
4. 男性膀胱后方和下方的毗邻各是什么?
5. 输卵管分为哪几部分? 受精和结扎的部位分别在何处?
6. 上肢较为恒定的浅静脉主干有哪些?
7. 听觉和位觉感受器有哪些? 各位于何处?
8. 大脑半球分为哪几个叶? 分布于大脑半球的动脉有哪些?
9. 连于延髓的脑神经根有哪些?
10. 简述股四头肌的组成、位置、作用、血液供应和神经支配。

参考答案

一、名词解释

1. 肌节　相邻两条Z线之间的一段肌原纤维称为肌节。每个肌节由1/2 I带+A带+1/2 I带组成,它是肌细胞收缩和舒张功能的基本结构单位。

2. 胸骨角　胸骨柄与胸骨体连接处形成微向前凸的角称为胸骨角,两侧平对第2肋,可在体表扪及,是计数肋的重要标志。

3. 回盲瓣　是由回肠末端突入盲肠所形成的上、下两个半月形的黏膜皱襞。可阻止小肠内容物过快地流入大肠,并可防止盲肠内容物反流到回肠。

4. 肺根　出入肺门的主支气管、肺动脉、肺静脉、支气管动脉、支气管静脉、神经和淋巴管等被结缔组织包绕在一起,称为肺根。

5. 肾门　肾内侧缘中部凹陷称为肾门,是肾动脉、肾静脉、神经、淋巴管及肾盂出入之处。

6. 动脉韧带　在肺动脉干分叉处稍左侧与主动脉弓下缘之间有一结缔组织索,称为动脉韧带,是胚胎时期动脉导管闭锁后的遗迹。

7. 黄斑　在视神经盘颞侧约3.5mm处的稍下方,有一黄色小区,称为黄斑。其中央凹陷处称为中央凹,是感光和辨色最敏锐的部位。

8. 神经节　在周围神经系统内的某些部位,神经元胞体聚集形成的结节状膨大,称为神经节。

9. 大脑动脉环　又称Willis环,位于脑底部,环绕在视交叉、灰结节和乳头体的周围,由前交通动脉、两侧大脑前动脉、两侧颈内动脉、两侧后交通动脉和两侧大脑后动脉吻合而成的封闭式动脉环。

10. 受精　是指精子进入卵子形成受精卵的过程。一般发生在排卵后的12小时之内,受精的部位通常在输卵管壶腹部。

二、填空题

1. 白细胞　中性粒细胞
2. 神经细胞　神经胶质细胞
3. 椎间盘　前纵韧带　后纵韧带
4. 贲门　食管
5. 结肠带　结肠袋　肠脂垂
6. 胆囊管　肝总管　肝十二指肠

7. 筛窦 蝶窦 上颌窦

8. 纤维囊 脂肪囊 肾筋膜

9. 子宫腔 子宫颈管

10. 左髂总静脉 右髂总静脉

11. 中枢神经系统 周围神经系统

12. 尾状核 豆状核 杏仁体

三、单项选择题

1. E 2. C 3. B 4. C 5. A 6. C 7. D 8. D
9. C 10. B 11. B 12. E 13. A 14. E 15. D
16. A 17. B 18. D 19. E 20. D 21. B 22. C
23. D 24. B 25. E 26. B 27. E 28. D 29. E
30. B

四、简答题

1. 胸廓是如何构成的？
胸廓是由 12 块胸椎、12 对肋、1 块胸骨和它们之间的骨连接共同构成的。

2. 胃的位置和分部如何？分布到胃的动脉有哪些？
胃在中等程度充盈时，大部分位于左季肋区，小部分位于腹上区。胃可分为贲门部、胃底、胃体和幽门部 4 部分。幽门部以胃大弯侧的中间沟为界分为右侧的幽门管和左侧的幽门窦。分布到胃的动脉有胃左动脉、胃右动脉、胃网膜右动脉、胃网膜左动脉、胃短动脉和胃后动脉。

3. 气管异物易坠入哪一侧主支气管？为什么？
气管异物易坠入右主支气管。因为右主支气管较左主支气管短、粗，走向陡直，以及气管隆嵴常偏向左侧，故误入气管腔内的异物多坠入右主支气管。

4. 男性膀胱后方和下方的毗邻各是什么？
男性膀胱的后方与精囊、输精管末端和直肠相

邻，下方与前列腺相邻。

5. 输卵管分为哪几部分？受精和结扎的部位分别在何处？
输卵管由内侧向外侧依次分为输卵管子宫部、输卵管峡、输卵管壶腹和输卵管漏斗 4 部。受精的部位在输卵管壶腹部，结扎术常选择在输卵管峡部进行。

6. 上肢较为恒定的浅静脉主干有哪些？
上肢较为恒定的浅静脉主干有头静脉、贵要静脉和肘正中静脉。

7. 听觉和位觉感受器有哪些？各位于何处？
听觉感受器为螺旋器，位于蜗管内。位觉感受器有壶腹嵴，位于膜半规管内；椭圆囊斑和球囊斑，分别位于椭圆囊和球囊内。

8. 大脑半球分为哪几个叶？分布于大脑半球的动脉有哪些？
每侧大脑半球借 3 条深而恒定的沟将其分为额叶、顶叶、枕叶、颞叶和岛叶 5 个叶。分布于大脑半球的动脉有大脑前动脉、大脑中动脉和大脑后动脉。

9. 连于延髓的脑神经根有哪些？
连于延髓的脑神经根有舌咽神经、迷走神经、副神经和舌下神经。

10. 简述股四头肌的组成、位置、作用、血液供应和神经支配。
组成——股直肌、股内侧肌、股外侧肌和股中间肌；位置——股骨前、内、外侧面；作用——伸膝关节，股直肌还可屈髋关节；血液供应——股动脉；神经支配——股神经。

模拟试题 C 卷

一、名词解释（每小题 1 分，共 10 分）

1. 突触 2. 黄韧带 3. Mc Burney 点 4. 声门裂
5. 肾窦 6. 阴道穹 7. 乳糜池 8. 灰质 9. 蛛网膜下隙 10. 植入

二、填空题（每个空 1 分，共 30 分）

1. 浆细胞来源于_____，可产生_____；巨噬细胞来源于血液中的_____。

2. 骨髓分为_____和_____两种，其中_____具有造血功能。

3. 直肠在矢状面上有两个弯曲，上部的凸向后方称_____，下部的凸向前方称_____。

4. 肝大部分位于_____，小部分位于_____。

5. 单块的喉软骨包括_____、_____和_____。

6. 临床上常将尿道_____部和_____部称为后尿道。

7. 卵巢的正常位置主要依靠_____和_____的维持。

8. 右心房的上壁有_____口,下壁有_____口。

9. 主动脉弓凸侧的分支从右向左依次为_____、_____和_____。

10. 眼球的内容物从前向后依次为_____、_____和_____。

11. 脊神经共_____对,前根属_____性。

12. 三叉神经的三大分支是_____、_____和_____。

三、单项选择题(每小题1分,共30分)

1. 不属于成熟红细胞结构特点的是(　　)
   A. 细胞呈双凹圆盘状
   B. 无细胞核
   C. 无细胞器
   D. 胞质中含有核糖体
   E. 胞质内充满血红蛋白

2. 椎体与椎弓围成(　　)
   A. 椎管　　B. 椎间孔　　C. 椎孔
   D. 横突孔　　E. 骶管裂孔

3. 属于脑颅骨的是(　　)
   A. 上颌骨　　B. 下颌骨　　C. 筛骨
   D. 舌骨　　E. 泪骨

4. 关于脊柱的描述,错误的是(　　)
   A. 由24块椎骨连接而成
   B. 椎间盘的厚度约占脊柱全长的1/4
   C. 4个生理性弯曲中,颈曲和腰曲凸向前
   D. 腰部的椎间盘最厚,故该处活动幅度最大
   E. 颈、腰段受损的机会较多

5. 背阔肌可使肱骨(　　)
   A. 外展　　B. 旋外　　C. 前屈
   D. 内收　　E. 环转

6. 下颌下腺和舌下腺共同开口于(　　)
   A. 舌系带　　B. 舌下阜　　C. 颊黏膜
   D. 舌扁桃体　　E. 舌根

7. 没有结肠带、结肠袋和肠脂垂的肠管是(　　)
   A. 横结肠　　B. 盲肠　　C. 直肠
   D. 乙状结肠　　E. 升结肠

8. 人体直立时最不容易引流的鼻旁窦是(　　)
   A. 蝶窦　　　　　　B. 上颌窦
   C. 额窦　　　　　　D. 前筛窦和中筛窦
   E. 后筛窦

9. 关于胸膜腔的描述,错误的是(　　)
   A. 由脏、壁胸膜围成
   B. 为一封闭的浆膜囊腔隙
   C. 左、右胸膜腔相互连通
   D. 胸膜腔内呈负压
   E. 内有少量浆液

10. 手术中寻找输尿管口的标志是(　　)
    A. 膀胱三角　　B. 尿道内口
    C. 膀胱角　　　D. 输尿管间襞
    E. 膀胱体

11. 男性的生殖腺是(　　)
    A. 附睾　　B. 睾丸　　C. 前列腺
    D. 精囊　　E. 尿道球腺

12. 关于输卵管的描述,错误的是(　　)
    A. 为腹膜内位器官
    B. 外侧端开口于腹膜腔
    C. 输卵管壶腹是受精的部位
    D. 壶腹部在漏斗的外侧
    E. 临床上识别的标志是输卵管伞

13. 关于子宫的描述,错误的是(　　)
    A. 为中空的肌性器官
    B. 位于盆腔中央,在膀胱和直肠之间
    C. 下端接阴道
    D. 分为子宫体、子宫峡和子宫颈3部分
    E. 两侧连有输卵管和卵巢

14. 腹膜间位器官应除外(　　)
    A. 脾　　B. 肝　　C. 子宫
    D. 降结肠　　E. 膀胱

15. 左冠状动脉(　　)
    A. 起自主动脉弓起始部
    B. 分为前室间支和后室间支
    C. 分为后室间支和旋支
    D. 分为前室间支和旋支
    E. 分支分布于室间隔后1/3

16. 硬膜外血肿的出血多来自(　　)
    A. 大脑中动脉　　B. 下矢状窦
    C. 颞浅动脉　　　D. 脑膜中动脉
    E. 大脑前动脉

17. 阑尾动脉起始于（　　）
    A. 肠系膜上动脉
    B. 回肠动脉
    C. 回结肠动脉
    D. 右结肠动脉
    E. 空肠动脉

18. 卵巢动脉起自（　　）
    A. 髂内动脉　　　　B. 髂外动脉
    C. 髂总动脉　　　　D. 腹主动脉
    E. 子宫动脉

19. 大隐静脉经过（　　）上行
    A. 外踝前方　　　　B. 内踝前方
    C. 内踝后方　　　　D. 外踝后方
    E. 小腿后面

20. 脾（　　）
    A. 位于左季肋区和腹上区
    B. 长轴与肋弓一致
    C. 上缘有 2～3 个脾切迹
    D. 膈面中央有脾门
    E. 正常时在左肋弓下能触及

21. 瞳孔位于（　　）中央
    A. 角膜　　B. 虹膜　　　C. 脉络膜
    D. 视网膜　　E. 巩膜

22. 听觉中枢位于（　　）
    A. 颞上回　　B. 角回　　　C. 颞横回
    D. 扣带回　　E. 中央旁小叶

23. 关于纹状体的描述，错误的是（　　）
    A. 由尾状核和豆状核组成
    B. 纹状体有新、旧之分
    C. 杏仁体和壳合称新纹状体
    D. 旧纹状体是指苍白球
    E. 参与锥体外系的组成

24. 支配咀嚼肌的神经是（　　）
    A. 面神经　　B. 下颌神经
    C. 上颌神经　　D. 舌下神经
    E. 舌咽神经

25. 支配肱二头肌的神经是（　　）
    A. 正中神经　　　　B. 尺神经
    C. 桡神经　　　　　D. 腋神经
    E. 肌皮神经

26. 分布于胃的脑神经是（　　）
    A. 第 V 对　　　　　B. 第 VII 对
    C. 第 IX 对　　　　　D. 第 X 对
    E. 第 XI 对

27. 患者，女性，16 岁。脑外伤后，鼻腔流出血性脑脊液，临床诊断最大可能是（　　）
    A. 鼻骨骨折　　　　B. 颅前窝骨折
    C. 颅中窝骨折　　　D. 颅后窝骨折
    E. 颅顶骨凹陷性骨折

28. 不参与大脑动脉环构成的是（　　）
    A. 大脑前动脉　　　B. 大脑中动脉
    C. 前交通动脉　　　D. 颈内动脉
    E. 大脑后动脉

29. 呆小症是由于（　　）引起的
    A. 婴幼儿时期甲状旁腺素分泌不足
    B. 成人期甲状腺激素分泌不足
    C. 婴幼儿时期生长激素分泌不足
    D. 婴幼儿时期甲状腺激素分泌不足
    E. 成人期生长激素分泌不足

30. 临床上作早期妊娠诊断时，通常是检测孕妇尿液中的（　　）
    A. 孕激素　　　　　B. 黄体生成素
    C. 雌激素　　　　　D. 人胎盘催乳素
    E. 人绒毛膜促性腺激素

四、简答题（每小题 3 分，共 30 分）

1. 简述躯干骨的组成。
2. 简述肩关节的组成和结构特点。
3. 咽的分部和交通如何？
4. 纵隔分为哪几部？是如何划分的？
5. 请分别描述进出肝门、肺门和肾门的结构。
6. 为男性患者插导尿管，依次经过哪些狭窄和弯曲？
7. 心的传导系由哪几部分组成？
8. 简述肝门静脉的组成、主要属支和收集范围。
9. 当右侧背侧丘脑腹后核损伤时，可出现哪些功能障碍？为什么？
10. 试述运动眼球和瞳孔的肌肉名称和神经支配。

参考答案

一、名词解释

1. 突触　是神经元与神经元之间、或神经元与非神经细胞之间一种特化的细胞连接，是神经元传递信息的重要结构。
2. 黄韧带　为连接相邻椎弓板之间的韧带，由黄色的弹性纤维构成,参与构成椎管后壁,并有限制脊柱过度前屈的作用。

3. Mc Burney 点　是阑尾根部的体表投影,位于脐与右髂前上棘连线的中、外 1/3 交点处。

4. 声门裂　是指位于两侧声襞之间的矢状位裂隙,为喉腔最狭窄的部位。

5. 肾窦　肾门向肾实质内凹陷形成的潜在性腔隙称为肾窦,其内容纳肾动脉的分支、肾静脉的属支、肾小盏、肾大盏、肾盂、神经、淋巴管和脂肪组织等。

6. 阴道穹　阴道上端宽阔,包绕子宫颈阴道部,两者之间形成的环形凹陷,称为阴道穹。

7. 乳糜池　为胸导管起始处的膨大部分,位于第 1 腰椎体的前方,由左、右腰干和肠干汇合而成。

8. 灰质　在中枢神经系统内,神经元胞体和树突聚集的部位,在新鲜标本中色泽灰暗,故称为灰质。

9. 蛛网膜下隙　蛛网膜与软膜之间的腔隙,称为蛛网膜下隙,其内充满脑脊液。

10. 植入　胚泡逐渐埋入子宫内膜的过程,称为植入或着床。植入约于受精后第 5~6 天开始,于第 11~12 天完成,正常植入部位在子宫体或子宫底。

二、填空题

1. B 淋巴细胞　免疫球蛋白(或抗体)　单核细胞
2. 红骨髓　黄骨髓　红骨髓
3. 骶曲　会阴曲
4. 右季肋区和腹上区　左季肋区
5. 甲状软骨　环状软骨　会厌软骨
6. 前列腺　膜
7. 卵巢悬韧带　卵巢固有韧带
8. 上腔静脉　下腔静脉
9. 头臂干(或无名动脉)　左颈总动脉　左锁骨下动脉
10. 房水　晶状体　玻璃体
11. 31　运动性
12. 眼神经　上颌神经　下颌神经

三、单项选择题

1. D　2. C　3. C　4. A　5. D　6. B　7. C　8. B
9. C　10. D　11. B　12. D　13. D　14. A　15. D
16. D　17. C　18. D　19. B　20. C　21. B　22. C
23. C　24. B　25. E　26. D　27. B　28. B　29. D
30. E

四、简答题

1. 简述躯干骨的组成。

躯干骨共 51 块,包括 24 块椎骨(颈椎 7 块、胸椎 12 块、腰椎 5 块)、1 块骶骨、1 块尾骨、1 块胸骨和 12 对肋骨。

2. 简述肩关节的组成和结构特点。

肩关节由肱骨头与肩胛骨的关节盂构成。结构特点是:①肱骨头大,关节盂浅而小,关节盂周缘附有关节唇,使关节窝略有加深;②关节囊薄而松弛,关节囊的前、后和上壁均有韧带和肌腱加强,下壁最薄弱,肱骨头常向前下方脱出;③关节囊内有肱二头肌长头腱通过。

3. 咽的分部和交通如何?

咽分为鼻咽、口咽和喉咽 3 部分。各部的交通如下:鼻咽→鼻后孔→鼻腔;咽鼓管咽口→咽鼓管→中耳鼓室;口咽→咽峡→口腔;喉咽→喉口→喉腔,向下通食管。

4. 纵隔分为哪几部? 是如何划分的?

通常以胸骨角和第 4 胸椎体下缘平面为界将纵隔分为上纵隔和下纵隔两部分。下纵隔再以心包为界分为前纵隔、中纵隔和后纵隔。前纵隔位于胸骨与心包前壁之间,后纵隔位于心包后壁与脊柱胸段之间,中纵隔则位于前、后纵隔之间。

5. 请分别描述进出肝门、肺门和肾门的结构。

肝门——肝左右管、肝固有动脉、肝门静脉、神经和淋巴管;肺门——主支气管、肺动脉、肺静脉、支气管动脉、支气管静脉、神经和淋巴管;肾门——肾动脉、肾静脉、肾盂、神经和淋巴管。

6. 为男性患者插导尿管,依次经过哪些狭窄和弯曲?

为男性患者插导尿管时,应将阴茎提起,使之与腹壁间呈 60° 角,耻骨前弯消失,尿道形成一个凹侧向上的大弯曲,即耻骨下弯。导管依次经过尿道外口、尿道膜部、尿道内口 3 个狭窄和一个弯曲即耻骨下弯而进入膀胱腔内。

7. 心的传导系由哪几部分组成?

心的传导系由特殊分化的心肌细胞构成,包括窦房结、房室结、房室束、左右束支和浦肯野纤维网。

8. 简述肝门静脉的组成、主要属支和收集范围。

肝门静脉由肠系膜上静脉和脾静脉在胰颈的后方汇合而成。主要属支有脾静脉、肠系膜上静脉、肠系膜下静脉、胃左静脉、胃右静脉、胆囊静脉和附脐静脉。收集肝除外腹腔内不成对脏器的静脉血。

9. 当右侧背侧丘脑腹后核损伤时,可出现哪些功能障碍?为什么?

当右侧背侧丘脑腹后核损伤时,将出现身体左侧头面部、左侧上肢、躯干和下肢的痛温觉、本体感觉和精细触觉等躯体感觉的丧失。因为,丘脑腹后核是一般躯体感觉的中继站,可分为接受头部感觉的三叉丘系和味觉纤维的腹后内侧核和接

受上肢、躯干和下肢感觉的内侧丘系和脊髓丘脑束的腹后外侧核。这些纤维将身体对侧半传来的信息严格定位投射于丘脑腹后核中。

10. 试述运动眼球和瞳孔的肌肉名称和神经支配。

运动眼球的肌肉有 6 块,分别是上直肌、下直肌、内直肌、外直肌、上斜肌和下斜肌。上斜肌由滑车神经支配,外直肌由展神经支配,其他由动眼神经支配。运动瞳孔的肌肉有瞳孔括约肌和瞳孔开大肌,瞳孔括约肌由动眼神经的副交感纤维支配,瞳孔开大肌由交感神经支配。

模拟试题 D 卷

一、名词解释(每小题 1 分,共 10 分)
1. Nissl body 2. 翼点 3. 齿状线 4. 胸膜腔
5. 滤过屏障 6. 动脉 7. 脾切迹 8. 瞳孔
9. 硬膜外隙 10. 卵裂

二、填空题(每个空 1 分,共 30 分)
1. 依据结构和分布,肌组织可分为 _____、_____ 和 _____ 3 种。
2. 关节的基本结构包括 _____、_____ 和 _____ 3 部分。
3. 腹股沟管位于 _____ 内侧半的上方,在男性有 _____ 通过,女性有 _____ 通过。
4. 胃底腺的主细胞分泌 _____,胰岛的 B 细胞分泌 _____。
5. 泌尿系统由 _____、_____、_____ 和 _____ 4 部分组成。
6. 肾单位由 _____ 和 _____ 组成。
7. 射精管穿过 _____,开口于 _____。
8. 人体直立时,胸膜腔的最低部位是 _____;在站立或半卧位时,腹膜腔的最低部位,在男性是 _____,女性是 _____。
9. 营养心脏的动脉是 _____,起自 _____。
10. 视网膜感光和辨色最敏锐的部位在 _____。
11. 位于左侧大脑半球额叶的语言中枢是 _____ 和 _____。
12. 交感神经的低级中枢位于 _____。
13. 脑的血液供应来源于 _____ 和 _____ 的分支。

三、单项选择题(每小题 1 分,共 30 分)
1. 关于成人血液指标正常值的描述,错误的是( )
   A. 男性红细胞的正常值为(4.0~5.5)×10¹²/L
   B. 女性红细胞的正常值为(3.5~5.0)×10¹²/L
   C. 白细胞的正常值为(4.0~10)×10⁹/L
   D. 血小板的正常值为(10~30)×10⁹/L
   E. 血红蛋白的含量男性为 120~160g/L
2. 骶管麻醉时,用以确定骶管裂孔的标志是( )
   A. 骶岬 B. 骶正中嵴 C. 骶角
   D. 骶后孔 E. 骶前孔
3. 椎间盘髓核脱出的常见方位是( )
   A. 左侧 B. 右侧 C. 前方
   D. 前外侧 E. 后外侧
4. 既能屈髋关节,又能屈膝关节的肌是( )
   A. 股直肌 B. 缝匠肌
   C. 股四头肌 D. 股二头肌
   E. 半腱肌
5. 下消化道是指( )
   A. 从十二指肠至肛管 B. 从结肠至肛管
   C. 从回肠到肛管 D. 从盲肠至肛管
   E. 从空肠到肛管
6. 胃大部分切除术后的患者可能发生( )
   A. 胃溃疡
   B. 肝硬化
   C. 巨幼红细胞性贫血
   D. 不能消化蛋白质
   E. 不能消化脂肪
7. 大便干燥时,容易被粪块损伤而撕裂的结构是

（　　）

A. 肛柱

B. 肛窦

C. 肛窦和齿状线

D. 肛瓣

E. 肛瓣和齿状线

8. 开口于上鼻道的鼻旁窦是（　　）

 A. 上颌窦 B. 前、中筛窦

 C. 额窦   D. 后筛窦

 E. 蝶窦

9. 肺下界的体表投影在锁骨中线处与（　　）相交

 A. 第4肋 B. 第6肋 C. 第8肋

 D. 第10肋 E. 第11肋

10. 关于输尿管的描述,错误的是（　　）

 A. 起始处较狭窄

 B. 分为腹部、盆部和壁内部3部分

 C. 全长有3处生理性狭窄

 D. 越过小骨盆上口进入盆腔

 E. 开口于膀胱颈

11. 输精管道不包括（　　）

 A. 精囊排泄管 B. 尿道

 C. 射精管 D. 输精管

 E. 附睾

12. 子宫后面毗邻（　　）

 A. 骶骨 B. 直肠 C. 阴道

 D. 卵巢 E. 乙状结肠

13. 心房与心室的表面分界标志是（　　）

 A. 心尖切迹 B. 后室间沟

 C. 冠状沟 D. 前室间沟

 E. 后房间沟

14. 卵圆窝位于（　　）

 A. 右心房的后壁上

 B. 室间隔膜部的右心室面上

 C. 房间隔的左心房面上

 D. 房间隔的右心房面上

 E. 室间隔膜部的左心室面上

15. 开口在左心房的是（　　）

 A. 上腔静脉口 B. 下腔静脉口

 C. 主动脉口 D. 肺动脉口

 E. 肺静脉口

16. 颞部外伤出血时,压迫止血的动脉是（　　）

 A. 面动脉 B. 颞浅动脉

 C. 上颌动脉 D. 枕动脉

 E. 脑膜中动脉

17. 测量血压时听诊的动脉是（　　）

 A. 股动脉 B. 尺动脉

 C. 桡动脉 D. 腋动脉

 E. 肱动脉

18. 缺乏静脉瓣的静脉为（　　）

 A. 头静脉 B. 面静脉 C. 贵要静脉

 D. 大隐静脉 E. 小隐静脉

19. 关于肝门静脉的描述,错误的是（　　）

 A. 是肝的营养血管

 B. 起止端均为毛细血管

 C. 既有属支又有分支

 D. 与上、下腔静脉系间有侧支吻合

 E. 无功能性静脉瓣

20. 关于眼球的描述,错误的是（　　）

 A. 位于眶内

 B. 内容物包括房水、晶状体和玻璃体

 C. 角膜无血管和神经分布

 D. 视网膜大部分有感光作用

 E. 后端借视神经与间脑相连

21. 成人脊髓下端平（　　）

 A. 第12胸椎体下缘

 B. 第1腰椎体下缘

 C. 第2腰椎体下缘

 D. 第3腰椎体下缘

 E. 第4腰椎体下缘

22. 马尾主要由（　　）

 A. 终丝形成

 B. 腰部的脊神经根围绕终丝形成

 C. 骶部的脊神经根围绕终丝形成

 D. 尾部的脊神经根围绕终丝形成

 E. 腰、骶、尾部的脊神经根围绕终丝形成

23. 胼胝体属于大脑髓质中的（　　）

 A. 连合纤维 B. 联络纤维

 C. 投射纤维 D. 上行传导纤维

 E. 下行传导纤维

24. 肱骨中段骨折最易损伤的神经是（　　）

 A. 肌皮神经 B. 正中神经

 C. 尺神经 D. 桡神经

 E. 腋神经

25. 坐骨神经支配(　　)
　　A. 臀大肌　　　　B. 大腿后群肌
　　C. 股四头肌　　　D. 臀中肌
　　E. 大腿内侧群肌
26. 分布于舌前 2/3 味蕾的神经是(　　)
　　A. 三叉神经　　　B. 舌下神经
　　C. 舌咽神经　　　D. 面神经
　　E. 迷走神经
27. 瞳孔对光反射与下列(　　)脑神经有关
　　A. 第Ⅱ对和第Ⅵ对
　　B. 第Ⅱ对和第Ⅲ对
　　C. 第Ⅱ对和第Ⅶ对
　　D. 第Ⅲ对和第Ⅵ对
　　E. 第Ⅲ对和第Ⅶ对
28. 无脉络丛的结构是(　　)
　　A. 左侧脑室　　　B. 第三脑室
　　C. 右侧脑室　　　D. 第四脑室
　　E. 蛛网膜下隙
29. 男性体内能分泌雌激素的器官是(　　)
　　A. 甲状腺　　B. 松果体　　C. 垂体
　　D. 肾上腺　　E. 甲状旁腺
30. 胎盘分泌的激素不包括(　　)
　　A. 雌激素　　　　B. 孕激素
　　C. 卵泡刺激素　　D. 人胎盘催乳素
　　E. 人绒毛膜促性腺激素

四、简答题(每小题 5 分,共 30 分)
1. 膈有哪些裂孔?各有何结构通过?
2. 简述肝的位置和脏面的解剖结构。
3. 子宫的位置和形态如何?固定子宫的韧带有哪些?各有何作用?
4. 哪些内脏器官具有 3 个狭窄?其狭窄各位于何处?
5. 自右桡动脉插管,经何途径至左冠状动脉?
6. 写出 12 对脑神经的名称以及连脑的部位。

参考答案

一、名词解释
1. Nissl body　又称嗜染质,光镜下是分布于神经元胞体和树突胞质内的呈强嗜碱性的斑块状或细颗粒状物质。电镜下由发达的粗面内质网和游离核糖体组成。其主要功能是合成蛋白质和神经递质。

2. 翼点　在颞窝底(内侧壁)的前下部,额、顶、颞、蝶骨汇合处构成"H"形的缝,称为翼点。此处骨质最为薄弱,其内面有脑膜中动脉前支通过。
3. 齿状线　将各肛柱下端与各肛瓣边缘所连接成的锯齿状环行线称为齿状线或肛皮线,是内痔与外痔的分界线。
4. 胸膜腔　脏胸膜与壁胸膜在肺根处相互移行,形成一个完全封闭的潜在性浆膜囊腔隙,称为胸膜腔。左右各一,互不相通。
5. 滤过屏障　当血液流经血管球毛细血管时,由于毛细血管内血压较高,血浆内部分物质经有孔内皮、基膜和足细胞裂孔膜滤入肾小囊腔,这 3 层结构统称为滤过屏障或滤过膜。
6. 动脉　是将心室射出的血液运输到全身各处的血管,在行程中反复分支,越分越细,最后移行为毛细血管。
7. 脾切迹　脾的上缘锐利,有 2~3 个切迹,称为脾切迹。脾大时,可作为触诊脾的标志。
8. 瞳孔　虹膜中央有一圆孔称为瞳孔,直径为 2.5~4mm,是光线进入眼球的通路。
9. 硬膜外隙　硬脊膜与椎管内面骨膜之间的间隙称为硬膜外隙。临床上进行硬膜外麻醉术,就是将麻醉药物注入此间隙内。
10. 卵裂　受精卵早期进行的细胞分裂,称为卵裂。

二、填空题
1. 骨骼肌　心肌　平滑肌
2. 关节面　关节囊　关节腔
3. 腹股沟韧带　精索　子宫圆韧带
4. 胃蛋白酶原　胰岛素
5. 肾　输尿管　膀胱　尿道
6. 肾小体　肾小管
7. 前列腺　尿道前列腺部
8. 肋膈隐窝　直肠膀胱陷凹　直肠子宫陷凹
9. 冠状动脉　升主动脉根部
10. 黄斑的中央凹
11. 说话中枢　书写中枢
12. 脊髓胸 1~腰 3 节段的灰质侧角
13. 颈内动脉　椎动脉

三、单项选择题
1. D　2. C　3. E　4. B　5. E　6. C　7. D　8. D
9. B　10. E　11. A　12. B　13. C　14. D　15. E
16. B　17. E　18. B　19. A　20. C　21. B　22. E

23. A　24. D　25. B　26. D　27. B　28. E　29. D 30. C

四、简答题

1. 膈有哪些裂孔？各有何结构通过？

膈有主动脉裂孔、食管裂孔和腔静脉孔 3 个裂孔。主动脉裂孔有主动脉和胸导管通过,食管裂孔有食管和迷走神经通过,腔静脉孔有下腔静脉通过。

2. 简述肝的位置和脏面的解剖结构。

肝大部分位于右季肋区和腹上区,小部分位于左季肋区。

肝脏面的解剖结构:肝脏面的中部有一呈"H"形的沟,即两条纵沟和一条横沟。其中位于中间的横沟称为肝门,是肝固有动脉、肝门静脉、肝左右管及神经和淋巴管等进出的门户;左侧纵沟的前部有肝圆韧带通过,后部容纳静脉韧带;右侧纵沟的前部容纳胆囊,后部容纳下腔静脉。脏面借"H"形的沟分为左叶、右叶、方叶和尾状叶 4 个叶。

3. 子宫的位置和形态如何？固定子宫的韧带有哪些？各有何作用？

子宫位于盆腔的中央,在膀胱与直肠之间,呈轻度的前倾前屈位。

成人未孕子宫呈前、后略扁的倒置梨形。自上而下依次分为子宫底、子宫体和子宫颈(分为子宫颈阴道部和子宫颈阴道上部)3 部分。

固定子宫的韧带有:①子宫阔韧带,限制子宫向侧方移位;②子宫圆韧带,维持子宫前倾的主要韧带;③子宫主韧带,防止子宫下垂的主要结构;④骶子宫韧带,维持子宫的前屈。

4. 哪些内脏器官具有 3 个狭窄？其狭窄各位于何处？

内脏器官中的食管、输尿管和男性尿道具有 3 个狭窄。食管的 3 个狭窄分别位于起始处、与左主支气管交叉处和穿膈的食管裂孔处;输尿管的 3 个狭窄分别位于肾盂与输尿管的移行处、小骨盆入口处(或跨越髂血管处)和斜穿膀胱壁处;男性尿道的 3 个狭窄分别位于尿道内口、尿道膜部和尿道外口。

5. 自右桡动脉插管,经何途径至左冠状动脉？

右桡动脉→右肱动脉→右腋动脉→右锁骨下动脉→头臂干→主动脉弓→升主动脉根部→左冠状动脉。

6. 写出 12 对脑神经的名称以及连脑的部位。

嗅神经与端脑相连,视神经与间脑相连,动眼神经、滑车神经与中脑相连,三叉神经、展神经、面神经、前庭蜗神经与脑桥相连,舌咽神经、迷走神经、副神经、舌下神经与延髓相连。

模拟试题 E 卷

一、名词解释(每小题 1 分,共 10 分)

1. 闰盘　2. 肋弓　3. 咽峡　4. 肝胰壶腹　5. 肾区　6. Cooper 韧带　7. 腹膜腔　8. 血液循环　9. 主动脉小球　10. 纹状体

二、填空题(每个空 1 分,共 30 分)

1. 写出下列器官的开口部位:①胆总管和胰管共同开口于_____;②蝶窦开口于_____;③鼻泪管开口于_____。

2. 写出下列结构的狭窄部位:①食管的第 1 狭窄位于_____;②输尿管的第 2 狭窄位于_____;③男性尿道的第 3 狭窄位于_____;④喉腔的最狭窄部位于_____;⑤输卵管的狭窄部位于_____。

3. 写出下列临床上常用的重要标志:①心房与心室的表面分界标志是_____;②气管镜检查的定位标志是_____;③直肠指检时,判断前列腺肥大的标志是_____;④脾大时,触诊脾的标志是_____。

4. 写出与下列功能有关的神经:①角膜感觉_____;②面部皮肤_____;③腮腺分泌_____;④睑裂闭合_____;⑤瞳孔开大_____;⑥伸肘关节_____。

5. 写出下列物质的产生部位:①肝素由_____和_____产生;②盐酸和内因子由_____产生;③胆汁由_____产生;④肾素由_____产生;⑤房水由_____产生;⑥脑脊液由_____产生。

6. 写出下列疾病的好发部位:①锁骨骨折多发生在_____;②胃溃疡或胃癌的好发部位在_____;③结肠溃疡或肿瘤的好发部位在_____;④胰腺癌多发生在_____;⑤膀胱肿瘤或结核的好发部位在_____;⑥脑动脉瘤的好发部位在_____与_____的连接处。

三、单项选择题(每小题 1 分,共 30 分)

1. 在止血过程中起重要作用的是(　　)
   A. 红细胞　　　B. 白细胞　　　C. 血小板
   D. 巨噬细胞　　E. 单核细胞

2. 电镜下,Nissl body 是(　　)
   A. 线粒体
   B. 微体
   C. 高尔基复合体和游离核糖体
   D. 粗面内质网和游离核糖体
   E. 滑面内质网和游离核糖体

3. 在体表摸不到的骨性标志是(　　)
   A. 外踝　　　　B. 坐骨棘　　　C. 大转子
   D. 胫骨粗隆　　E. 腓骨头

4. 关于黄韧带的描述,错误的是(　　)
   A. 连于相邻椎弓板之间
   B. 由弹性纤维构成
   C. 参与椎管后壁的构成
   D. 后方移行为棘上韧带
   E. 有限制脊柱过度前屈的作用

5. 参与构成骨盆的骨应除外(　　)
   A. 左髋骨　　　B. 右髋骨　　　C. 第 5 腰椎
   D. 尾骨　　　　E. 骶骨

6. 不通过膈的结构是(　　)
   A. 主动脉　　　B. 食管　　　　C. 迷走神经
   D. 上腔静脉　　E. 下腔静脉

7. 上消化道的组成不包括(　　)
   A. 口腔　　　　B. 空肠　　　　C. 食管
   D. 胃　　　　　E. 十二指肠

8. 临床上区分内、外痔的标志是(　　)
   A. 肛瓣　　　　B. 白线　　　　C. 肛梳
   D. 肛窦　　　　E. 齿状线

9. 胆总管(　　)
   A. 由肝左、右管汇合而成
   B. 在肝胃韧带内下行
   C. 直接开口于十二指肠大乳头
   D. 与胰管汇合成肝胰壶腹

   E. 是胆囊管的延续

10. 喉腔炎症时,易发生水肿的部位在(　　)
    A. 喉室　　　　B. 喉中间腔　　C. 声门下腔
    D. 喉前庭　　　E. 喉口

11. 左肺(　　)
    A. 位于左胸膜腔内
    B. 有斜裂和水平裂
    C. 分为 3 叶
    D. 较右肺粗短
    E. 前缘的下部有心切迹

12. 不属于壁胸膜的结构是(　　)
    A. 肋胸膜　　　B. 肺胸膜　　　C. 膈胸膜
    D. 胸膜顶　　　E. 纵隔胸膜

13. 关于肾形态的描述,错误的是(　　)
    A. 形似蚕豆形
    B. 上端宽而薄,下端窄而厚
    C. 左侧肾蒂较右侧短
    D. 肾门位于内侧缘中部
    E. 前面较凸,后面平坦

14. 附睾(　　)
    A. 贴附于睾丸的前缘
    B. 全部由附睾管构成
    C. 为男性的生殖腺
    D. 是产生和储存精子的部位
    E. 附睾尾折而向上移行为输精管

15. 排卵时从卵巢排出的是(　　)
    A. 次级卵母细胞、透明带
    B. 次级卵母细胞、透明带、放射冠
    C. 初级卵母细胞、透明带
    D. 整个成熟卵泡
    E. 初级卵母细胞

16. 体循环起始于(　　)
    A. 左心房　　　B. 右心房　　　C. 左心室
    D. 右心室　　　E. 主动脉

17. 下列何结构穿经颈椎的横突孔(　　)
    A. 眼动脉　　　B. 椎动脉　　　C. 颈内动脉
    D. 颈外动脉　　E. 脑膜中动脉

18. 跨越肘窝的浅静脉是(　　)
    A. 头静脉　　　B. 贵要静脉　　C. 桡静脉
    D. 肘正中静脉　E. 尺静脉

19. 不属于淋巴器官的是(　　)
    A. 淋巴结　　　　　　　B. 腭扁桃体

C. 脾　　　　　　D. 胸腺

E. 甲状腺

20. 胸导管(　　)

A. 由左、右腰干合成

B. 穿经主动脉裂孔入胸腔

C. 收纳右半身的淋巴

D. 注入右静脉角

E. 仅收纳下半身的淋巴

21. 关于晶状体的描述,错误的是(　　)

A. 呈双凸透镜状无色透明体

B. 借睫状小带连于睫状体

C. 看近物时变薄

D. 无血管和神经分布

E. 发生混浊时称为白内障

22. 感染从腭扁桃体扩散至中耳,可能性最大的途径是(　　)

A. 外耳道　　　B. 内耳道　　　C. 卵圆孔

D. 咽鼓管　　　E. 面神经管

23. 听觉感受器是(　　)

A. 椭圆囊斑　　B. 球囊斑　　　C. Corti 器

D. 前庭膜　　　E. 壶腹嵴

24. 唯一自脑干背面出脑的脑神经是(　　)

A. 动眼神经　　B. 滑车神经

C. 三叉神经　　D. 展神经

E. 舌下神经

25. 与神经内分泌功能有关的结构是(　　)

A. 尾状核　　　B. 杏仁体　　　C. 视上核

D. 齿状核　　　E. 豆状核

26. 尺神经损伤后,拇指不能(　　)

A. 外展　　　　B. 内收　　　　C. 屈

D. 伸　　　　　E. 对掌

27. 股四头肌瘫痪说明损伤了(　　)

A. 闭孔神经　　B. 坐骨神经　　C. 股神经

D. 腓总神经　　E. 生殖股神经

28. 硬膜外麻醉时不需穿经的结构是(　　)

A. 棘间韧带　　B. 后纵韧带

C. 椎管内骨膜　D. 黄韧带

E. 棘上韧带

29. 下列哪个内分泌腺分泌的激素影响糖代谢(　　)

A. 甲状腺　　　B. 肾上腺　　　C. 甲状旁腺

D. 胸腺　　　　E. 松果体

30. 不属于胎儿附属结构的是(　　)

A. 胎盘　　　　B. 脐带　　　　C. 绒毛膜

D. 尿囊　　　　E. 子宫壁肌层

四、简答题(每小题 5 分,共 30 分)

1. 简述膝关节的组成和结构特点。

2. 胆汁在何处产生? 进食时胆汁是如何排出的?

3. 男性较小的肾盂结石依次经过哪些狭窄和弯曲才能排出体外?

4. 简述阑尾根部、胆囊底、肺尖和心尖搏动的体表投影。

5. 简述内囊的位置、分部以及各部通过的纤维束。

6. 针刺拇指掌侧引起疼痛使手回缩,请写出痛觉传导通路经过的神经、神经节、神经核和纤维束的名称。

参考答案

一、名词解释

1. 闰盘　心肌细胞连接处称为闰盘,在 HE 染色的标本中呈着色较深的阶梯状粗线。电镜下由桥粒、中间连接和缝隙连接构成。在心肌细胞间起机械连接和信息传递作用。

2. 肋弓　第 8～10 对肋软骨的前端依次与上位肋软骨相连接形成的弓状结构,称为肋弓,常作为腹部触诊确定肝、脾、胆囊位置的重要标志。

3. 咽峡　由腭垂、腭帆游离缘、两侧的腭舌弓及舌根共同围成,是口腔与咽的分界。

4. 肝胰壶腹　胆总管在斜穿十二指肠降部后内侧壁与胰管汇合,形成略为膨大的肝胰壶腹(又称 Vater 壶腹),开口于十二指肠大乳头。

5. 肾区　临床上常将竖脊肌外侧缘与第 12 肋之间形成的夹角处,称为肾区或脊肋角。临床上常在此处叩诊。

6. Cooper 韧带　在乳腺与皮肤和胸肌筋膜之间,连有许多结缔组织纤维小束,称为 Cooper 韧带或乳房悬韧带,对乳房起支持和固定作用。

7. 腹膜腔　脏腹膜和壁腹膜相互移行,共同围成不规则的潜在性腔隙,称为腹膜腔。

8. 血液循环　血液由心室射出,依次流经动脉、毛细血管和静脉,最后又返回心房,这种周而复始、循环不止的流动,称为血液循环。

9. 主动脉小球　是位于颈总动脉分叉处后方的扁椭圆形小体,为化学感受器。能感受血液中 CO_2

浓度升高的刺激,反射性地引起呼吸加深、加快。

10. **纹状体**　尾状核与豆状核合称为纹状体,是躯体运动的重要调节中枢,主要功能是调节肌张力和协调骨骼肌的运动。

二、填空题

1. 十二指肠大乳头　蝶筛隐窝　下鼻道
2. 食管的起始处　跨越髂血管处(或小骨盆入口处)　尿道外口　声门裂　输卵管峡
3. 冠状沟　气管隆嵴　前列腺沟变浅或消失　脾切迹
4. 眼神经　三叉神经　舌咽神经　面神经　交感神经　桡神经
5. 肥大细胞　嗜碱粒细胞　胃底腺的壁细胞　肝细胞　球旁细胞　睫状体　各脑室脉络丛
6. 锁骨中、外 1/3 交界处　幽门部和胃小弯附近　乙状结肠　胰头　膀胱三角　前交通动脉　大脑前动脉

三、单项选择题

1. C　2. D　3. B　4. D　5. C　6. D　7. B　8. E
9. D　10. C　11. E　12. B　13. C　14. E　15. B
16. C　17. B　18. D　19. E　20. B　21. C　22. D
23. C　24. B　25. C　26. B　27. C　28. B　29. B
30. E

四、简答题

1. 简述膝关节的组成和结构特点。

膝关节由股骨下端、胫骨上端和髌骨构成。其结构特点是:①关节囊薄而松弛;②关节囊外有韧带加强,前方为股四头肌腱及髌韧带,内侧为胫侧副韧带,外侧为腓侧副韧带;③关节囊内有前、后交叉韧带和内、外侧半月板。

2. 胆汁在何处产生?进食时胆汁是如何排出的?

胆汁由肝细胞产生。进食时胆囊收缩,胆汁经胆囊管→胆总管→肝胰壶腹→十二指肠大乳头→十二指肠降部。

3. 男性较小的肾盂结石依次经过哪些狭窄和弯曲才能排出体外?

男性较小的肾盂结石需经过输尿管的 3 个狭窄(即输尿管的起始处、跨越髂血管处和穿经膀胱壁处)和男性尿道的 3 个狭窄(即尿道内口、膜部和尿道外口)以及男性尿道的两个弯曲(耻骨下弯和耻骨前弯)才能排出体外。

4. 简述阑尾根部、胆囊底、肺尖和心尖搏动的体表投影。

阑尾根部的体表投影位于脐与右髂前上棘连线的中、外 1/3 交点处;胆囊底的体表投影位于右锁骨中线与右肋弓交点的稍下方或右肋弓与右腹直肌外侧缘相交处;肺尖的体表投影位于锁骨内侧 1/3 上方 2～3cm 处;心尖搏动的体表投影位于左侧第 5 肋间隙,左锁骨中线内侧 1～2cm 处。

5. 简述内囊的位置、分部以及各部通过的纤维束。

内囊位于尾状核、背侧丘脑与豆状核之间,分为内囊前肢(有丘脑前辐射和额桥束通过)、内囊膝(有皮质核束通过)和内囊后肢(有皮质脊髓束、皮质红核束、丘脑中央辐射、顶枕颞桥束、视辐射和听辐射等纤维通过)3 部分。

6. 针刺拇指掌侧引起疼痛使手回缩,请写出痛觉传导通路经过的神经、神经节、神经核和纤维束的名称。

痛觉传导通路经过的神经是正中神经、神经节是脊神经节、神经核是脊髓灰质后角固有核和丘脑腹后外侧核、纤维束是脊髓丘脑侧束和丘脑中央辐射。

参考文献

曹乃洛 . 2005. 人体解剖学实用歌诀 . 北京 : 化学工业出版社

丁自海, 范真 . 2010. 人体解剖学学习指导 . 北京 : 人民卫生出版社

顾晓松 . 2009. 系统解剖学学习指导 . 北京 : 科学出版社

郭连魁 . 1993. 系统解剖学图析 . 北京 : 人民卫生出版社

郭顺根 . 2003. 组织学与胚胎学解析与习题 . 北京 : 人民卫生出版社

刘荣志 . 2005. 速记人体解剖学 . 北京 : 高等教育出版社

吕永利, 王振宇 . 2003. 人体解剖学复习指南和题集 . 北京 : 人民军医出版社

彭裕文 . 2005. 人体解剖学 . 上海 : 复旦大学出版社

钱晓路, 姜安丽 . 2009. 国家护士执业考试与护理专业初级(士)资格考试模拟试卷 . 北京 : 人民卫生出版社

王晓晟, 刘正清, 潘爱华 . 2005. 解剖学 . 北京 : 科学技术文献出版社

王之一 . 1988. 腭扁桃体的申诉 . 大众医学, 12 : 29

王之一 . 2003. 解剖组胚学(上册). 北京 : 科学出版社

王之一 . 2007. 人体解剖学——图析、歌诀与测试 . 北京 : 科学出版社

王之一, 杜光祖 . 1993. 人体探奇 . 天津 : 天津科学技术出版社

王之一, 冯建疆 . 2012. 正常人体学基础 . 第 3 版 . 北京 : 科学出版社

王之一, 刘志哲 . 2010. 解剖学与组织胚胎学基础 . 西安 : 第四军医大学出版社

王之一, 王俊帜 . 2013. 解剖学基础(案例版). 第 2 版 . 北京 : 科学出版社

王之一, 王首夫 . 1992. 手的临床解剖学 . 长春 : 吉林科学技术出版社

王之一, 王子彪 . 2009. 解剖组胚学学习指导 . 第 2 版 . 北京 : 科学出版社

王之一, 顾树华, 陈小玲 . 1992. 新生儿趾骨数目的观察 . 解剖学杂志, 15(2) : 142

张峰 . 2007. 组织学与胚胎学同步学练 . 北京 : 人民军医出版社

张书琴, 徐慧君 . 2011. 人体解剖学实习指导与参考 . 第 7 版 . 长春 : 吉林科学技术出版社

郑学源 . 1999. 人体解剖学组织胚胎学熟记歌诀 . 北京 : 人民军医出版社

周国民, 钟翠平 . 2005. 组织胚胎学 . 上海 : 复旦大学出版社